Psicofisiologia

4ª edição

Publicação parcialmente subsidiada pela Fundação de Amparo e Pesquisa do Estado de São Paulo – FAPESP

Processo 2086/04620-1

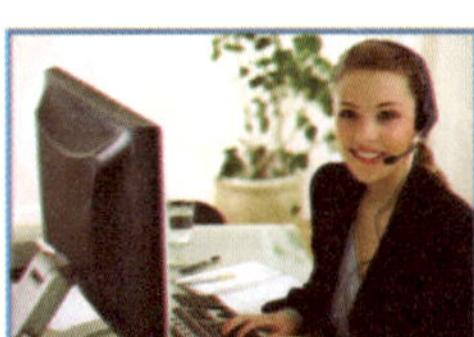

Psicofisiologia

4ª edição

Marcus Lira Brandão
Professor Titular Aposentado do Departamento de Psicologia da Faculdade de Filosofia, Ciências e Letras de Ribeirão Preto da Universidade de São Paulo (FFCLRP-USP).
Diretor do Instituto de Neurociências e Comportamento (INeC).

INeC
Instituto de Neurociências e Comportamento
Atheneu
FAPESP

EDITORA ATHENEU

São Paulo	*Rua Jesuíno Pascoal, 30* *Tels.: (11) 2858-8750* *Fax: (11) 2858-8766* *E-mail: atheneu@atheneu.com.br*
Rio de Janeiro	*Rua Bambina, 74* *Tel.: (21) 3094-1295* *Fax: (21) 3094-1284* *E-mail: atheneu@atheneu.com.br*

DESIGN GRÁFICO: Artur Fernandes

DIAGRAMAÇÃO: Adielson Anselme

CAPA: Equipe Atheneu

CRÉDITOS DAS FIGURAS DE ABERTURA DOS CAPÍTULOS: Maria Luiza Dal Col

As fotografias ilustrativas do Capítulo 1 foram realizadas pelo Prof. Dr. Norberto Cysne Combra do Departamento de Farmacologia da Faculdade de Medicina de Ribeirão Preto da Universidade de São Paulo (FMRP-USP). A abertura do Capítulo 8 foi modificada a partir do desenho da capa do disco de Pink Floyd "The division bell" (1994).

CIP-BRASIL. CATALOGAÇÃO NA PUBLICAÇÃO
SINDICATO NACIONAL DOS EDITORES DE LIVROS, RJ

B818p
4. ed.

Brandão, Marcus Lira
Psicofisiologia/Marcus Lira Brandão. - 4. ed. - Rio de Janeiro : Atheneu, 2019.

Inclui bibliografia
ISBN 978-85-388-0948-7

1. Psicofisiologia. 2. Análise do comportamento. I. Título.

19-54601

CDD: 152
CDU: 159.91

Vanessa Mafra Xavier Salgado - Bibliotecária - CRB-7/6644

04/01/2019 07/01/2019

BRANDÃO, M.L.
Psicofisiologia – 4ª Edição

Colaboradores

Alberto A. Rasia Filho

Professor Titular de Fisiologia da Universidade Federal de Ciências da Saúde de Porto Alegre (UFCSPA).

Professor e Orientador do PPG em Neurociências da Universidade Federal do Rio Grande do Sul (UFRGS) e do PPG em Biociências (UFCSPA).

Janaína Menezes Zanoveli

Professora Adjunta do Departamento de Farmacologia, Setor de Ciências Biológicas, Universidade Federal do Paraná (UFPR), Curitiba.

John Fontenele Araújo

Professor Titular do Departamento de Centro de Biociências, Universidade Federal do Rio Grande do Norte (UFRN).

Joice Maria da Cunha

Professora Adjunta do Departamento de Farmacologia, Setor de Ciências Biológicas, Universidade Federal do Paraná (UFPR), Curitiba.

Jorge Alberto Quillfeldt

Professor Titular do Departamento de Biofísica, Instituto de Biociências, Universidade Federal do Rio Grande do Sul (UFRGS), Porto Alegre.

Norberto Cysne Coimbra

Professor Adjunto do Departamento de Farmacologia, Faculdade de Medicina de Ribeirão Preto, Universidade de São Paulo (FMRP-USP).

Regina Cláudia Barbosa da Silva

Professora Adjunta do Departamento de Biociências, Universidade Federal de São Paulo (Unifesp), *campus* Baixada Santista.

Prefácio à quarta edição

Continuamos ainda com poucos livros didáticos em Neurociências no Brasil. Em particular, são poucas as tentativas de sistematizar em livro o enorme acervo científico com informações básicas e essenciais para facilitar o aprendizado daqueles que se iniciam na neurociência comportamental. O livro *Psicofisiologia* ocupa exatamente esse espaço, visando atrair o interesse de novos neurocientistas e prover uma fonte de dados mínima que seja, mas suficiente para aqueles que pretendem alçar voos maiores em uma seara que era até bem pouco tempo incipiente no nosso país.

A importância desse campo de estudo está na descrição pontual extraída do prefácio da edição anterior: "Os conhecimentos acumulados nos últimos anos sobre as bases fisiológicas do comportamento têm servido de combustível para o desenvolvimento espetacular de diversos campos das neurociências, como a neurobiologia, as ciências cognitivas e a neurofisiologia. A base de nossos processos mentais está na organização dos mecanismos neurais subjacentes, na forma com que eles se imbricam para determinar o que chamamos de funções mentais superiores. De fato, com o avanço experimentado pelas neurociências nos últimos anos tem-se tornado possível discutir os processos que nos permitem ver, ouvir e sentir, emocionar-se, comunicar-se, entre outros. Com as sucessivas descobertas das neurociências mostrando como se interconectam os circuitos e processos cerebrais para produzir as representações do mundo à nossa volta começa a ser desvendado o grande enigma da humanidade que é saber efetivamente quem somos. O cérebro funciona de forma orquestrada, integrando os componentes de um comportamento ou uma função mental. A grande dificuldade está em identificar e isolar cada um dos componentes desses processos cerebrais. Na maioria dos casos em que foi possível investigar a natureza de cada componente desses processos, observou-se que eles funcionam de forma independente como os integrantes de uma orquestra, mas o resultado depende do conjunto dos elementos. Isolar os elementos para entender o todo parece ser o grande desafio que enfrentamos na investigação de como o nosso cérebro funciona. Para isso, necessitamos fazer as perguntas certas para obtermos as respostas corretas."

Cinco anos se passaram após a publicação da terceira edição deste livro em 2013. Escrever a quarta edição permitiu atualizar cada capítulo na óptica de pesquisadores com experiência de pesquisa nesses temas da Psicofisiologia de modo a incorporar novas abordagens e descobertas ocorridas desde então. Para isso, contamos com a colaboração de eminentes pesquisadores da área de neurociência comportamental. Junto com a atualização de todos os capítulos, expandimos vários tópicos, além da inclusão de uma série de novas abordagens aos capítulos. Ênfase especial foi dada à neurociência comportamental na medida em que todos os coautores se dedicam de uma forma ou outra a pesquisas que buscam desvendar os mecanismos cerebrais responsáveis pela expressão do comportamento do indivíduo.

Esta quarta edição aborda os mesmos temas da última, mas contém um diferencial formidável que é a tentativa de trazer os últimos avanços ocorridos nos últimos anos na área e, sobretudo, a nossa preocupação de nela incluir o que consideramos ter sido nossa modesta contribuição a cada um dos temas aqui apresentados. Visando sempre uma abordagem mais sucinta, a tônica deste livro continua a ser o cérebro de mamíferos e, em particular, o cérebro humano.

O livro *Psicofisiologia* destina-se a alunos de Medicina, Psicologia e Biologia, bem como a todos os interessados em neurociências. Para sua compreensão não há necessidade de qualquer conhecimento prévio nessa área do conhecimento. Ao final de cada capítulo é apresentado um quadro descrevendo um trabalho realizado em nosso laboratório associado ao tema em questão, cuja publicação tenha contribuído para o nosso conhecimento do assunto em tela. Com isso, pretendemos passar ao aluno que se inicia no estudo das neurociências a importância dos conhecimentos básicos da Psicofisiologia para a compreensão do funcionamento do cérebro.

Além da inestimável colaboração dos coautores sem a qual não seria possível chegar ao fim desse empreendimento, a realização deste livro também se deve ao apoio do Instituto de Neurociências e Comportamento (INeC). Uma abordagem sucinta das principais iniciativas empreendidas para promover, desenvolver e divulgar as neurociências pode ser encontrada em nosso site *www.cerebro-inec.org*.

Marcus Lira Brandão

Sumário

Capítulo 1

Controle da Postura e do Movimento, 1

Marcus Lira Brandão • Norberto Cysne Coimbra

Considerações gerais, 3
Função integrativa da medula, 4
Vias reflexas, 5
Funções dos centros motores do tronco encefálico, 8
Controle motor pelo córtex cerebral, 11
Controle motor pelo cerebelo, 16
Núcleos da base, 21

Capítulo 2

Comportamento Reprodutivo, 31

Marcus Lira Brandão

Considerações gerais, 33
Controle hormonal, 34
Hormônios gonadotróficos, 34
Hormônios sexuais, 38
Bases fisiológicas das diferenças entre sexos, 40
Comportamento sexual e emocional, 43
Substrato neural, 44
Diferenças psicofisiológicas entre sexos, 48
Neuroquímica, 49
Comportamento reprodutivo e densidade populacional, 50

Capítulo 3

Comportamento Alimentar, 55

Marcus Lira Brandão • Janaína Menezes Zanoveli

Considerações gerais, 57
Regulação do comportamento alimentar, 58
Controle fisiológico, 63
Fatores motivacionais, sensoriais e contextuais, 65
Neuroquímica, 66
Obtenção do alimento no meio ambiente, 69
Sede, 71
Transtornos alimentares, 73

Capítulo 4

Aprendizagem e Memória, 79

Marcus Lira Brandão • Jorge Alberto Quillfeldt

Considerações gerais, 81
Classificação dos processos de aprendizagem, 83
Fases da aprendizagem associativa, 87
Memória declarativa e implícita, 90
Dependência de estado, 91
Plasticidade cerebral, 92
Memória de curta duração, 97
Memória de longa duração, 99
Circuitos e mecanismos neurais, 102
Transtornos de memória, 106

Capítulo 5

Comportamento Emocional, 111

Marcus Lira Brandão

Considerações gerais, 113
Aspectos evolutivos, 114
Ajustes fisiológicos das emoções, 116
Registro de indicadores das emoções, 119
Teorias das emoções, 122
Substrato neural, 130
Ansiedade, 141

Capítulo 6

Dor: Mecanismos Básicos e Aspectos Motivacionais, 147

Marcus Lira Brandão • Joice Maria da Cunha

Considerações gerais, 149
Vias neurais da dor, 151
Componentes da dor, 154
Teoria da comporta, 155
Aspectos motivacionais da dor, 158
Controle supraespinal da dor, 160
Receptores e ligantes opioides, 163
Serotonina e analgesia, 163
Analgesia induzida pelo estresse, 164
Dores crônicas, 167

Capítulo 7

Atenção, 173

Marcus Lira Brandão • Regina Cláudia Barbosa da Silva

Considerações gerais, 175
Aspectos evolutivos, 175
Filtros sensoriais da atenção, 176
Substrato neural, 178
Regulação da atividade cortical, 182
Registro dos indicadores da atenção, 184
Sono e sonhos, 187

Capítulo 8

Consciência, 197

Marcus Lira Brandão • John Fontenele Araújo

Introdução, 199
Aspectos históricos, 199
O que é consciência?, 201
Como estudar/medir a consciência, 202
Correlatos neurais da consciência, 202
Lateralização hemisférica: duas consciências?, 204
Emoção e razão na modulação da consciência, 210
A consciência e o tempo, 210
A consciência, o sono e os sonhos, 212
Cronobiologia, 215

Capítulo 9

Pensamento, 223

Marcus Lira Brandão • Alberto A. Rasia Filho

Considerações gerais, 225
Aspectos evolutivos, 229
Sensação, percepção e imagens mentais, 233
Áreas de associação, 237
Pensamento e ação, 245
Distúrbios do pensamento, 247

Capítulo 10

Linguagem, 253

Marcus Lira Brandão

Introdução, 255
Aspectos evolutivos, 255
Áreas da linguagem, 256
Técnicas de estudo, 259
Lateralização funcional dos hemisférios cerebrais, 260
Vias neurais, 264
Características da linguagem, 265
Distúrbios da linguagem, 266

Índice Remissivo 273

Capítulo 1

Controle da Postura e do Movimento

Marcus Lira Brandão
Norberto Cysne Coimbra

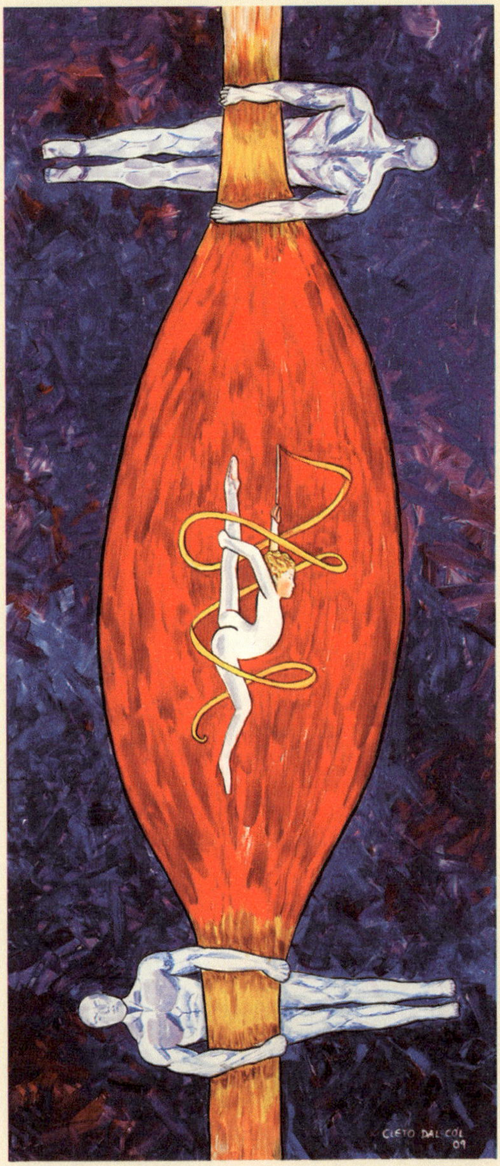

Considerações gerais

O elo mais visível da neurociência comportamental é o sistema motor. O sistema motor consiste em todos os músculos e neurônios a eles associados, e o seu acionamento produz o comportamento. O neurônio e a célula muscular esquelética constituem a chamada unidade motora do sistema nervoso somático, através da qual estabelecemos a interação com o meio ambiente (Fig. 1.1). A junção neuromuscular no sistema nervoso somático dá-se através da placa motora. O neurônio motor alfa e a célula muscular esquelética são dois elementos-chave em nossa vida de relação, porque, através de comandos ou sinais enviados por neurônios aos músculos, o ser humano atua sobre o meio ambiente e com ele se inter-relaciona. Isso é válido tanto para as atividades manuais do trabalho mais pesado quanto para a comunicação do pensamento mais elaborado ou da emoção mais leve. Não obstante, aferências sensoriais permeadas pelo sistema posterior lemniscal e pelo sistema ântero-lateral mostram-se não menos relevantes

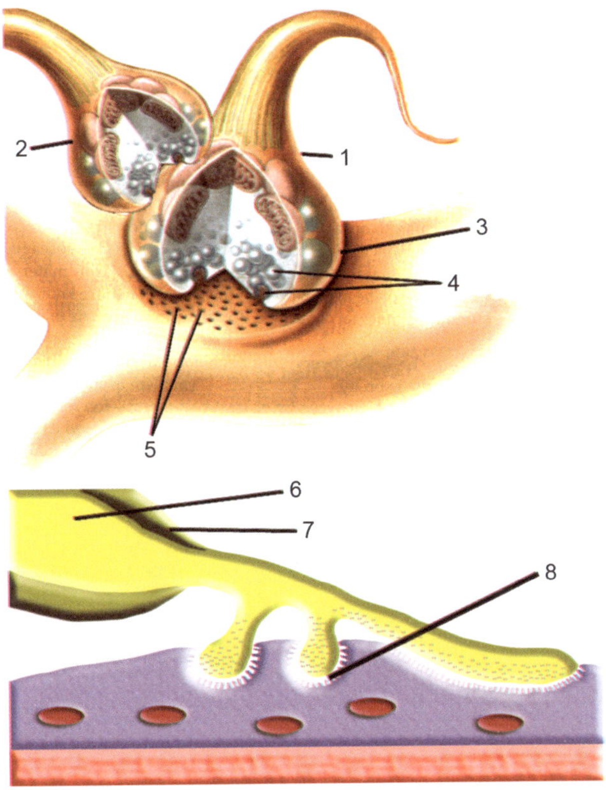

Fig. 1.1. Representação esquemática de alguns sítios sinápticos com os principais elementos de uma junção neuromuscular (placa motora): 1) membrana de condução elétrica; 2) neurônio pré-sináptico; 3) terminal sináptico; 4) vesículas para armazenamento do neurotransmissor; 5) receptores pós-sinápticos; 6) terminal axônico do nervo motor; 7) bainha de mielina; 8) membrana pós-juncional da sinapse neuromuscular. O neurotransmissor da sinapse neuromuscular é a acetilcolina, que é liberada do terminal nervoso que é despolarizado pela chegada de um potencial de ação. A acetilcolina atua no receptor nicotínico localizado na membrana da célula muscular esquelética. A ativação desse receptor promove as trocas iônicas Na^+/K^+, resultando na formação de um potencial de placa motora, despolarização de regiões vizinhas à junção neuromuscular e formação do potencial de ação que leva à contração muscular.

para modular a atividade do sistema motor, culminando em uma interação adequada com o meio ambiente e com os demais seres vivos.

O controle da postura e do movimento é uma das funções mais importantes do sistema nervoso central (SNC). Todos os movimentos que servem à comunicação do indivíduo com o meio só podem ser bem conduzidos quando é assumida uma postura corporal compatível e alcançado um arranjo preciso no posicionamento das articulações e dos grupos musculares envolvidos.

A pesquisa das funções motoras das diversas regiões do encéfalo revela que as alterações ocorridas no cérebro, no cerebelo e no tronco encefálico, no sentido de determinar a diferenciação progressiva do reino animal, foram realizadas mais por uma superposição de sistemas neurais responsáveis pelos reflexos e de controles adicionais do que pela transformação de estruturas preexistentes. Nesse sentido, a organização motora estabeleceu-se, portanto, em estruturas neurais dispostas hierarquicamente, de forma que as estruturas primariamente responsáveis pela tarefa, os centros motores, situam-se em forma de cascata, de baixo para cima, nas várias porções do SNC, desde a parte filogeneticamente mais antiga, a medula espinal, até a mais recente, o córtex cerebral. Estudaremos primeiro as funções da estrutura filogeneticamente mais antiga, a medula espinal, no caso. Em seguida, estudaremos até que ponto a ação dos centros motores pode ser modificada, modulada ou integrada pelo córtex motor, que ocupa a posição mais alta na escala filogenética. Os programas de gerenciamento, elaboração e execução da ação motora do cerebelo e dos núcleos da base serão vistos ao final do capítulo.

Função integrativa da medula

O animal "descerebrado" é uma preparação fisiológica clássica em que os animais sofrem uma secção na transição entre o mesencéfalo e a ponte (Fig. 1.2). Essa denominação cunhada no início do século passado, ainda usada nos dias de hoje, não é adequada do ponto de vista anatômico porque o cérebro efetivamente começa na junção do mesencéfalo com o diencéfalo. Esses animais são, ainda, capazes de permanecer em pé ou mesmo de se movimentarem, embora com dificuldade, desde que estímulos apropriados lhes sejam aplicados. Isso significa que os centros mais caudais do neuroeixo localizados abaixo do cérebro, como a ponte, o bulbo e a medula espinal, estão dotados de programas de postura e movimento que o organismo utiliza para elaborar seus movimentos sem a necessidade do envolvimento de regiões localizadas em um nível mais alto no SNC.

A medula espinal possui circuitos neurais primários suficientes para o desenvolvimento de um ato motor. Vejamos o que ocorre em resposta ao pinçamento da pata de um gato. A primeira reação é uma retração da extremidade atingida através da flexão das articulações do pulso, cotovelo e ombro. Os receptores (nociceptores) desse reflexo flexor estão situados na pele da extremidade pinçada (por exemplo, de um dos membros superiores). Fibras aferentes Ia, pertencentes a neurônios pseudounipolares situados em gânglios sensitivos, levam potenciais de ação até o corpo posterior da medula espinal, de onde interneurônios recrutam o neurônio motor alfa, situado no corno anterior da medula espinal, cuja atividade culminará na ativação dos efetores, que são os músculos flexores. Trata-se de um reflexo típico de proteção mediado pela medula espinal. O tempo e a amplitude do reflexo dependem da intensidade do estímulo. Ao mesmo tempo, outros reflexos também são ativados de forma a contrabalançarem o desequilíbrio postural provocado pelo reflexo flexor.

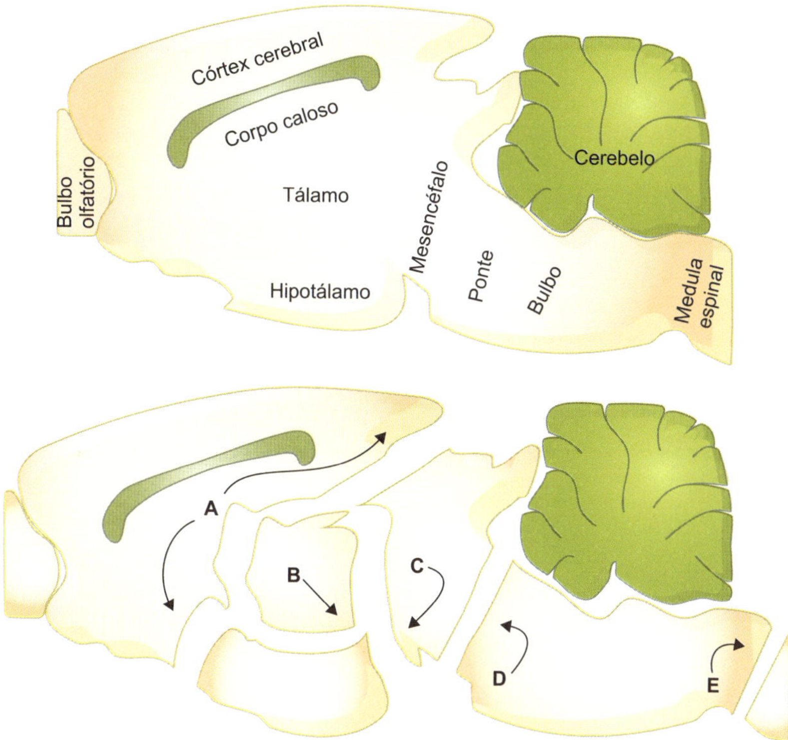

Fig. 1.2. Secção sagital do encéfalo de rato indicando vários níveis de transecção. A – Representa a remoção dos córtices cerebrais no animal descorticado. B – Remoção dos hemisférios e do tálamo produzindo o animal hipotalâmico. C – Preparação mesencefálica, resultante da secção feita no limite superior do mesencéfalo. Essa preparação também é conhecida como cérebro isolado. D – Secção entre o mesencéfalo e a ponte, produzindo o animal "descerebrado". E – Preparação espinal resultante da secção da parte mais alta da medula espinal. Essa preparação também é conhecida como encéfalo isolado.

Vias reflexas

Descargas nos neurônios motores causam contrações nos músculos. Os corpos celulares desses neurônios estão situados nos cornos ventrais da medula espinal e em núcleos motores de nervos cranianos. Centenas de outras células fazem contatos sinápticos com esses neurônios motores que integram o grande sistema motor, ou sistema motor alfa, que pode ser ativado ou inibido por vias descendentes provenientes de centros superiores, tais como a área motora primária, o cerebelo, os núcleos da base e a formação reticular. Os motoneurônios do corno ventral da medula espinal recebem, portanto, aferências descendentes excitatórias e inibitórias. Existem também interneurônios inibitórios da medula espinal que modulam a atividade dos neurônios motores.

As vias neurais compostas por um neurônio sensitivo, um ou mais neurônios motores alfa e interneurônios são chamadas de arcos reflexos, que não dependem necessariamente de centros superiores para sua ativação. Os arcos reflexos são classificados de acordo com o número de sinapses na via. Os reflexos monossinápticos contêm apenas uma sinapse, como é o caso do reflexo proprioceptivo bineuronial ou direto (por exemplo, o reflexo patelar). A resposta reflexa à dor é um exemplo de reflexo polissináptico, plurineuronial ou propagado.

Quando um estímulo doloroso atinge a pele de uma parte de nosso corpo, por exemplo, situada abaixo do pescoço, os impulsos neurais chegam na medula espinal através de fibras tipo C, desmielinizadas, e Aδ, pouco mielinizadas, que conduzem as mensagens dolorosas para o neuroeixo. Essas fibras fazem sinapses com vários interneurônios que, por sua vez, excitam os neurônios motores, resultando em contração muscular e movimento de um dado membro ou do tronco ou torso (Fig. 1.3). Outros exemplos de vias reflexas polissinápticas encontram-se nos reflexos plantar, cremastérico, cutâneo-abdominal e mucoso. Deve ser lembrado, entretanto, que essa é uma maneira bastante simplista de classificar os reflexos, porque não considera a variedade de fatores envolvidos. Para se ter uma ideia da complexidade que eles podem alcançar, basta observar o fenômeno da extensão cruzada (Fig. 1.4), uma resposta do membro oposto àquele que recebeu o estímulo nocivo e que acompanha o reflexo de retirada, sendo parte dele. A resposta de contração dos músculos flexores e a inibição dos músculos extensores do mesmo lado permitem que a parte estimulada se flexione e se afaste do estímulo nocivo, enquanto a extensão do membro oposto propicia a sustentação do corpo do animal.

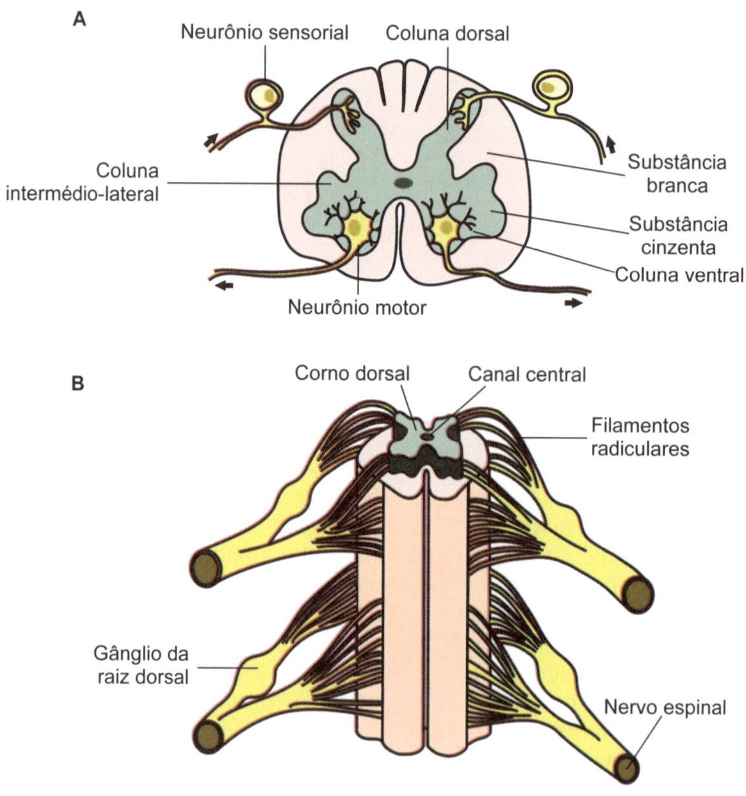

Fig. 1.3. Anatomia da medula espinal. Em A, é representado um corte transversal e, em B, uma visão tridimensional de um segmento medular com formação dos nervos espinais. No corno ventral, situam-se as terminações nervosas de axônios que trazem informações motoras dos centros superiores. Eles fazem sinapses com os corpos celulares dos chamados neurônios motores ou motoneurônios, cujos axônios saem da medula espinal pela raiz ventral do nervo espinal para inervar os músculos. No corno dorsal da medula espinal, localizam-se as terminações das células pseudounipolares do gânglio da raiz dorsal do nervo espinal (localizadas fora do neuroeixo, no forame intervertebral), trazendo as informações sensoriais da periferia. Neste nível, essas fibras sensoriais estão dispostas de maneira altamente organizada.

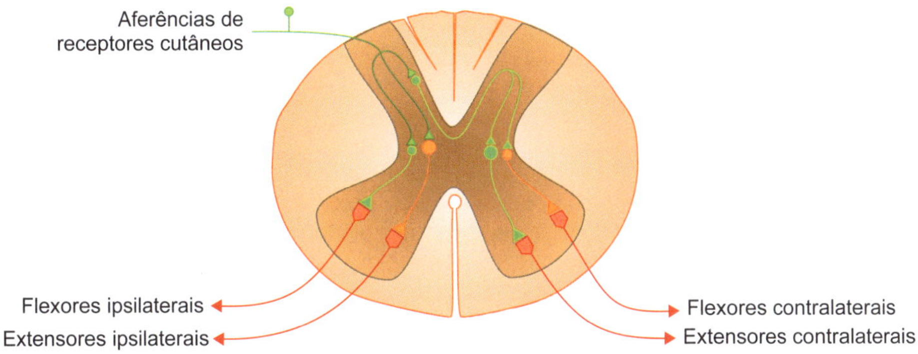

Fig. 1.4. Circuitos neurais ativados durante o reflexo de extensão cruzada (polissináptico). Em geral, a ativação de receptores cutâneos profundos promove flexão ipsilateral e extensão contralateral através de uma rede de interneurônios excitatórios e inibitórios. Os interneurônios marcados em *preto* são inibitórios.

Outro mecanismo local de controle da atividade motora é a inibição recorrente exercida pelas células de Renshaw (sinapses inibitórias). Um colateral de um neurônio motor forma sinapse com uma célula de Renshaw, que, por sua vez, volta a fazer sinapse com o neurônio motor. Esse processo permite reduzir a velocidade de disparo do neurônio motor e, consequentemente, funciona como um mecanismo protetor para a fibra muscular, prevenindo contrações sustentadas e eventuais injúrias. A inibição promovida pelas células de Renshaw constitui um circuito de retroalimentação negativa e, como tal, tem, muito provavelmente, a função de impedir oscilações descontroladas na atividade dos neurônios motores.

Nos vertebrados mais desenvolvidos, como os mamíferos, as porções mais altas do SNC assumiram progressivamente o controle das funções medulares, processo esse designado de encefalização ou predominância cerebral. Consequentemente, apenas dentro de certos limites, a medula espinal está capacitada para a função de modulação e controle dos movimentos. No ser humano, um seccionamento total da medula espinal provoca uma paralisia imediata de todos os movimentos voluntários dos músculos inervados pelos nervos situados caudalmente em relação ao ponto de seccionamento (paraplegia ou quadriplegia). Inicialmente, desaparecem a sensibilidade e, a seguir, os reflexos motores e vegetativos (arreflexia). Os reflexos motores recuperam-se nas semanas e meses seguintes. Com um tratamento adequado, no decorrer de seis meses a um ano, pode ser observado um determinado processo de recuperação. Os reflexos vegetativos também voltam a aparecer nesse período. Com base em um tratamento intensivo de fisioterapia, é sempre possível reabilitar o paciente para uma vida suportável e útil. Se a lesão é mais circunscrita e compromete o neurônio motor inferior, na altura dos núcleos motores de nervos cranianos ou do corno anterior da medula espinal, ou se atinge o trajeto de suas projeções eferentes, surge a chamada síndrome do neurônio motor inferior, caracterizada por paralisia flácida, hipotrofia ou atrofia muscular, hipotonia ou atonia muscular e por perda de reflexos profundos.

As lesões reversíveis decorrentes de um seccionamento medular são designadas com o nome de "choque medular". Experiências em animais permitem reproduzir essa condição em laboratório através do resfriamento local ou anestesia de vias motoras. Sabe-se que pela interrupção das vias descendentes inúmeros impulsos excitatórios que chegam aos neurônios motores são perdidos, levando a uma supressão dos reflexos que perdura por tempo igual ao bloqueio das vias.

Funções dos centros motores do tronco encefálico

O controle reflexo ou involuntário da postura e do movimento está associado aos núcleos motores cujos axônios exercem suas influências sobre os neurônios motores do corno ventral da medula através de duas grandes vias descendentes de projeção, denominadas tratos ventromediais e dorsolaterais, segundo a sua respectiva localização na medula espinal. Os tratos ventromediais originam-se no teto mesencefálico, na formação reticular e em núcleos vestibulares, constituindo-se as vias tectoespinais, retículo-espinais e vestíbulo-espinais, que trafegam pelo funículo anterior e se projetam para os núcleos motores mediais do corno anterior da medula espinal. Esses tratos influenciam os neurônios motores que inervam os músculos proximais/axiais, principalmente a musculatura do tronco e do ombro encarregada do comando dos movimentos axiais do corpo. São de grande relevância para a manutenção do equilíbrio e da postura, na medida em que mantêm a cabeça equilibrada em relação aos ombros enquanto o corpo se movimenta. Por exemplo, informações provenientes do labirinto e da retina atingem os núcleos vestibulares e os colículos superiores, respectivamente, ativando os tratos vestíbulo-espinais e tectoespinais, corrigindo a posição da cabeça em relação ao tronco enquanto o indivíduo se movimenta. Do mesmo modo, a formação reticular recebe informações sensoriais de diversas origens que servirão para ativar as vias descendentes retículo-espinais excitatórias (com origem na formação reticular da ponte) e inibitória (proveniente da formação reticular do bulbo), que atuarão promovendo correção nos movimentos. Os tratos dorsolaterais direito e esquerdo originam-se nos núcleos rubros (vias rubro-espinais), que se conecta com os núcleos motores laterais do corno anterior da medula espinal, e influenciam os neurônios motores que controlam a musculatura distal dos membros e são de grande importância no controle dos movimentos das extremidades, como, por exemplo, a manipulação de objetos pelos dedos. Os tratos ventromediais direito e esquerdo localizam-se no funículo anterior, onde também se localizam bilateralmente os tratos córtico-espinais anteriores, e os tratos dorsolaterais direito e esquerdo percorrem o funículo lateral da medula espinal junto com o trato córtico-espinal lateral de cada lado do plano mediano. Como veremos mais tarde neste capítulo, de considerável importância funcional na regulação dos motoneurônios que inervam os olhos, a cabeça e o pescoço, estão o órgão do equilíbrio localizado no ouvido interno e os núcleos motores dos nervos cranianos no tronco encefálico.

Experimentalmente, para o estudo das funções desses mecanismos reguladores do movimento no laboratório, já se realizou o seccionamento (interrupção) das conexões entre o tronco cerebral e os centros motores situados mais acima, particularmente no cerebelo, núcleos da base e córtex motor. Um grande número de evidências mostra que esses centros respondem pelo controle reflexo da postura do corpo no espaço. Dentre os receptores particularmente importantes para essa função destacam-se os *receptores articulares cervicais (mecanorreceptores) e os receptores dos músculos do pescoço (fusos neuromusculares)* que promovem uma distribuição do tônus da musculatura do corpo através da ativação dos núcleos motores do bulbo e da ponte. Em função disso, esses reflexos são chamados de *reflexos cervicais tônicos*. Os fusos neuromusculares são pequenos órgãos sensitivos mergulhados no interior do músculo. São constituídos por um pequeno número de fibras musculares diferenciadas (de quatro a dez), de alguns milímetros de comprimento, envoltas por uma bainha de mielina. Através desses receptores, é possível que os centros motores do tronco cerebral ajustem a posição normal do corpo no espaço sem a intervenção de nenhum esforço voluntário. A partir do teto mesencefálico e da ponte e do bulbo, esses núcleos motores vão ativar as fibras do feixe tectoespinal e retículo-espinal, que, por sua vez, irão influenciar a atividade da musculatura do pescoço e dos ombros.

A compreensão do papel funcional dos reflexos posturais mediados pelos receptores articulares cervicais e pelos extenso-receptores dos músculos do pescoço surgiu a partir de experimentos nos animais mesencefálico e "descerebrado". No animal mesencefálico, a secção é feita no limite superior do tronco encefálico (o mesencéfalo será, portanto, a parte intacta mais alta do sistema nervoso), de forma que são removidas todas as influências dos centros motores situados acima da lâmina quadrigêmea. Como já vimos, no animal "descerebrado", o seccionamento é feito em um nível mais baixo, no limite entre o mesencéfalo e a ponte; portanto, apenas a ponte e o bulbo permanecem conectados à medula espinal. Em ambas as preparações, as aferências somáticas continuam presentes, assim como permanece intacta a ligação com o cerebelo. Por outro lado, quando ocorre um seccionamento da medula, dependendo de sua extensão, a musculatura periférica torna-se completamente flácida ou há uma prevalência do tônus flexor. Assim, nem o indivíduo paraplégico nem o animal que sofreu uma secção da medula espinal podem permanecer em pé. No animal "descerebrado", no entanto, observa-se uma forte elevação do tônus de toda a musculatura extensora (Fig. 1.5). O animal mantém todos os seus membros em extensão máxima. Cabeça e cauda arqueiam-se em direção às costas. Esse quadro é chamado de "rigidez de descerebração". Se o animal for colocado em pé, ele assim permanece, pois as articulações

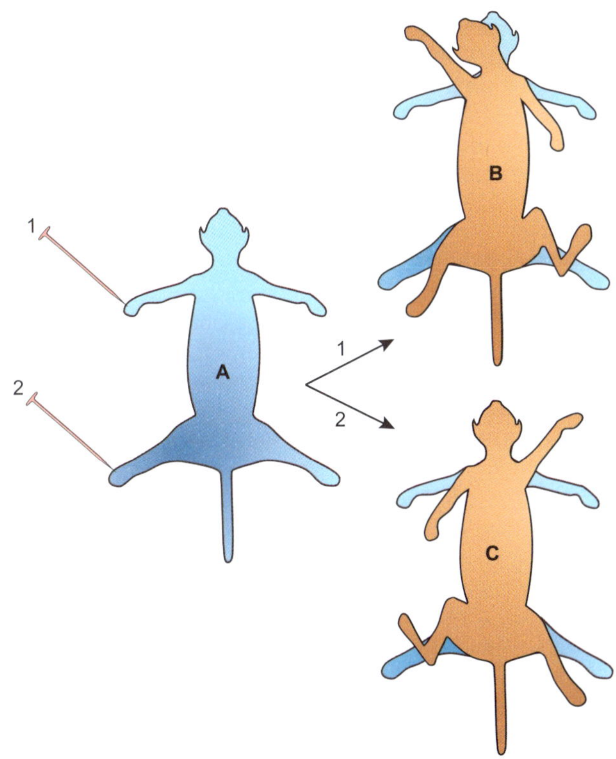

Fig. 1.5. Representação dos reflexos posturais no animal "descerebrado". A – Postura característica dessa preparação com as quatro patas estendidas rigidamente. B – Resposta à estimulação da pata anterior esquerda. A pata estimulada é estendida para cima, a cabeça gira para o lado estimulado, a pata posterior do lado estimulado é estendida para baixo e a pata posterior contralateral é flexionada. C – Resposta à estimulação da pata posterior esquerda. Essa estimulação produz uma figura que é a imagem em espelho de B, exceto quanto ao acerto da posição da cabeça.

não se dobram, devido ao tônus elevado da musculatura extensora. Como o animal "descerebrado" pode permanecer em pé, e o animal espinal (secção medular) não pode fazê-lo, conclui-se que o bulbo e a ponte, conservados no animal "descerebrado", possuem centros que controlam o tônus da musculatura das extremidades, de sorte que ele pode suportar o peso do corpo. Os reflexos recrutados são, portanto, cervicais. Essa elevação do tônus extensor observada nos animais "descerebrados" indica que esses centros no bulbo e na ponte foram "desinibidos" através da desconexão com mecanismos reguladores ou inibitórios de regiões localizadas acima da secção. Em outras palavras, centros superiores regulam a atividade de centros localizados em um plano inferior do neuroeixo. Essas observações serviram para localizar os mecanismos responsáveis pela distribuição do tônus muscular no bulbo e na ponte. Eles são também chamados de "reflexos da manutenção da postura ereta".

Assim, os centros motores da ponte e do bulbo têm condições não apenas de manter elevado o tônus da musculatura dos membros de forma que o corpo permaneça ereto contra seu próprio peso, mas podem também modificar esse elevado tônus extensor (rigidez de "descerebração") de forma a permitir uma postura que favoreça o equilíbrio postural em face dos estímulos do meio. Essas modificações são realizadas de acordo com as informações recebidas do labirinto (posição da cabeça no espaço) e dos receptores dos músculos e articulações cervicais (posição da cabeça em relação ao tronco). Em animais intactos, esses reflexos e outros que lhes são análogos constituem uma provisão de programas elementares de postura de que o organismo se utiliza segundo sua necessidade.

Se, além do bulbo e da ponte, também o mesencéfalo permanecer conectado à medula (no caso do animal mesencefálico), a capacidade motora do animal será consideravelmente melhorada e ampliada. As duas diferenças mais importantes dessa preparação em relação ao animal "descerebrado" são: 1) o animal que conserva o mesencéfalo não apresenta a rigidez de descerebração, não havendo, portanto, a predominância do tônus dos extensores; 2) o animal mesencefálico consegue levantar-se sem auxílio. Como, a grosso modo, as aferências sensoriais que chegam ao encéfalo nessas duas preparações não diferem, o melhor desempenho motor dos animais mesencefálicos em relação aos animais descerebrados é creditado a mecanismos intrínsecos do mesencéfalo. De fato, se o animal "descerebrado" for empurrado, ele cai e não possui a habilidade necessária para levantar-se novamente (a preponderância do tônus dos extensores o impede). Os centros motores do mesencéfalo organizam os *reflexos de posicionamento* de forma que a atividade motora do animal ocorra numa sequência de movimentos reflexos concatenados determinando que a postura normal e o equilíbrio do corpo sejam mantidos sem esforço consciente. No mesencéfalo, deve ser destacado o papel dos colículos superiores na orientação sensório-motora com posicionamento dos olhos associados aos movimentos de orientação da cabeça e pescoço, ações que contam com o concurso do feixe tectoespinal. Atuando também nessa direção, devem ser citadas as importantes contribuições dos reflexos óticos e os reflexos desencadeados por estímulos táteis e proprioceptivos.

Embora, na situação experimental com animais com lesões, grande parte do prosencéfalo (diencéfalo e telencéfalo) pareça secundária no controle da postura e marcha normais, seu concurso é essencial no controle da locomoção em animais intactos, na medida em que mecanismos controladores, aí situados, selecionam o programa motor adequado para uma determinada atividade. Como demonstração disso, deve ser notado que diferentemente dos animais intactos, apesar de um controle postural razoável, os animais mesencefálicos não são capazes de movimentos espontâneos, sendo necessária a aplicação de um estímulo externo para que o animal, como um robô, se movimente.

Deve ser ressaltado que os núcleos motores da ponte e do bulbo também recebem informações provenientes de *receptores do órgão do equilíbrio (labirinto membranoso)*, informando-os da movimentação da cabeça do animal no espaço, o que contribui igualmente para a distribuição do tônus da musculatura do corpo. Esses reflexos são, por isso, chamados de *reflexos labirínticos*. É possível demonstrar que esses reflexos são complementares. Se neutralizarmos uma das fontes dessas informações (por exemplo, os receptores do sáculo, do utrículo ou das cristas ampulares), os receptores da musculatura do pescoço e das articulações cervicais passam a informar os centros motores do tronco encefálico sobre a posição da cabeça em relação ao corpo.

O órgão do equilíbrio está situado imediatamente ao lado da orelha média, na orelha interna. Tanto o órgão do equilíbrio (receptores vestibulares e das cristas ampulares) como os órgãos da audição (células ciliares do órgão de Corti), situados na orelha interna são inervados pelo mesmo nervo vestíbulo-coclear (VIII par craniano), que, como o nome indica, é composto de dois componentes: o vestibular e o coclear. Anatomicamente, o órgão do equilíbrio corresponde a estruturas muito complexas, sendo, por isso, chamado de labirinto. O labirinto está completamente embutido no osso temporal, sendo de difícil acesso, tanto do ponto de vista experimental, quanto cirúrgico ou farmacológico. O órgão do equilíbrio transmite informações sobre a posição da cabeça no espaço (que podemos perceber nitidamente, mesmo com os olhos fechados e sem o auxílio de outros pontos de referência) e informa sobre a aceleração angular (nas curvas), por meio de células ciliadas situadas nas cristas das ampolas dos canais semicirculares, e sobre a aceleração linear (movimentos horizontais ou verticais), por meio de células ciliadas situadas nas máculas do sáculo e do utrículo. Esse órgão funciona com certa lentidão, de modo que as sensações persistem após o término de um determinado movimento, como acontece em uma interrupção súbita de um movimento giratório. Nesse caso, se os olhos estiverem abertos, duas informações defasadas no tempo são levadas ao SNC, provocando a sensação de vertigem e perturbações da coordenação motora. Todas essas informações ascendem ao SNC pelo componente vestibular do VIII nervo craniano. As fibras desse nervo, cujos corpos celulares encontram-se no gânglio vestibular, dirigem-se aos núcleos vestibulares ipsilaterais e, desses, os impulsos ou ascendem aos núcleos motores dos nervos oculomotores, o troclear e o abducente no tronco encefálico, ou atingem o arqueocerebelo (lobo flóculo-nodular) através do fascículo vestíbulo-cerebelar, como veremos posteriormente, quando tratarmos da anatomia funcional do cerebelo. Estruturas como o cerebelo e os núcleos da base caracterizam-se por exercer um sofisticado controle sobre a postura e o movimento. Por isso, elas têm sido consideradas reguladoras do movimento, enquanto ao córtex motor cabe o papel principal de gerenciar, programar e organizar a ação motora. Em razão disso, comentaremos primeiro o papel *ordenador* do córtex cerebral e, a seguir, discutiremos a anatomia funcional dos *controladores* de sua ação; o cerebelo e os núcleos da base.

Controle motor pelo córtex cerebral

A atividade motora complexa (por exemplo, a atividade esportiva, gestos, linguagem ou a atividade envolvida na operação de instrumentos eletrônicos ou musicais, etc.) tem no córtex motor o seu ponto de partida, dado que ele conecta e dá continuidade ao processo iniciado em áreas sensoriais e de associação do córtex cerebral, como veremos ao longo deste livro. O córtex motor, de onde se originam as vias córtico-espinais e córtico-nucleares, está localizado no giro pré-central e corresponde à área 4 de Brodmann e contém uma população característica de células gigantes (50 a 80 μm de diâmetro) em forma de pirâmides, conhecidas como células piramidais ou células de Betz, em homenagem ao seu descobridor. As células piramidais do córtex motor primário (também chamado de M1) fornecem um canal direto do cérebro para os neurônios motores (motoneurônios) do corno ventral da medula espinal. Esses motoneurônios são também chamados de *via final comum* porque sobre eles incidem os neurônios das vias reflexas, das vias motoras descendentes, de forma que as contrações musculares ou respostas motoras são, em última análise, o resultado de sua ativação.

Quando aplicamos breves estímulos elétricos ao longo da superfície do córtex motor, observamos que ocorrem contrações de grupos de músculos contralaterais à área estimulada. Dessa forma, é possível fazer um mapa no córtex motor que representa todas as partes do corpo. No Homem, esse mapa motor foi delineado por Wilder Penfield, um neurocirurgião canadense, definindo áreas correspondentes aos dedos do pé, perna, ombro, mãos, enfim, de todas as regiões do corpo, desde o início da borda medial, e progredindo pela superfície lateral do giro pré-central. Pode ser notado que, quanto maior a participação ou a importância de determinados grupos musculares nos movimentos que envolvem destreza ou habilidades especiais, maior será sua representação no córtex motor. É o que acontece, por exemplo, com a representação central para as mãos, lábios, língua e laringe (ver Fig. 9.3).

As áreas pré-motora (PM) e motora suplementar (MS) também são organizadas somatotopicamente e se projetam para o córtex motor e para várias estruturas motoras subcorticais. Essas áreas têm um papel mais refinado no controle motor com uma participação decisiva no planejamento e programação de funções motoras. De importância na nossa vida de relação é a área motora cingulada (MC), que é acionada durante as respostas aos estímulos com conotação emocional. Como o nome indica, essa área está localizada no giro do cíngulo, na face medial do giro frontal superior, situado logo acima e à frente do corpo caloso.

Até recentemente, o córtex motor e os tratos córtico-espinais e córtico-nucleares eram agrupados sob a denominação "sistema piramidal", e a denominação "sistema extrapiramidal" era reservada para o conjunto dos demais núcleos e feixes motores, denominando-se o trato córtico-neoestriado-pálido-tálamo-cortical como sistema extrapiramidal propriamente dito. Acreditava-se que a execução do ato motor voluntário e involuntário estaria associada ao sistema "piramidal" e "extrapiramidal", respectivamente. Atualmente, esses termos caíram em desuso devido às muitas exceções à regra: a) Nem todas as chamadas vias piramidais passam pelas pirâmides do bulbo (p. ex., via córtico-nuclear); b) nem todas as vias piramidais originam-se nas células gigantes de Betz; c) nem todas as vias piramidais originam-se na área 4 de Brodmann (há projeções descendentes que se originam no giro pós-central, mas que se destinam aos núcleos grácil e cuneiforme); d) ambos os sistemas estão envolvidos tanto no controle do ato motor voluntário como involuntário; e) a hemiplegia que caracteriza a lesão das ditas vias piramidais tem também relação com uma lesão nas vias rubro-espinais (que não se originam da área 4 de Brodmann, mas que trafegam com os tratos córtico-espinais laterais). Apesar disso, para os acadêmicos do curso de medicina, a classificação de tais vias motoras como sistema piramidal e extrapiramidal é muito didática, pois facilita a orientação cognitiva durante a elaboração do raciocínio clínico para situar a lesão nas grandes síndromes motoras.

Tratos córtico-espinais

Os tratos córtico-espinais, como são usualmente denominadas as vias que se originam do giro pré-central, consistem em uma via motora direta entre o córtex, o tronco encefálico e a medula espinal. Eles consistem em axônios descendentes de neurônios motores superiores, localizados na área 4 de Brodmann, situada no giro pré-central. Como comentado anteriormente, esse feixe de fibras foi durante muito tempo denominado "sistema piramidal" porque ele percorre, na região central do bulbo cranial, uma estrutura denominada de pirâmide. Essas fibras descendentes formam os tratos córtico-espinais, os quais descem pelos funículos lateral e anterior da substância branca da medula espinal. Uma visão global dos tratos córtico-espinais é apresentada na Fig. 1.6. Encontramos células piramidais no córtex motor e na área pré-motora do lobo frontal do cérebro. Seus axônios, no Homem, podem atingir cerca de um metro de comprimento.

Do córtex motor, o trato desce através do corpo branco medular do cérebro, formando o joelho e a perna posterior da cápsula interna (tratos córtico-nucleares e córtico-espinais, respectivamente), formam grande parte da base do pedúnculo cerebral no mesencéfalo e os fascículos motores longitudinais da região ventral da ponte. A cápsula interna é uma região muito importante no estudo dessa via motora descendente em vista de ser sede frequente de hemorragias e trombos vasculares, com interrupção da condutibilidade motora e sintomatologia frequentemente incapacitante (Fig. 1.7).

À medida que as fibras dos tratos córtico-espinais dirigem-se para a medula espinal, algumas fibras projetam-se para os diversos núcleos motores dos nervos cranianos (essas projeções formam as vias córtico-nucleares), onde exercem um papel importante no controle da atividade dos músculos da mímica, da mastigação, do músculo lingual, dos músculos extrínsecos do bulbo ocular, dos músculos da fonação e da deglutição, e dos músculos esternoclidomastóideo e trapézio. Uma vez na medula espinal, entretanto, as vias córtico-espinais percorrem os funículos anteriores e laterais, penetram na substância cinzenta do corno anterior da medula espinal para terminarem nos motoneurônios. Essas fibras formam sempre sinapses excitatórias, independentemente de as células de contato serem motoneurônios, ou ainda interneurônios, para os quais, inclusive, se projetam mais profusamente. Na altura da região ventral do bulbo caudal, cerca de 80% das fibras das vias córtico-espinais cruzam a linha mediana, na chamada decussação das pirâmides, a partir da qual surgem os tratos córtico-espinais laterais, que se alojam nos funículos laterais. As projeções que não decussam formam os tratos córtico-espinais anteriores, que se alojam nos funículos anteriores da medula espinal, mas essas fibras não chegam a alcançar a medula lombar, terminando nos diversos níveis segmentares mais altos, quando então cruzam para o lado oposto antes de fazer sinapse (Fig. 1.8). Os tratos córtico-espinais laterais fazem sinapse ipsilateralmente à sua passagem no funículo lateral, nos núcleos motores laterais do corno anterior da medula espinal, ao passo que os tratos córtico-espinais anteriores conectam-se com neurônios do núcleo motor medial do corno anterior da medula espinal, contralateralmente à sua passagem nos funículos anteriores da medula espinal.

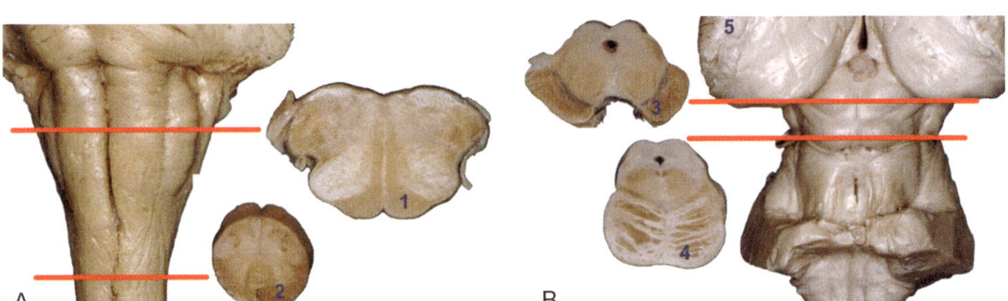

Fig. 1.6. Vista ventral (A) e vista dorsal (B) de cortes transversais (linhas paralelas no bulbo e no mesencéfalo) do encéfalo humano para visualização do trajeto das vias córtico-espinais. Os tratos córtico-espinais podem ser vistos nas pirâmides do bulbo (1), na decussação das pirâmides (2), na base do pedúnculo cerebral (3), nos fascículos pontinos (4) e na cápsula interna (5).

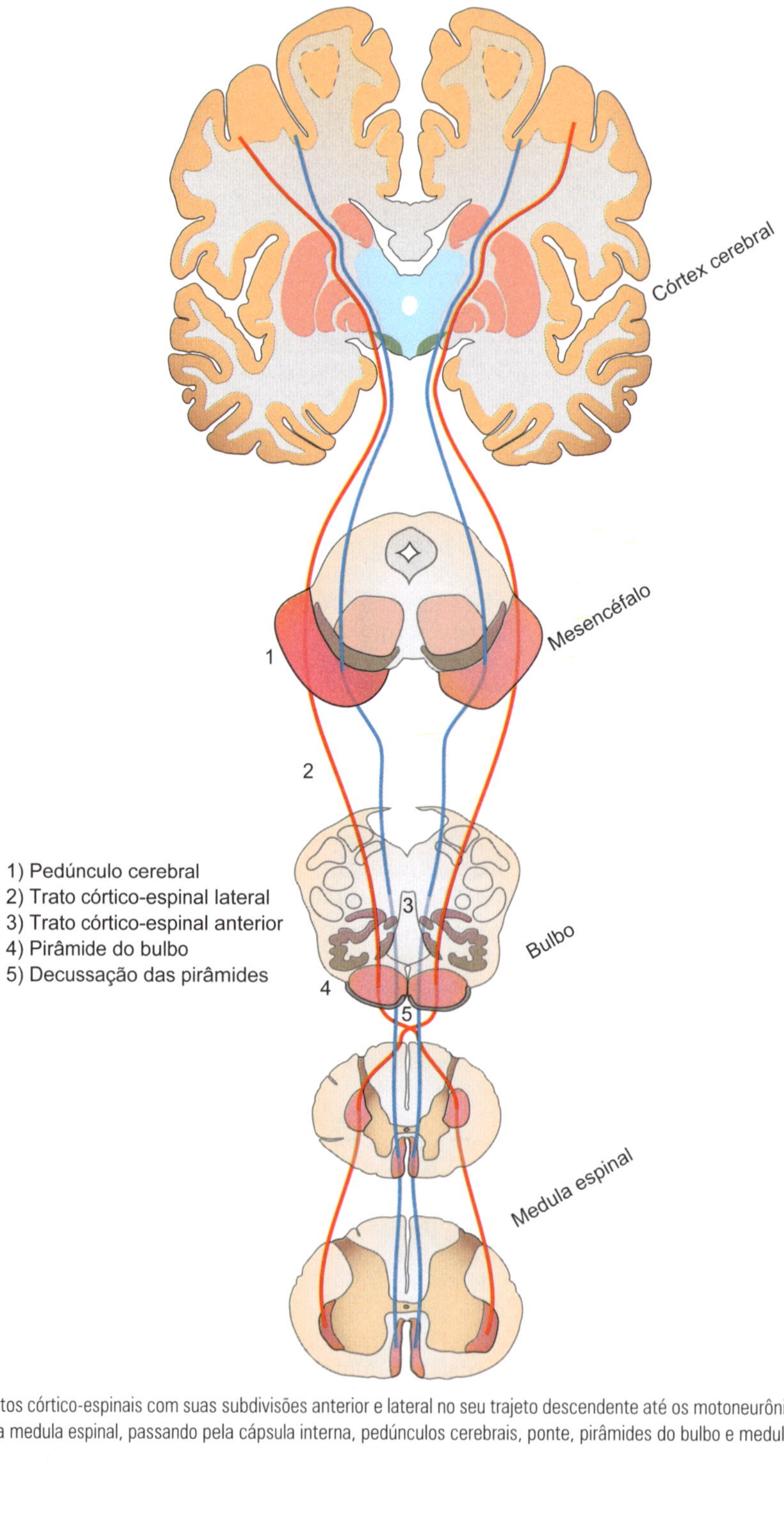

Fig. 1.7. Tratos córtico-espinais com suas subdivisões anterior e lateral no seu trajeto descendente até os motoneurônios no corno ventral da medula espinal, passando pela cápsula interna, pedúnculos cerebrais, ponte, pirâmides do bulbo e medula espinal.

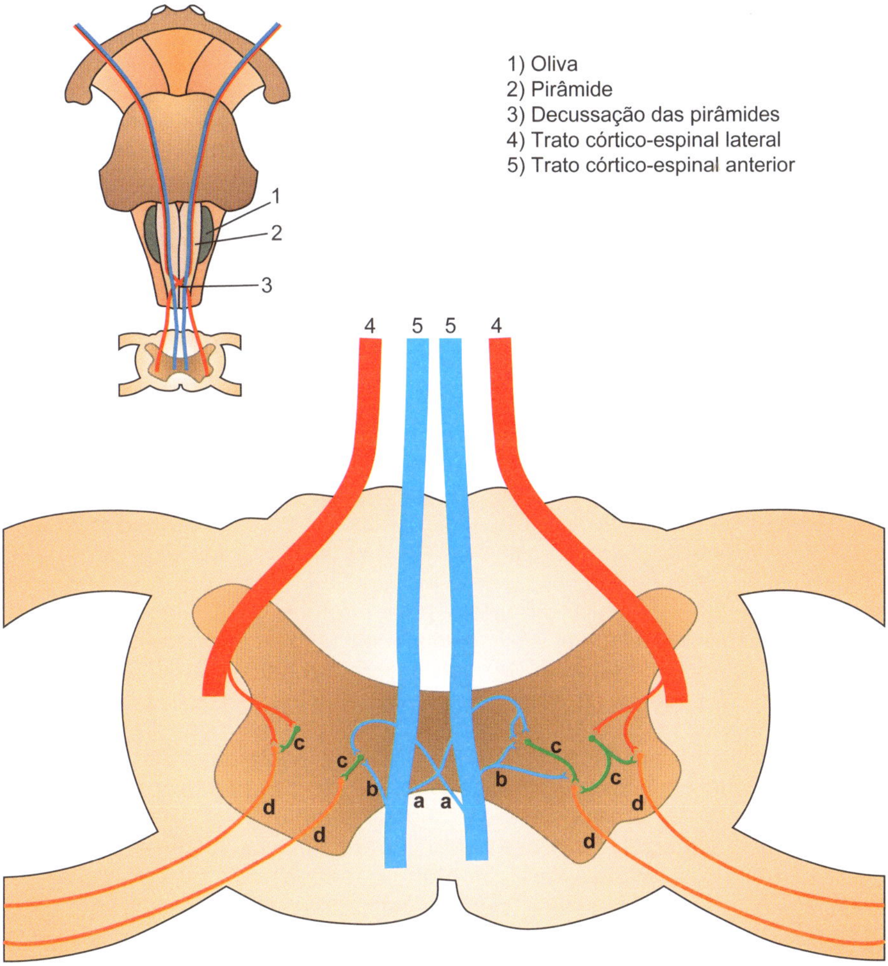

Fig. 1.8. Trajeto dos tratos córtico-espinais na medula espinal. As fibras dos tratos córtico-espinais laterais quando chegam ao corno ventral da medula espinal já cruzaram a linha mediana na decussação das pirâmides no bulbo. As fibras dos tratos córtico-espinais anteriores não cruzam a linha mediana no bulbo. Entretanto, a maioria das fibras desse trato cruza a linha mediana na comissura anterior da medula espinal para o lado oposto (a) e poucas fibras permanecem no mesmo lado (b). C – Interneurônio. D – Neurônio motor.

A organização topográfica, que é tão prevalente nos sistemas sensoriais, está também presente não apenas no córtex motor, como vimos, mas também ao longo de toda a via córtico-espinal. Em resumo, essa via é um canal de saída dos impulsos motores dirigidos para a execução dos programas organizados e elaborados nas zonas motoras secundárias e terciárias do córtex frontal. Deve ser lembrado, entretanto, que muitos tempos complexos de movimento são subcorticais. Mamíferos privados de todo o córtex cerebral (descorticados) mostram uma motricidade acima da média, embora sem finalidade, levando o animal, frequentemente, ao rápido esgotamento físico. Os movimentos intencionais, organizados pelo córtex motor, realizam-se com o apoio dos controladores do ato motor localizados no cerebelo e nos núcleos da base.

Lesões dos tratos córtico-espinais

A lesão dos tratos córtico-espinais resulta em paresias ou paralisia, ou seja, dificuldade ou incapacidade de realização de movimentos voluntários. Na *paresia* faltam os movimentos de precisão e o ajuste motor fino. Após um período inicial de paralisia flácida, a paralisia é espástica, havendo hipertonia muscular, reflexos tendinosos hiperativos e diminuição ou abolição dos reflexos cutâneos. Os tipos de paralisia mais comumente encontrados são a *hemiplegia*, uma paralisia espástica (quando resultante da síndrome do neurônio motor superior), acometendo apenas um lado do corpo; a *monoplegia*, paralisia de apenas um membro; a *diplegia*, paralisia de dois membros, os superiores ou os inferiores; a *quadriplegia* (ou tetraplegia) e a *hemiplegia alterna* (ou paralisia cruzada). Essa última consiste na paralisia dos músculos inervados por um ou mais nervos cranianos de um lado e paralisia contralateral dos membros.

Controle motor pelo cerebelo

O cerebelo é constituído por duas regiões principais: os hemisférios e o *vermis*. Essas áreas projetam-se para os núcleos cerebelares profundos que servem como plataforma para as fibras que chegam e para as que saem do cerebelo. Assim organizado, o cerebelo exerce a função de: a) armazenamento de informações motoras essenciais na manutenção do equilíbrio do corpo, através das conexões do lobo flóculo-nodular (*arqueocerebelo*) com os núcleos vestibulares e neurônios motores inferiores; b) de monitorar o grau de contração dos músculos graças às conexões do *paleocerebelo* – lobo anterior, pirâmide e úvula – com os fusos neuromusculares e órgãos neurotendíneos, que confere a habilidade de realizar movimentos mais elaborados, como o nado dos peixes e o voo dos pássaros; c) de coordenar movimentos delicados, assimétricos e complexos, em função das amplas conexões do *neocerebelo* (lobo posterior, exceto a pirâmide e a úvula), com os neurônios do córtex motor, que nos permite, por exemplo, tocar um instrumento musical (Fig. 1.9). Mesmo a fala depende do desenvolvimento do cerebelo em conjunto com o cérebro, através de um processo evolutivo que determinou na espécie humana sua superioridade sobre os outros animais. Dado que o arqueocerebelo conecta-se extensamente com os núcleos vestibulares, ele é também conhecido como *cerebelo vestibular*. Em razão da estreita relação anatômica do paleocerebelo com as vias sensoriais proprioceptivas da medula espinal, ele é também chamado de *cerebelo espinal,* enquanto as densas conexões do neocerebelo com o córtex motor lhe conferem a denominação *cerebelo cortical*.

O córtex cerebelar está disposto em forma de folhas transversais e é subdividido em três camadas denominadas, a partir da superfície externa, camada molecular, camada de células de Purkinje e camada granular (Fig. 1.10). As camadas molecular e granular recebem seus nomes em função do aspecto pontilhado e granuloso, respectivamente, que se apresentam em corte do córtex cerebelar.

Os neurônios principais são as células de Purkinje, que constituem as únicas vias de saída do córtex do cerebelo, com seus axônios projetando-se aos núcleos cerebelares – os núcleos *emboliforme*, *denteado*, *globoso* e *fastigial*, localizados no corpo medular do cerebelo. As informações que chegam ao cerebelo são integradas no córtex cerebelar e os impulsos deixam a região cortical do cerebelo pelos axônios da célula de Purkinje que se projetam para os núcleos do corpo medular do cerebelo, como o núcleo fastigial (Fig. 1.12). As aferências chegam ao córtex cerebelar através de dois tipos de fibras: as fibras trepadeiras, que fazem sinapses com as células de Purkinje, e as fibras musgosas, que fazem sinapses com as células granulares, estreladas e células de Golgi. Os axônios da células granulares sobem por entre as células de Purkinje e

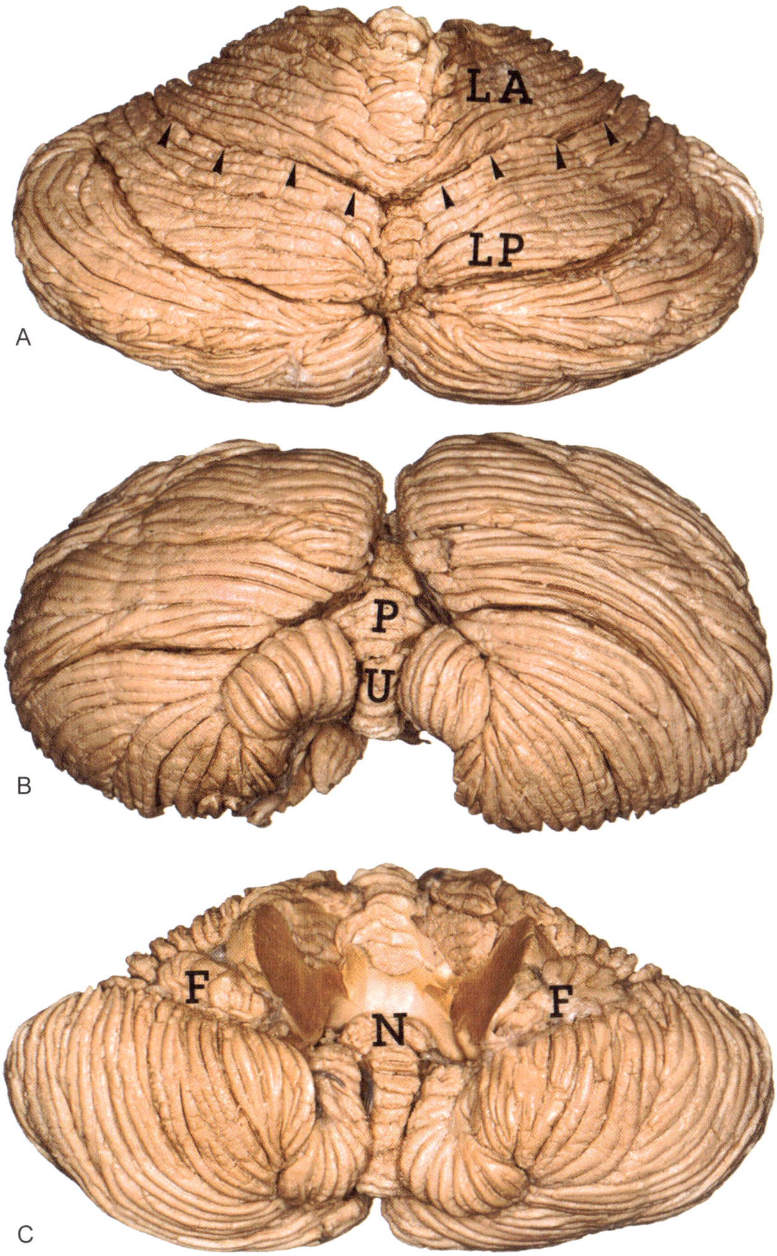

Fig. 1.9. Cerebelo humano, visto em suas faces dorsal (A), inferior (B) e ventral (C), mostrando as estruturas que compõem o arqueocerebelo ou cerebelo vestibular, formado pelo flóculo (F) e nódulo (N); o paleocerebelo ou cerebelo espinal, formado pelo lobo anterior (LA), pirâmide (P) e úvula (U); e o neocerebelo ou cerebelo cortical, formado por grande parte do lobo posterior (LP). Ontogeneticamente, a primeira fissura que surge no cerebelo é a fissura póstero-lateral, que separa o lobo flóculo-nodular do corpo do cerebelo. A seguir, surge a fissura prima (indicada pelas *setas*), que separa o lobo anterior do lobo posterior. A fissura pós-clival ou póstero-superior também aparece, bastante visível, abaixo da fissura prima.

bifurcam-se na superfície cortical, formando as fibras paralelas. As fibras paralelas têm um comprimento de 2 a 3 mm e formam sinapses com dezenas de dendritos das células de Purkinje e das células em cesto. As células em cesto, por sua vez, exercem um importante controle inibitório sobre o pericárdio das células de Purkinje. Os neurônios localizados no corpo medular do arqueocerebelo originam o trato fastígio-bulbar, que é constituído de fibras que retornam aos núcleos vestibulares e por outras que se destinam à formação reticular do tronco encefálico. A partir dessas estruturas, os impulsos nervosos projetam-se nos neurônios motores do corno anterior da medula espinal através dos tratos vestíbulo-espinal e retículo-espinal. O resultado de todo esse processo é o ajuste postural e a manutenção do equilíbrio. As células de Purkinje do paleocerebelo conectam-se com o núcleo interpósito (globoso e emboliforme) e projetam-se para o núcleo rubro e, desse, para a medula espinal. As células de Purkinje do neocerebelo, projetam-se para o núcleo denteado e deste para o tálamo e córtex motor.

Devemos imaginar o cerebelo como uma parte do encéfalo destinada a uma função computadora, que se ocupa do controle de todas as informações complexas que requeiram uma atividade motora. Portanto, é fácil entender por que a maioria das células cerebelares é inibitória (Fig. 1.10). Como a quantidade de informações que chega ao cerebelo é muito grande, a ação gerada por um determinado potencial é imediatamente apagada (em cerca de 100 ms) e o circuito fica novamente pronto para processar novas informações. Esse processamento automático de informações é extremamente importante para a realização dos movimentos rápidos e coordenados.

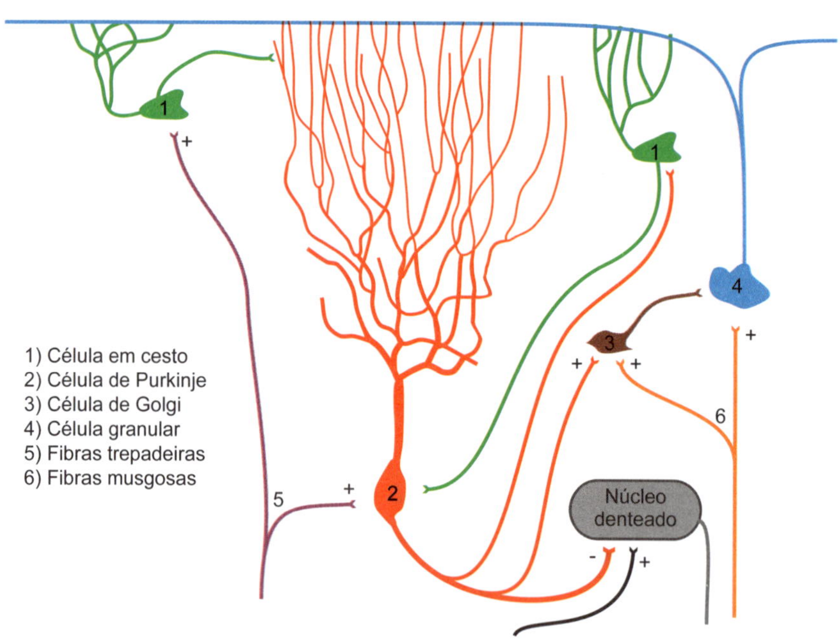

Fig. 1.10. Diagrama esquemático dos principais circuitos neuroniais do cerebelo. Os impulsos nervosos chegam ao cerebelo pelas fibras excitatórias, as denominadas trepadeiras e musgosas, que se originam de núcleos do tronco encefálico e da medula espinal e abandonam o córtex do cerebelo pelas fibras inibitórias das células de Purkinje. Essas células constituem a principal via de saída do córtex do cerebelo e projetam-se para o corpo medular do cerebelo, onde estão localizados os núcleos cerebelares profundos: o emboliforme, o denteado, o globoso e o fastigial. Estão também representados interneurônios que aumentam a capacidade de processamento de informações do cerebelo.

Parte das informações que o cérebro emite para a medula espinal, através das vias córtico-espinais, é também enviada ao cerebelo, onde sofre um processamento adicional importante no planejamento, na correção ou ajuste dos movimentos. Para a consecução desse objetivo, as fibras da via córtico-espinais em seu percurso de descida para a medula espinal enviam colaterais para os núcleos da ponte e do bulbo, os quais vão formar, por sua vez, parte das fibras musgosas aferentes ao cerebelo e também enviam fibras para o complexo olivar inferior, de onde surgem as fibras trepadeiras para o córtex cerebelar. No que se refere ao planejamento e execução do movimento, após o processamento das informações, os núcleos cerebelares as enviam de volta ao córtex motor, através de uma via rápida que passa pelos pedúnculos cerebelares superiores e fazem uma sinapse intermediária no tálamo ventrolateral. O controle ou ajuste dos movimentos mais precisos e delicados é realizado através de uma alça neuronial constituída pela via cerebelo-dento-tálamo-cortical, que conecta células de Purkinje do neocerebelo, ao núcleo rubro e, desse, ao núcleo ventral lateral do tálamo dorsal e, por fim, ao córtex cerebral pré-motor (Fig. 1.11).

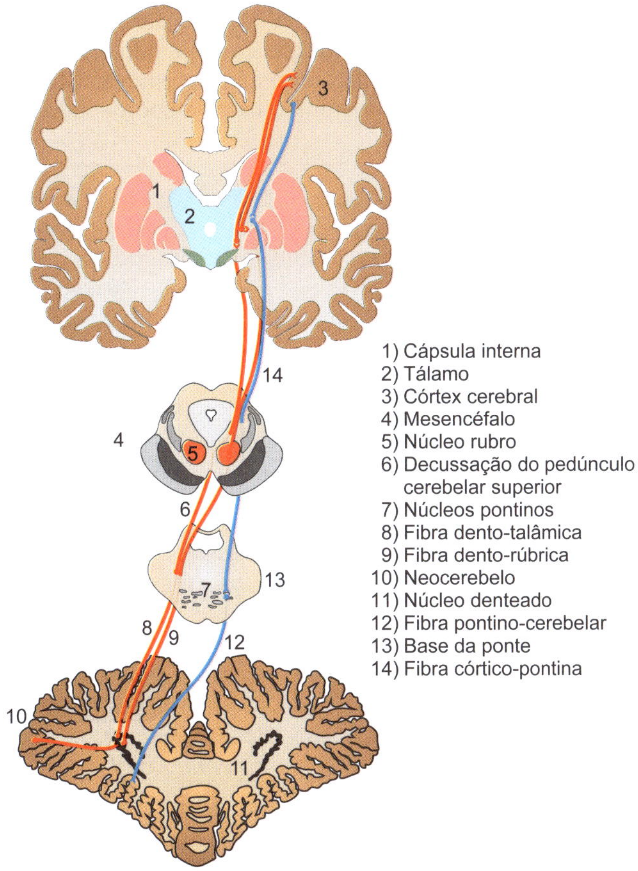

Fig. 1.11. Diagrama esquemático mostrando as conexões entre cerebelo, tálamo e córtex cerebral. As conexões com os núcleos da base foram omitidas para maior clareza da figura. 1 – Cápsula interna. 2 – Tálamo. 3 – Córtex cerebral. 4 – Mesencéfalo. 5 – Núcleo rubro. 6 – Decussação do pedúnculo cerebelar superior. 7 – Núcleos pontinos. 8 – Fibra dento-talâmica. 9 – Fibra dento-rúbrica. 10 – Neocerebelo. 11– Núcleo denteado. 12 – Fibra pontino-cerebelar. 13– Base da ponte. 14 – Fibra córtico-pontina.

Em vista do exposto, podemos observar a influência do cerebelo na elaboração, organização e curso de todos os movimentos iniciados pelo córtex motor. Há uma sinalização rápida e completa do córtex cerebelar para toda a série de impulsos que trafegam pela vias córtico-espinais. Na execução de um movimento, o cerebelo atua organizando-o e atualizando-o, baseando-se na análise das informações sensoriais que sinalizam a posição e velocidade dos movimentos dos membros a cada instante. Essa operação constitui um planejamento de curto prazo que se sobrepõe ao planejamento de longo prazo efetuado pelo córtex cerebral. Isso explica por que na aprendizagem de um movimento o realizamos inicialmente de forma vagarosa com intensa concentração mental. Com a prática e o consequente aprendizado motor, aumenta a quantidade de movimentos pré-programados, resultando em uma maior facilidade e rapidez na execução dos mesmos. Presume-se que o cerebelo guarde uma grande quantidade de informações codificadas em sua rede neuronial de forma que ele pode interferir sobre qualquer tipo de atividade na vias córtico-espinais, corrigindo adequadamente a resposta motora.

É importante notar que existe no córtex cerebelar uma organização modular que trabalha em associação com os segmentos do córtex cerebral envolvidos com cada componente da ação a ser executada. É a integração desses módulos em ambos os córtices que determina a atividade motora final coordenada. Uma demonstração disso é a chamada decomposição dos movimentos observada em pacientes com lesão dos hemisférios cerebelares, como veremos a seguir.

Lesões cerebelares

Como já vimos, o cerebelo conecta-se com o córtex motor através de fibras que partem de seus núcleos profundos e ascendem pelos pedúnculos cerebelares superiores. As fibras do pedúnculo cerebelar superior mudam de lado no mesencéfalo e terminam no núcleo rubro e no núcleo ventral lateral do tálamo dorsal. O núcleo ventral lateral do tálamo é, portanto, o relê intermediário da ligação do cerebelo ao córtex motor de forma que a influência do cerebelo sobre os motoneurônios na medula se dá através das vias motoras corticais descendentes, principalmente as projeções córtico-espinais, que, como sabemos, cruzam para o lado oposto no bulbo ou na medula espinal (ver Figs. 1.7 e 1.8). Na sua passagem pela ponte, as fibras córtico-espinais enviam colaterais ao cerebelo com as informações provenientes do córtex motor. De qualquer modo, a dupla decussação (uma ascendente das vias cerebelares e outra descendente das via córtico-espinais) faz com que o hemisfério cerebelar termine por influenciar o neurônio motor do seu próprio lado. Em vista disso, enquanto lesões das vias córtico-espinais e rubro-espinais no encéfalo resultam em hemiplegias contralaterais, lesões no cerebelo produzem distúrbios motores ipsilaterais.

Pacientes que apresentem lesões ou doenças que afetem o lobo flóculo-nodular apresentam dificuldade em manter o equilíbrio do corpo (para compensarem, abrem as pernas ao andar, na tentativa de ampliar a base de sustentação). Pacientes com lesões nos hemisférios cerebelares não podem realizar movimentos que envolvam várias articulações ao mesmo tempo. Há um problema no *timing* dos vários componentes de um dado movimento de forma que eles são executados isolada e sequencialmente. Essa inabilidade é denominada *decomposição dos movimentos*. Os movimentos são demasiadamente curtos ou amplos demais, e as correções são também excessivas e exigem grande concentração mental. Isso expressa bem o quanto poupamos nosso cérebro quando utilizamos os programas armazenados no cerebelo, que são acionados por um único comando proveniente do córtex motor, permitindo que atividades como as de dirigir um veículo ou digitar um texto no computador se efetuem de forma subconsciente. Só é voluntariamente consciente o comando inicial proveniente do córtex motor do lobo frontal que, ao acionar os programas cerebelares, desencadeia a execução dos movimentos de forma automática.

Outros distúrbios motores que podem aparecer, dependendo da extensão da lesão, são o *tremor intencional,* que se manifesta quando o paciente tenta realizar o movimento, mas que não ocorre durante o curso do movimento; a *hipotonia*, que é uma redução do tônus muscular decorrente da fadiga muscular fácil, e a *ataxia*, que é a incoordenação motora (andar cambaleante).

Núcleos da base

Os núcleos da base representam uma importante conexão subcortical entre o córtex motor e o restante do córtex cerebral. Atuam também na interface entre o planejamento, programação e ação motora com as demais funções corticais. Eles são constituídos por grandes estruturas, bem delimitadas, entre as quais se destacam o núcleo caudado, o *putamen* e o globo pálido.

Como o núcleo caudado e o *putamen* desenvolveram-se a partir de uma mesma estrutura telencefálica, eles apresentam tipos celulares muito parecidos e são fundidos anteriormente. Por isso, são comumente referidos como *estriado*. Além disso, por serem filogeneticamente os núcleos mais recentes dos núcleos da base, eles têm sido também denominados, em conjunto, *neoestriado*.

O globo pálido é uma formação filogeneticamente mais antiga e é referido como *paleoestriado*. A expressão *corpo estriado* engloba o neoestriado e o paleoestriado. O globo pálido encontra-se em íntima associação com o *putamen*, com o qual forma uma estrutura em forma de lente que lhe confere a denominação *núcleo lenticular*.

Os núcleos subtalâmicos (corpos de Luys) e a substância negra ligam-se, tanto anatômica quanto funcionalmente, estreitamente aos núcleos da base de forma que vários autores também consideram essas estruturas como integrantes dos mesmos, mas devendo ser estudadas como estruturas funcionalmente relacionadas ao corpo estriado. Da mesma forma, existem importantes conexões entre os núcleos ventral-anterior, ventral-intermédio e centro-mediano do tálamo com os núcleos da base.

O neoestriado recebe aferências de três importantes fontes: da substância negra, do córtex cerebral e dos núcleos intralaminares do tálamo. As aferências mais importantes são as projeções nigro-estriatais e córtico-estriatais. As primeiras constituem a via nigro-estriatal dopaminérgica com origem na substância negra *pars compacta* e a segunda tem mediação glutamatérgica. Em geral, áreas rostrais do córtex conectam-se com o estriado rostral, enquanto áreas mais posteriores estão associadas a regiões mais caudais do estriado. O paleoestriado recebe projeções do caudado e *putamen* e também da substância negra *pars reticulata*.

O globo pálido constitui a principal via de saída de impulsos dos núcleos da base. Portanto, as principais conexões eferentes do corpo estriado partem do globo pálido. Normalmente, os núcleos da base exercem uma modulação inibitória sobre os neurônios do córtex motor através de filtros talâmicos. Seus neurônios eferentes reúnem-se em dois feixes de fibras: a alça lenticular e o fascículo lenticular, que se projetam para os núcleos talâmicos intralaminares, os núcleos subtalâmicos, substância negra, núcleo rubro e formação reticular. As fibras pálido-talâmicas destacam-se entre as eferências do corpo estriado, pois terminam nos núcleos ventral-anterior e ventrolateral do tálamo, os quais se conectam ao córtex, fechando, assim, o circuito córtico-estriado-tálamo-cortical, de cujo mau funcionamento resultam as manifestações hipercinéticas como veremos ainda neste capítulo (Fig. 1.12).

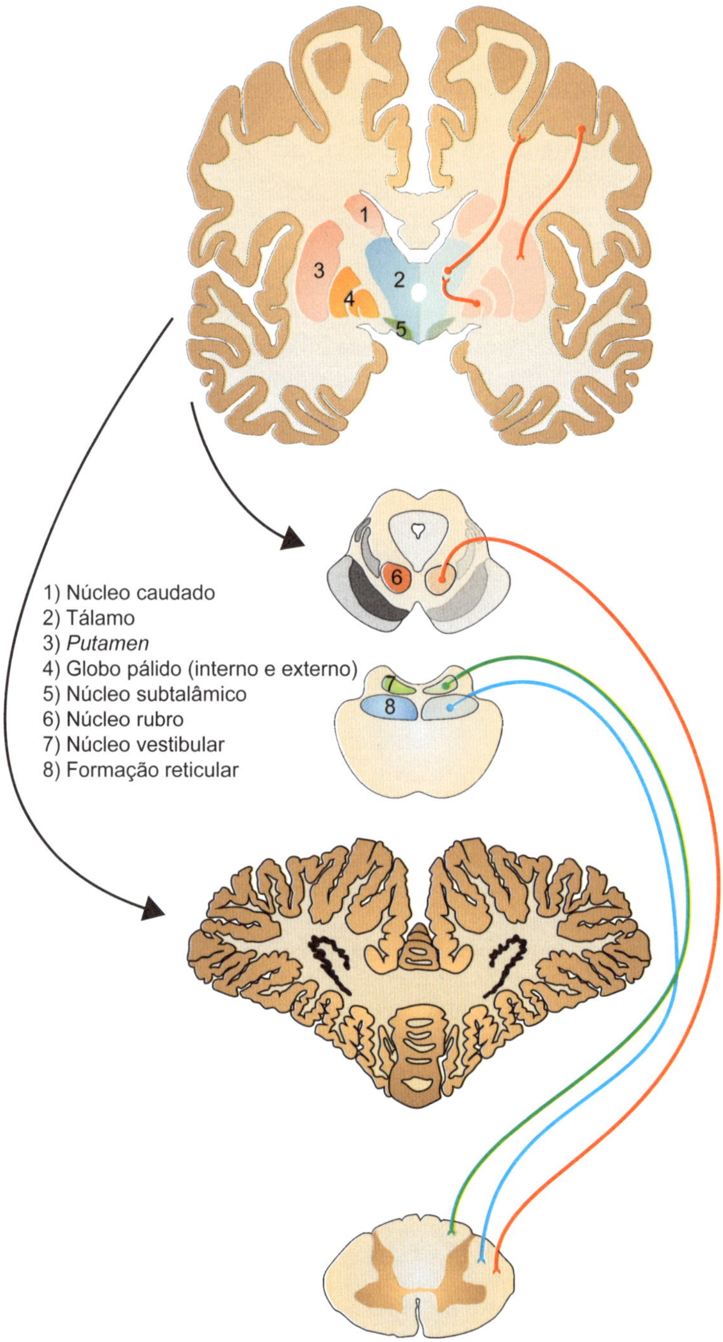

Fig. 1.12. Conexões "extrapiramidais". Em destaque na parte superior da figura está representado o circuito córtico-estriado-tálamo-cortical. As projeções descendentes dos núcleos da base para o núcleo rubro e o cerebelo estão representadas por uma *seta*, e as projeções vestíbulo-espinais, retículo-espinais e rubro-espinais estão indicadas na parte inferior da figura.

Neurônios motores corticais projetam-se para o corno anterior da medula espinal e também para o corpo estriado, regulando a função motora. Dessa última estrutura surge a via descendente estriado-nigral. A substância negra, por sua vez, mantém importantes conexões com o teto mesencefálico e com a formação reticular do tronco encefálico, constituindo, assim, outra via de saída para a efetuação do processamento cortical. Também de grande importância nesse contexto são as projeções retículo-espinais e rubro-espinais, pois através dessas projeções os núcleos da base influenciam outros sistemas descendentes que se projetam para os neurônios motores inferiores, regulando o tônus muscular e a postura (Fig. 1.12).

Acredita-se que esse sistema atue em paralelo ao sistema cerebelar de forma que, quando um dos dois falha, o movimento torna-se descoordenado. Em razão de ser um elo importante entre as diversas regiões do córtex com o córtex motor, os núcleos da base estão ativamente implicados no processo de transferência do planejamento e organização de movimentos elaborados no córtex associativo em programas de execução de movimentos, isto é, os núcleos da base realizam a integração e organização têmporo-espacial dos comandos motores que são enviados pelas vias descendentes córtico-espinais para os demais elementos neurais localizados no neuroeixo.

Distúrbios do funcionamento dos núcleos da base

Os distúrbios na postura e nos movimentos involuntários decorrentes do mau funcionamento dos núcleos da base caracterizam-se pelo excesso de movimentos espontâneos e um aumento persistente do tono muscular sem nenhuma alteração essencial nos reflexos espinais. Durante muito tempo, essas perturbações motoras foram denominadas "distúrbios extrapiramidais". Atualmente, prefere-se caracterizar especificamente cada distúrbio antes de usar uma terminologia genérica. Clinicamente, distinguem-se dois grupos de sintomas: as hipercinesias e as hipocinesias. As condições hipercinéticas – aquelas em que há movimentos excessivos e anormais – incluem a coreia, a atetose e o balismo. Nas síndromes parkinsonianas existem tanto os sintomas hipercinéticos como os hipocinéticos. Destacaremos nesta seção a Coreia de Huntington e a doença de Parkinson, que são os distúrbios de maior incidência clínica associados a alterações no funcionamento dos núcleos da base.

Coreia de Huntington

Transmite-se como uma herança autossômica dominante com penetração completa. Assim, metade dos descendentes de indivíduos portadores dessa doença vai desenvolvê-la na idade adulta.

O termo *coreia* provém do grego e significa dança. A doença acomete pessoas de 30 a 50 anos e resulta, portanto, de transtorno genético que se manifesta inicialmente pelo aparecimento de uma deterioração mental progressiva e de movimentos anormais que se intensificam com o passar do tempo. Atualmente, graças ao aconselhamento genético, o número de pessoas que manifestam a doença tem se reduzido a taxas bem baixas (1,5 por milhão de habitantes).

- *Sintomatologia:* Os primeiros sintomas são redução da atividade e do interesse. Os movimentos involuntários envolvem grupos musculares ou extremidades e não seguem qualquer padrão estabelecido. São leves no início e tornam-se persistentes com o passar do tempo. Um sinal característico é que não se consegue um movimento sustentado como o de agarrar um objeto ou manter a língua para fora durante certo período. Finalmente, todos os movimentos voluntários estão alterados, como falar, escrever, andar, etc. A demência surge com a progressão da doença e caracteriza-se por deterioração da memória recente, incapacidade de lidar com o conhecimento adquirido e uma lentidão do processo de aquisição ou evocação de informações. Em geral, é acompanhada de flutuações emocionais e da personalidade. Na autópsia, os pacientes com Coreia de Huntington mostram um adelgaçamento do córtex cerebral e atrofia dos núcleos da base, principalmente do núcleo caudado, havendo "hidrocefalia" *ex-vacuo*.

- *Neuroquímica:* Uma explicação que tem sido aventada para o aparecimento da Coreia de Huntington aponta para um desequilíbrio entre os distintos sistemas de neurotransmissores dos núcleos da base. Para entender como isso acontece é preciso ter em mente que os circuitos estriado-palidais têm como função primordial inibir a atividade dos circuitos tálamo-corticais, que ativam em última instância os motoneurônios da medula espinal (Fig. 1.13). Quando a atividade motora se inicia, ocorre um aumento da atividade dopaminérgica nigro-estriatal que excita um neurônio GABAérgico no estriado, que ao incidir sobre outro igualmente inibitório no globo pálido desinibe os neurônios tálamo-corticais e facilita a execução dos movimentos. Acredita-se que os neurônios intrínsecos inibitórios (GABAérgicos e colinérgicos) dos núcleos da base (particularmente do núcleo caudado) sofrem uma degeneração no curso da enfermidade, enquanto a via dopaminérgica (DA) nigro-estriatal permanece intacta. A redução dos mecanismos inibitórios intrínsecos do estriado favorece uma maior atividade das vias dopaminérgicas nigro-estriatais, que se reflete no aumento da liberação de dopamina (DA) no estriado. Esse ciclo, portanto, funciona no sentido de incrementar a atividade motora. Os movimentos anormais característicos da coreia de Huntington têm sido atribuídos a essa hiperatividade circunstancial do sistema dopaminérgico no estriado a partir da substância negra *pars compacta*. As evidências de que o aparecimento da doença está relacionado ao aumento dos níveis de DA provêm da observação *post-mortem* dos núcleos da base desses pacientes e do fato de que drogas que bloqueiam a DA, como a clorpromazina, tendem a melhorar a doença enquanto drogas que aumentam a eficiência da transmissão dopaminérgica, como a anfetamina, tendem a agravar o quadro. Somando-se ao que foi dito, sabemos, também, que os circuitos inibitórios dos núcleos da base exercem adicionalmente um papel modulador sobre os sistemas córtico-nucleares e córtico-espinais. Prejuízo no seu funcionamento também age no sentido de uma maior atividade nesses dois sistemas motores.

Algumas evidências apontam, também, para uma intensificação da atividade de neurônios glutamatérgicos, provenientes do córtex cerebral, que se projetam sobre os neurônios GABAérgicos no estriado. Essa ação poderia causar uma hiperatividade dos neurônios GABAérgicos, que resultaria na sua degeneração ou destruição, reduzindo o freio pálido-talâmico sobre o córtex motor. Todos esses processos podem ser facilmente compreendidos, analisando as interações entre os circuitos extrapiramidais mostrados na Fig. 1.13.

Doença de Parkinson

A doença de Parkinson foi descrita pela primeira vez por um médico londrino chamado James Parkinson, em 1917, como uma combinação de sintomas motores caracterizados por bradicinesia ou pobreza de movimentos (uma forma de hipocinesia), tremores e rigidez (hipercinesia).

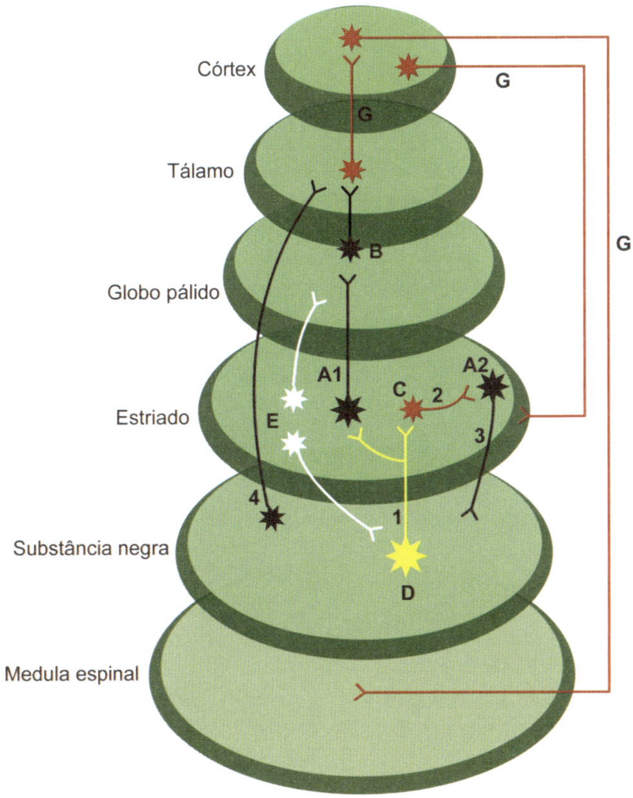

Fig. 1.13. Representação esquemática de circuitos neurais no estriado e substância negra que utilizam dopamina, acetilcolina, encefalina e GABA como neurotransmissores. As vias corticais descendentes glutamatérgicas (G) estão também destacadas. Alterações na interação entre esses neurônios podem explicar distúrbios clínicos, como a Coreia de Huntington e a doença de Parkinson. A1 e A2: células GABAérgicas prevalentes no estriado. A principal via de saída dos impulsos gerados nos núcleos da base é a via palidal GABAérgica (B). C: células inibitórias colinérgicas no estriado. D: Células dopaminérgicas na substância negra *pars compacta* (SNpc). E: células encefalinérgicas de projeção do estriado para a substância negra e para o globo pálido. Embaixo, à direita, está representada uma alça neuronial constituída de vias dopaminérgicas nigro-estriatais (1), interneurônios colinérgicos inibitórios (2) e neurônios GABAérgicos (3) que se projetam na substância negra *pars reticulata* (SNpr). Vias GABAérgicas da SNpr também modulam diretamente a atividade tálamo-cortical (4). Uma modulação indireta, via núcleos subtalâmicos, também existe, mas não está representada na figura.

O estudo dessa doença tem proporcionado um considerável avanço em nossa compreensão da participação dos núcleos da base no controle do movimento e da postura. Trata-se de uma doença medianamente frequente, com uma incidência em torno de 0,5% na população em geral, sendo relacionada à degeneração de neurônios dopaminérgicos no sistema nigro-estriatal. Essa degeneração pode levar a uma redução de cerca de 80% do conteúdo de dopamina do estriado. Essa redução cursa com prejuízo da transmissão GABAérgica no estriado que, como vimos anteriormente, controla a atividade de seus principais canais de saída, as vias palidais GABAérgicas inibitórias. Uma redução da atividade dopaminérgica na via nigro-estriatal favorece a atividade inibitória dos neurônios palidais, causando uma diminuição importante do funcionamento da via tálamo-cortical (Fig. 1.13). Em outras palavras, a redução da atividade de neurônios

GABAérgicos estriado-palidais (A_1 na figura) libera a via pálido-talâmica GABAérgica (B). O resultado dessa sequência de eventos é a redução dos movimentos característica dessa doença. Compostos que aumentam o nível de dopamina nesse sistema, como é o caso da *l* – DOPA (di-hidroxifenilalanina), precursora dessa amina biogênica que promove a reposição de seus estoques, e promovem o alívio dos sintomas da doença. Por outro lado, drogas que reduzem a atividade dopaminérgica, como as drogas antipsicóticas, podem causar sinais parkinsonianos nos pacientes.

Outra alça neuronial que atua adicionalmente na regulação do movimento consiste em vias dopaminérgicas nigro-estriatais que incidem sobre interneurônios colinérgicos inibitórios, os quais regulam a atividade de neurônios GABAérgicos que se projetam na substância negra *pars reticulata* (SNpr). O efeito benéfico de drogas anticolinérgicas na doença de Parkinson deve-se à redução da ação reguladora da acetilcolina sobre as células estriatais GABAérgicas que se projetam na SNpr. Como consequência disso, ocorre uma redução da atividade tônica inibitória dos neurônios de projeção da SNpr para o tálamo, o que favorece a atividade motora desencadeada no córtex. Fazendo o raciocínio inverso, temos que, na doença de Parkinson, a atividade dopaminérgica está diminuída, os interneurônios estriatais colinérgicos estão hiperativos e os neurônios estriado-nigrais GABAérgicos apresentam uma redução em sua atividade. Na sequência, há um aumento da inibição tônica da via de saída SNpr-tálamo (também GABAérgica) determinando uma menor atividade do córtex motor. Depreende-se do que foi relatado até aqui que há dois tipos de mecanismos dopaminérgicos: um excitatório (via estriado-palidal) e um inibitório associado ao circuito estriado-nigral. Essas constatações possuem grande importância na busca de drogas agonistas e antagonistas dos diversos tipos de receptores dopaminérgicos para o tratamento dessa enfermidade.

Soma-se ao que foi até aqui apresentado que muitos dos sintomas da enfermidade de Parkinson assemelham-se bastante às alterações da atividade motora que ocorrem durante o envelhecimento, de forma que muitas informações obtidas do estudo da doença de Parkinson são também úteis para a compreensão dos mecanismos celulares e subcelulares subjacentes ao envelhecimento.

Dado que alguns sintomas da doença de Parkinson estão associados ao aparecimento de comportamentos anormais e outros resultam na redução de comportamentos normais, convencionou-se chamar os primeiros de sintomas positivos e os segundos de sintomas negativos. Vejamos os principais deles:

Sintomas positivos

1) *Tremor de repouso:* movimentos alternados de uma ou ambas as extremidades quando os indivíduos estão em repouso. São interrompidos pelo movimento ou pelo sono.
2) *Rigidez muscular:* consiste em um aumento do tônus muscular dos músculos extensores e flexores simultaneamente. Torna-se evidente quando, em uma determinada articulação, a dificuldade ao movimento é superada, empregando-se força aos músculos, os quais logo voltam a resistir ao movimento. Como nessa condição a flexão e a extensão completas só ocorrem por etapas, esse fenômeno tem sido denominado *rigidez em roda denteada*.
3) *Movimentos involuntários:* consistem em alterações contínuas da postura com a finalidade de reduzir os tremores e a rigidez, como, por exemplo, marchar no mesmo lugar. A necessidade de o paciente estar em constante movimento recebe o nome de *acatisia*.
4) *Reações distônicas agudas:* caretas e torcicolos são as reações mais frequentes.

Sintomas negativos

1) *Transtornos da postura:* dificuldade em manter uma posição ereta ou em iniciar um movimento.
2) *Transtornos do movimento:* dificuldade em executar de forma coordenada um determinado movimento.
3) *Transtornos da fala:* dificuldade na produção física do som. A rigidez pode desempenhar um papel predominante nesse distúrbio.
4) *Bradicinesia:* refere-se à pobreza ou lentidão de movimentos. Pode manifestar-se pelo desaparecimento da expressão facial ("face do jogador de pôquer").

A doença de Parkinson tem sido classificada em três tipos: *idiopática, encefalítica e induzida por drogas*. Da idiopática, como o nome indica, não se conhece a causa. Sua origem pode estar relacionada ao envelhecimento. A encefalítica originou-se após a epidemia de encefalite letárgica que apareceu no inverno de 1917 na Europa e desapareceu dez anos depois. O parkinsonismo farmacológico resulta do tratamento prolongado com drogas antipsicóticas, como a clorpromazina ou butirofenona, que são bloqueadoras de receptores da dopamina. Os sintomas são reversíveis, mas de difícil distinção do Parkinson idiopático. Outra evidência segura da participação da dopamina nessa doença é a constatação de uma redução em torno de 90% no ácido homovanílico (principal metabólito da dopamina) na urina de pacientes parkinsonianos. Além disso, existe uma correlação positiva entre baixos níveis liquóricos de ácido homovanílico com a severidade da bradicinesia.

Em vertebrados primitivos (peixes e anfíbios), nos quais o córtex cerebral não é bem desenvolvido, o estriado desempenha um papel preponderante na coordenação sensorial e motora. Mesmo nos mamíferos mais desenvolvidos, os núcleos da base ainda mantêm um papel importante no processamento de informação sensorial no SNC. Isso pode ser demonstrado em gatos que tiveram os núcleos caudados removidos. Esses animais mostram-se altamente hiper-reativos aos estímulos sensoriais. Estudos neuropsicológicos em pacientes com doença de Huntington mostram que eles apresentam vários déficits perceptuais e sensoriais que precedem as anormalidades motoras, de forma que parece existir um contínuo de funções nos núcleos da base, que vai desde a função perceptual/sensorial até a função motora. Assim, tem-se sugerido que o funcionamento normal dos núcleos da base implica um efeito inibitório sobre os centros motores relevantes. Lesões desses núcleos levariam à desinibição, de forma que os motoneurônios seriam mais sensíveis aos impulsos aferentes. Isso pode ser importante em distúrbios, como a esquizofrenia, cujos sintomas podem ser o resultado de perturbações no sistema de filtro de informações sensoriais nos núcleos da base, determinando que a informação sensorial ganhe acesso livremente a todas as áreas do SNC, resultando em respostas exageradas ou inapropriadas. Voltaremos a comentar sobre o envolvimento dos núcleos da base na esquizofrenia no Capítulo 9.

Cumpre, finalmente, ressaltar o papel do *corpo caloso* na execução de movimentos simétricos coordenados, como, por exemplo, um movimento realizado simultaneamente com as mãos. Essas formas de coordenação dos movimentos só podem ocorrer com a estreita participação das zonas anteriores do corpo caloso. Pacientes portadores de lesão nessa região são incapazes de realizar movimentos coordenados que exigem reciprocidade. Essa situação serve para ilustrar o fato de que o ato motor é um fenômeno complexo que exige um sofisticado sistema de controle, além de chamar a atenção para o fato de que na pesquisa de seus mecanismos fisiológicos se faz necessário um exame acurado do papel de cada região do encéfalo envolvida na gênese e elaboração da ação motora.

BOXE

Locomoção, exploração e comportamento

O sistema nervoso contém várias redes funcionais que podem produzir um amplo repertório de padrões motores estereotipados. No laboratório de Neuropsicofarmacologia da USP pesquisamos uma dessas redes neurais localizadas em estruturas do teto mesencefálico de animais submetidos a condições experimentais usualmente utilizadas nesse laboratório com o fim de estudar estados emocionais e comportamentos exploratórios associados. Para abordarmos essa questão usamos uma preparação conhecida como animal talâmico – transecção de todas as estruturas localizadas acima do tálamo incluindo o córtex cerebral, núcleos da base e hipocampo. Uma vantagem dessa preparação é que a medula espinal, o tronco encefálico, o tálamo e o hipotálamo ficam isolados do resto do sistema nervoso. Verificamos que a injeção de bicuculina – um inibidor de receptores GABA (ácido γ-aminobutírico) – no teto mesencefálico desses animais promovia forte ativação comportamental, indicando que eles eram ainda capazes de realizar movimentos com algum grau de coordenação. Esses dados permitiram: 1) confirmar estudos anteriores que indicavam que o tronco encefálico e a medula espinal estão dotados de redes neuronais suficientes para gerar uma atividade motora ativa, minimamente organizada e 2) sugerir que essas vias neurais descendentes responsáveis pela atividade motora estão sob controle de receptores do neurotransmissor inibitório GABA. Uma provável explicação para esses efeitos é que existe uma via tectoespinal excitatória (provavelmente mediada por aminoácidos excitatórios como o *N*-metil-*D*-aspartato) que se projeta nos motoneurônios da medula espinal. Os neurônios tectais dessa via são regulados por neurônios GABAérgicos, de forma que tudo que determina redução na atividade GABAérgica no mesencéfalo, como o faz a bicuculina, promove desinibição da atividade motora. Assim, os neurônios tectoespinais regulados tonicamente pelo GABA são desinibidos pela bicuculina injetada localmente no teto mesencefálico, determinando, como consequência, a liberação do comportamento motor. Outro trabalho realizado recentemente nesse laboratório, feita em animais intactos, mostrou que essa via excitatória tectoespinal está sob controle de outra via inibitória nigroestriatal GABAérgica constituída por neurônios da *substantia nigra pars reticulata* (SNpr) que se projetam no teto mesencefálico. Os efeitos dos agentes GABAérgicos injetados na SNpr são opostos aos que ocorrem quando eles são injetados no teto mesencefálico. A inibição dessa via através da injeção local na SNpr de muscimol, um agonista de receptores GABAérgicos, desinibe a via tectoespinal, levando a um aumento do tônus muscular. Se um antagonista de receptores GABAérgicos é injetado na SNpr, ocorre um efeito oposto, ou seja, um fortalecimento da inibição exercida pelos neurônios GABAérgicos sobre a via tectoespinal, uma vez que haverá uma inibição sobre outra inibição. Assim, uma rede neuronial, formada por neurônios de projeção e por interneurônios com seus mediadores químicos inibitórios, atua a partir dessa área na regulação do comportamento motor acionado com a ativação dos motoneurônios no corno ventral da medula espinal. Como o *tectum* mesencefálico é uma região de regulação do comportamento exploratório de natureza emocional, não nos surpreende que os mecanismos inibitórios dessa área sejam intensos. Evidências recentes obtidas em nosso laboratório indicam que uma extensa rede neuronial GABAérgica proveniente de várias outras regiões circunvizinhas, como o colículo inferior, a área pré-tectal anterior e a SNpr, se projeta para o teto mesencefálico com o fim de mantê-lo sob controle. Como veremos no Capítulo 5, essa rede de contenção se faz necessária, uma vez que a desregulação dos substratos neurais do medo localizados no teto mesencefálico tem sido apontada como um dos fatores subjacentes aos ataques de pânico (Fig. 1.14).

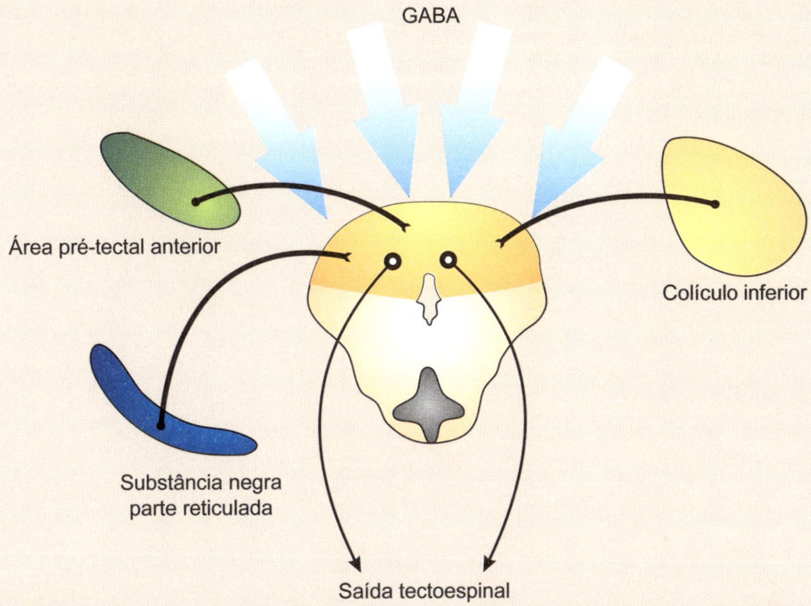

Fig. 1.14. Representação esquemática de vias de projeção GABAérgicas que incidem sobre o teto mesencefálico constituindo uma rede neuronial inibitória adicional aos interneurônios inibitórios dessa região sobre as vias de saída motora que fazem conexão com os motoneurônios na coluna ventral da medula espinal. As vias córtico-espinais não estão representadas na figura.

Bibliografia

Bear MF, Connors BW, Paradiso MA. Brain control of movement. Em: Neuroscience: Exploring the brain. Philadelphia: Lippincott Williams & Wilkins, p. 465-494. 2003.

Grillner S. Neurobiological bases of rhythmic motor acts in vertebrates. Science 228:143-149, 1985.

Henneman E. Motor functions of the brain stem and basal ganglia. Em: Medical physiology. St. Louis: Morby, Vol. I, 14ª ed., p. 787-812, 1980.

Kandel ER. Movement. Em: Principles of neural sciences. Kandel ER, Schwartz JH, Jessell TM (Eds). New York: McGraw-Hill, p. 653-872, 2000.

Lent R. O corpo se move. Movimentos, músculos e reflexos. Em: Cem bilhões de neurônios: Conceitos fundamentais de neurociências. Rio de Janeiro: Editora Atheneu, 2005.

Machado A. Neuroanatomia funcional. Rio de Janeiro: Editora Atheneu, 6ª ed., p. 49-53 e 215 -227, 2003.

Nieuwenhuys R, Voogd J, Van Huijzen C. The human central nervous system. Berlim: Springer Verlag, 1988.
Nobre MJ, Lopes MG, Brandão ML. Defense reaction mediated by NMDA mechanisms in the inferior colliculus is modulated by GABAergic nigro-collicular pathways. Brain Research, 999:124-31, 2004.
Rosenzweig MR, Breedlove SM, Leiman AL. Biological Psychology: An introduction to behavioral, cognitive, and clinical neuroscience. Massachusetts: Sinauer Associates, 2002.
Schneider JS. Basal ganglia role in behavior: importance of sensory gating and its relevance to psychiatry. Biological Psychiatry 19:1693-1710, 1984.
Standaert D, Young AB. Treatment of central nervous system degenerative disorders. Em: Hardman JG, Limbird LE, Goodman Gilman A (Eds.). Goodman & Gilman's The pharmacological basis of therapeutics. New York, McGraw-Hill, 10ª ed., p. 503-520, 2000.
Tomaz C, Brandão M, Bagri A, Carrive P, Schmitt P. Flight behavior induced by microinjection of GABA antagonists into periventricular strucutres in detelencephalated rats. Pharmacology Biochemistry and Behavior, 30: 337-342, 1988.

Capítulo 2

Comportamento Reprodutivo

Marcus Lira Brandão

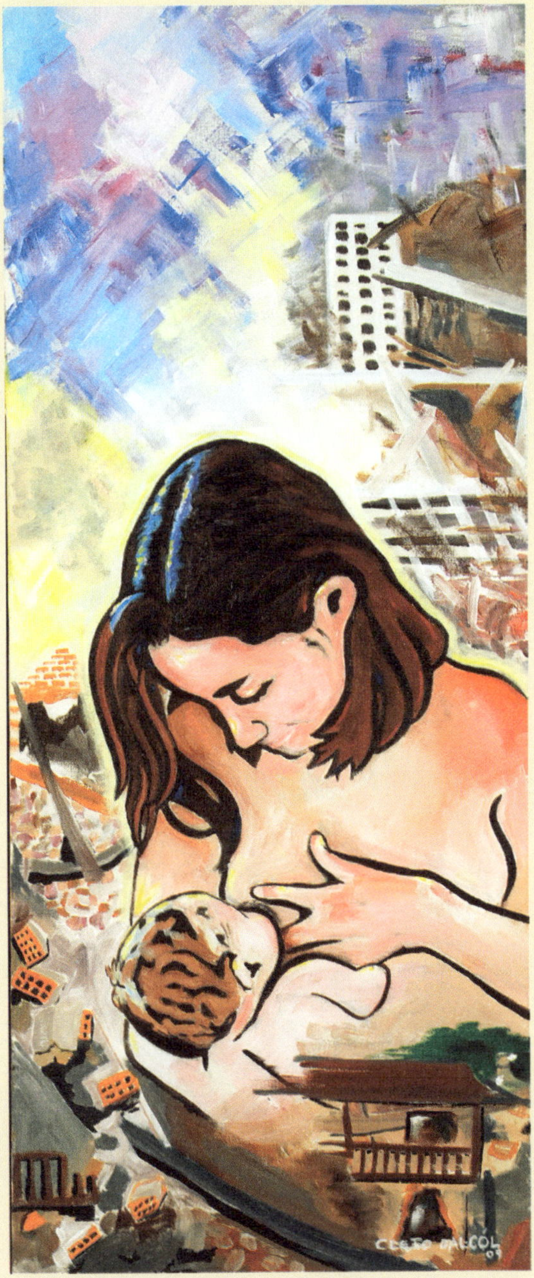

Considerações gerais

Os processos vegetativos básicos são classificados em três processos orgânicos fundamentais: metabolismo, integração humoral e reprodução.

O metabolismo fornece a energia necessária para a sobrevivência dos organismos vivos e a integração humoral refere-se à coordenação das funções biológicas que constituem a base para a adaptação dos organismos diferenciados a seu meio. Já a reprodução é a responsável pela manutenção hereditária das espécies. O comportamento reprodutivo é claramente diferente no homem e na mulher. A origem dessa distinção está nos cromossomos que são repassados pelos pais. O sexo genético acaba sendo determinante para o estabelecimento do sexo anatômico da criança ao nascer. As moléculas de DNA que constituem os cromossomos são moléculas volumosas que contêm os genes, que são as unidades básicas da informação hereditária. Sob a regência de certos genes, o organismo produz os hormônios sexuais que detêm grande controle sobre o corpo, a fisiologia e o comportamento sexual dos indivíduos na idade adulta. Embora os hormônios sexuais sejam produzidos em órgãos periféricos (testículos e ovários), eles são largamente regulados e ativados pelo sistema nervoso central (SNC). Por outro lado, a forma, a intensidade e as condições em que os hormônios sexuais são produzidos nos órgãos sexuais também exercem influência importante sobre o cérebro e o comportamento dos indivíduos. Além dos fatores genético e hormonal comentados acima, a identidade sexual dos indivíduos será também determinada por fatores sociais, comportamentais e expectativas geradas no meio em que vive.

Há, logicamente, uma hierarquização na consecução do comportamento reprodutivo através das espécies na escala evolutiva. Os cuidados com a prole são muito mais longos e refinados nos primatas do que em outros animais. Bezerros e potros já manifestam certa autonomia logo após o nascimento, enquanto os primatas recém-nascidos requerem atenção especial por muito tempo depois que nascem. Como o comportamento sexual está intimamente relacionado ao comportamento reprodutivo, as bases fisiológicas de ambos estão, obviamente, sobrepostas. O comportamento sexual contém um forte componente motivacional, da mesma forma que os comportamentos exploratório, alimentar e emocional, com os quais o comportamento sexual compartilha alguns mecanismos neurais. Entretanto, é diferente desses comportamentos na medida em que envolve dois indivíduos que se relacionam e que sentem necessidades e desejos que ultrapassam a simples liberação fisiológica da tensão sexual. Portanto, é influenciado por inúmeros fatores não biológicos. Neste capítulo, abordaremos os mecanismos neuro-humorais que regulam o comportamento reprodutivo, bem como as diferenças estruturais e funcionais entre o sistema nervoso central de machos e fêmeas.

Cabe ainda ressaltar que o estudo das bases fisiológicas do comportamento sexual pode facilitar enormemente a nossa compreensão das motivações sexuais da espécie humana, mas é óbvio que a Psicofisiologia não pode responder a todas as questões devido à multidisciplinaridade do tema.

O papel das fêmeas na fertilização do óvulo e nos cuidados com a prole é essencial na propagação das espécies. Embora o comportamento de acasalamento varie consideravelmente entre os vertebrados, os etologistas têm descrito um padrão comportamental comum para os animais de sangue quente que mostram um considerável *dimorfismo sexual*, isto é, duas formas diferentes na mesma espécie. O ato de acasalamento nesses animais compreende a *corte*, *ajustes posturais* e *reflexos genitais mútuos* que resultam na inseminação. O *ato de montar* exibido pelos machos (subir nas fêmeas por trás e agarrar-se ao dorso do pescoço) e a *lordose* nas fêmeas (aumento da curvatura lombar com elevação dos flancos) constituem-se nos ajustes posturais característicos do comportamento sexual dos vertebrados.

Na maioria dos vertebrados, a atividade sexual é um fenômeno cíclico, sazonal e depende frequentemente da maturação e da regressão periódica das glândulas sexuais. Essa periodicidade aplica-se particularmente às fêmeas no que se refere à necessidade de maturação dos ovários antes da fertilização pelo macho e da preparação adequada dos órgãos reprodutivos para o desenvolvimento do embrião.

Controle hormonal

Os hormônios sexuais são fundamentais para o desenvolvimento e função do sistema reprodutivo/sexual. Nesse sentido, o comportamento reprodutivo é regulado primariamente pelo eixo hipotálamo-hipófise-glândulas sexuais, no qual as gonadotrofinas são os principais sinalizadores do controle do cérebro sobre a atividade reprodutiva. A atividade neuronial do hipotálamo é influenciada por inúmeros fatores psicológicos e ambientais que afetam indiretamente a secreção de gonadotrofinas pela hipófise. O comportamento reprodutivo, assim como vários outros processos fisiológicos básicos, estão sob controle dos hormônios secretados pela hipófise anterior (adenoipófise), os chamados hormônios gonadotróficos hipofisários (gonadotrofinas). Portanto, a regulação do comportamento reprodutivo se dá através de hormônios lançados na circulação sanguínea pela hipófise anterior e pelas glândulas sexuais. A secreção dos hormônios gonadotróficos é fortemente influenciada pelos hormônios das gônadas (estrogênio e progesterona dos ovários e testosterona dos testículos) e pelos hormônios reguladores de origem hipotalâmica, também conhecidos como fatores liberadores ou inibidores dos hormônios secretados na adenoipófise (Fig. 2.1). As inter-relações entre a adenoipófise e os tecidos glandulares periféricos que ela controla ocorrem através de mecanismos de regulação em retroalimentação negativa ou *feedback*. Assim, os hormônios da hipófise anterior atuam nos órgãos-alvo regulando a síntese e a secreção de seus hormônios, os quais, além de seus efeitos fisiológicos específicos, atuam sobre o hipotálamo e/ou pituitária a fim de reduzir a secreção dos hormônios adenoipofisários (Fig. 2.1).

Existem vários hormônios identificados na adenoipófise de vertebrados, destacando-se o hormônio do crescimento, as gonadotrofinas, a corticotrofina, o hormônio melanócito estimulante e as lipotrofinas, entre outros. Em geral, eles são liberados a partir de proteínas precursoras, as chamadas formas *pro*, que sofrem clivagem enzimática liberando as formas ativas na corrente sanguínea.

Como já comentado, as células secretórias da pituitária anterior são reguladas por peptídeos e outros fatores que se originam no hipotálamo e que são liberados através do sistema porta-hipofisário (rede de capilares que conecta a eminência média do hipotálamo à hipófise anterior). De interesse particular para a regulação do comportamento reprodutivo são os hormônios liberadores de gonadotrofinas e o hormônio inibidor da liberação da prolactina. Acredita-se que esse último possa ser a dopamina. A prolactina é responsável pelo início e manutenção da produção do leite durante a gravidez.

Hormônios gonadotróficos

O hormônio liberador de gonadotrofinas (HLG) produzido no hipotálamo atua na adenoipófise, onde, como o nome indica, promove a secreção de duas gonadotrofinas que atuam sobre os órgãos reprodutivos (Fig. 2.2). O hormônio folículo-estimulante (FSH) é responsável pelo crescimento e desenvolvimento folicular, e o hormônio luteinizante (LH) é responsável pela ovulação e formação do corpo lúteo nas fêmeas. Nos machos, essas mesmas substâncias também têm um papel importante no comportamento reprodutivo. O FSH estimula os elementos de germinação dos testículos, e o

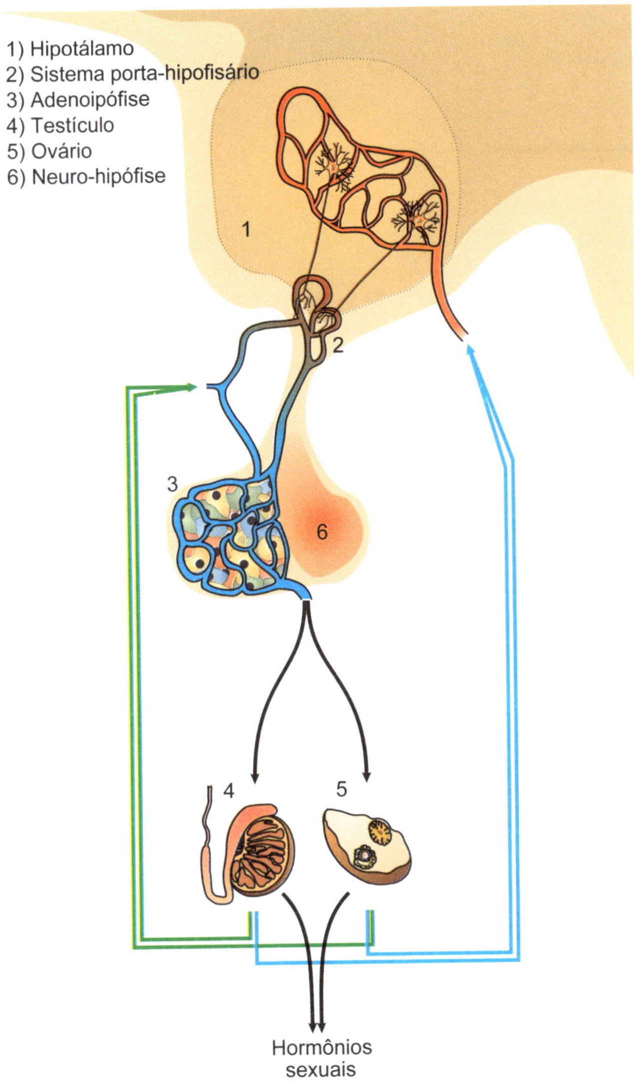

Fig. 2.1. Eixo hipotálamo-hipófise-gônadas na regulação do comportamento reprodutivo. O controle ocorre em três níveis: fatores reguladores hipotalâmicos, hormônios da adenoipófise e hormônios sexuais secretados pelos testículos ou ovários. Os fatores reguladores hipotalâmicos alcançam a adenoipófise pelo sistema de vasos porta-hipofisário.

LH ativa as células de Leydig, que são células secretoras de androgênios do tecido intersticial do testículo. A atividade neuronial do hipotálamo é influenciada por numerosos fatores psicológicos e ambientais que terminam por afetar a secreção de gonadotrofinas pela hipófise anterior.

Durante a fase folicular do ciclo ovariano, o estrogênio é o principal hormônio secretado pelos folículos (Fig. 2.2). O crescimento dos folículos caracteriza a fase folicular do ciclo menstrual. Nessa fase, as gonadotrofinas (particularmente o FSH) promovem o crescimento das células dos folículos, que, por sua vez, secretam um fluido rico em

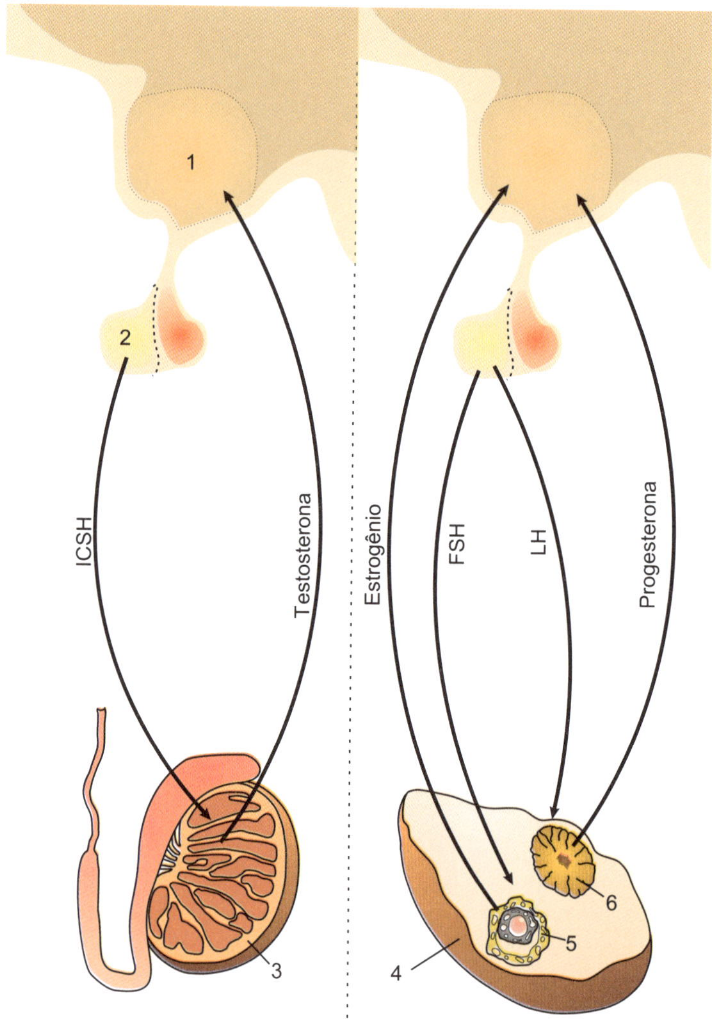

1) Hipotálamo
2) Adenoipófise (hipófise anterior)
3) Testículo (célula de Leydig)
4) Ovário
5) Folículo
6) Corpo lúteo

Fig. 2.2. Controle hipotalâmico-hipofisário da secreção de hormônios sexuais no macho (*esquerda*) e na fêmea (*direita*). No sistema cíclico da fêmea, a hipófise libera inicialmente FSH, que, por sua vez, estimula o ovário a produzir estrogênios. O estrogênio atua no hipotálamo de modo a inibir a produção adicional de FSH e estimular a liberação de LH. Esse hormônio promove a ovulação e estimula o ovário a produzir progesterona, que, atuando sobre o hipotálamo, tem o papel de inibir a liberação de LH, fechando o ciclo. O FSH secretado pela hipófise nos machos controla a espermatogênese pelos túbulos seminíferos. A hipófise também libera ICSH (*interstitial cells stimulating hormone*, que corresponde ao LH das fêmeas) na circulação, que, por sua vez, estimula as células de Leydig do testículo a produzir testosterona. Embora os mecanismos de retroalimentação existam também nos machos, eles não são tão evidentes como nas fêmeas. (FSH = hormônio folículo estimulante. LH = hormônio luteinizante. ICSH = hormônio estimulante das células intersticiais de Leydig.)

estrogênio. Uma vez liberado na circulação, o estrogênio age através do mecanismo de *feedback* sobre o eixo hipotálamo-hipofisário. Um efeito dessa retroalimentação é a diminuição da liberação de LH e um concomitante aumento de seus estoques na pituitária. Na iminência da ovulação, o rápido aumento na produção de estrogênio por um folículo resulta na inibição do crescimento dos demais folículos e provoca um incremento na produção dos fatores liberadores de gonadotrofinas no hipotálamo com marcado aumento da liberação de LH da pituitária anterior, ao mesmo tempo em que diminui ou inibe a secreção de FSH e a produção de estrogênios. Enquanto a concentração plasmática de FSH declina, ocorre uma atrofia dos demais folículos. Ao final desse estágio, chamado de fase folicular, o LH provoca modificações nos folículos no sentido do seu amadurecimento e sua ruptura, o que resulta na ovulação. Assim, 14 dias após o início da última menstruação, o LH inicia o processo de ovulação. Logo após a ovulação, as células que encobriam o óvulo sofrem um processo denominado luteinização. O LH é o hormônio mais importante na manutenção dessa fase. Os hormônios produzidos pelas células luteinizadas ou corpo lúteo enviam sinais retroativos ao hipotálamo-hipófise anterior que reduz a produção de LH e FSH. É a chamada fase lútea do ciclo menstrual. Essa retroalimentação previne a maturação de qualquer folículo nos ovários. A progesterona é produzida pelo corpo lúteo até o final do ciclo. Na ausência de fertilização do óvulo, as células luteinizadas degeneram quando ocorre a menstruação. O efeito predominante do estrogênio consiste em inibir a liberação do FSH e, consequentemente, o crescimento dos folículos, enquanto a ação continuada da progesterona inibe a liberação de LH. No final dessa fase, ocorre um declínio rápido da progesterona ao que se segue uma menstruação breve e essencialmente fisiológica. Após a menstruação a secreção de gonadotrofinas reinicia novo ciclo. Os efeitos inibitórios do estrogênio e progesterona sobre as funções gonadotróficas da hipófise constituem a base do uso dos anticoncepcionais, que consiste na administração combinada dos mesmos durante o ciclo menstrual.

Na espécie humana, a função hipofisária é dispensável durante a gravidez. Nesta fase, a manutenção do corpo lúteo ocorre sob o controle de uma luteotrofina (gonadotrofina coriônica) liberada pela placenta. A gonadotrofina coriônica é, portanto, um hormônio da gravidez humana. Ela é sintetizada pela placenta já a partir da primeira semana após a fertilização do óvulo e é absorvida na circulação sanguínea em quantidade suficiente para manter o corpo lúteo. A produção de progesterona pelo corpo lúteo nesse período inibe a ocorrência do próximo ciclo menstrual. A detecção da gonadotrofina coriônica na urina durante as primeiras semanas da formação placentária serve como teste de gravidez. Por volta do terceiro mês de gestação, a crescente secreção de estrogênio e progesterona pela placenta determina que o corpo lúteo torne-se desnecessário para a manutenção da gestação, quando, então, ele começa a regredir.

Enquanto nos ovários ambas gonadotrofinas estão envolvidas na secreção de hormônios, nos testículos é o LH que desempenha um papel predominante (Fig. 2.2). O LH estimula as células intersticiais, ou de Leydig, a secretar androgênios (principalmente testosterona). Em vista desses efeitos, o LH também tem sido designado de hormônio estimulante das células intersticiais (ICSH). Além de seu papel no desenvolvimento das características masculinizantes secundárias, a testosterona produzida pelas células de Leydig também age diretamente sobre os túbulos seminíferos, contribuindo para o crescimento e o aumento do peso testicular. Por outro lado, o FSH é primariamente um hormônio gametogênico nos machos. Ele é responsável pela integridade anatômica dos túbulos seminíferos, e sob sua influência ocorre o processo de produção de espermatozoides.

Hormônios sexuais

Os hormônios sexuais são esteroides, que são moléculas sintetizadas a partir do colesterol, molécula com quatro anéis de carbono. Os principais hormônios sexuais são a testosterona (testículos), os estrogênios e a progesterona (ovários). A produção cíclica e controlada de estrogênio e progesterona é função dos ovários. Esses hormônios desempenham um papel essencial na preparação do trato reprodutivo da fêmea para a recepção do óvulo fertilizado. Além disso, é amplamente reconhecido que muitos dos hábitos das fêmeas são influenciados por essas substâncias.

O estrogênio é o principal responsável pela característica feminizante das fêmeas na puberdade. Sob sua influência ocorrem o crescimento e o desenvolvimento da vagina, útero, trompas de Falópio e mamas. Além disso, o estrogênio contribui na modelação dos contornos do corpo, na fusão das epífises dos ossos, no crescimento dos pelos pubianos e axilares e na pigmentação regional dos mamilos e aréolas.

Superposto às suas influências feminizantes situa-se o papel do estrogênio na ciclicidade da menstruação. Durante a fase folicular do ciclo ocorrem proliferação da mucosa vaginal e uterina e aumento da secreção glandular do cérvix uterino. Na metade do ciclo ocorre a ovulação, e a progesterona começa a ser secretada pelo corpo lúteo, promovendo mais alterações no trato genital e glândulas mamárias no sentido da gravidez (inibição das contrações uterinas e aumento da secreção glandular). Na ausência da fertilização do óvulo, o corpo lúteo degenera, determinando o término dos sinais de *feedback* para o hipotálamo. O elemento determinante da menstruação no final do ciclo é o término da secreção de progesterona pelo corpo lúteo. O ciclo menstrual como função da ação combinada dos hormônios gonadotróficos e dos hormônios sexuais está representado de forma esquemática na Fig. 2.3.

Os testículos são responsáveis pela produção da quase totalidade de testosterona circulante, e pequenas quantidades são secretadas pelas glândulas adrenais. A testosterona desempenha um papel essencial na diferenciação fenotípica dos machos durante o desenvolvimento embrionário. Ela começa a se elevar no plasma dos embriões dos machos na oitava semana de desenvolvimento e reduz-se antes do nascimento. Depois do nascimento, a função normal dos androgênios é facilmente observada nas consideráveis alterações que ocorrem na puberdade. Antes da puberdade, uma secreção mínima de androgênios a partir dos testículos e do córtex adrenal é suficiente para suprimir a secreção de gonadotrofinas. Na puberdade, a secreção de gonadotrofinas vence o bloqueio, e a ação conjunta do FSH e LH dá início ao crescimento testicular, à espermatogênese e ao aumento da síntese de testosterona, principal responsável pelas características sexuais secundárias no homem. Na adolescência, o pênis e os pelos pubianos desenvolvem-se. Ereções penianas e masturbações tornam-se frequentes na maioria dos indivíduos. Nessa fase, as propriedades estimulantes dos androgênios sobre o crescimento revelam-se no rápido aumento da altura e no desenvolvimento da musculatura esquelética e no vigor físico. Como resultado da ação desses hormônios, a pele torna-se espessa e oleosa devido à proliferação das glândulas sebáceas, predispondo-a a infecções com o consequente aparecimento de acnes em alguns indivíduos. A gordura subcutânea reduz-se e as veias tornam-se salientes sob a pele. Pelos axilares, do tronco e pernas desenvolvem-se em um padrão típico dos machos. Outras características secundárias que surgem são o crescimento da laringe, com o consequente engrossamento da voz e o crescimento da barba. Os níveis plasmáticos da testosterona declinam após a vida sexual do indivíduo (Fig. 2.4). Na cadeia de síntese dos hormônios sexuais, o colesterol sofre clivagem inicialmente para dar origem à progesterona, que sofre ação enzimática para produzir testosterona. A ação da aromatase sobre a testosterona resulta na síntese do estradiol.

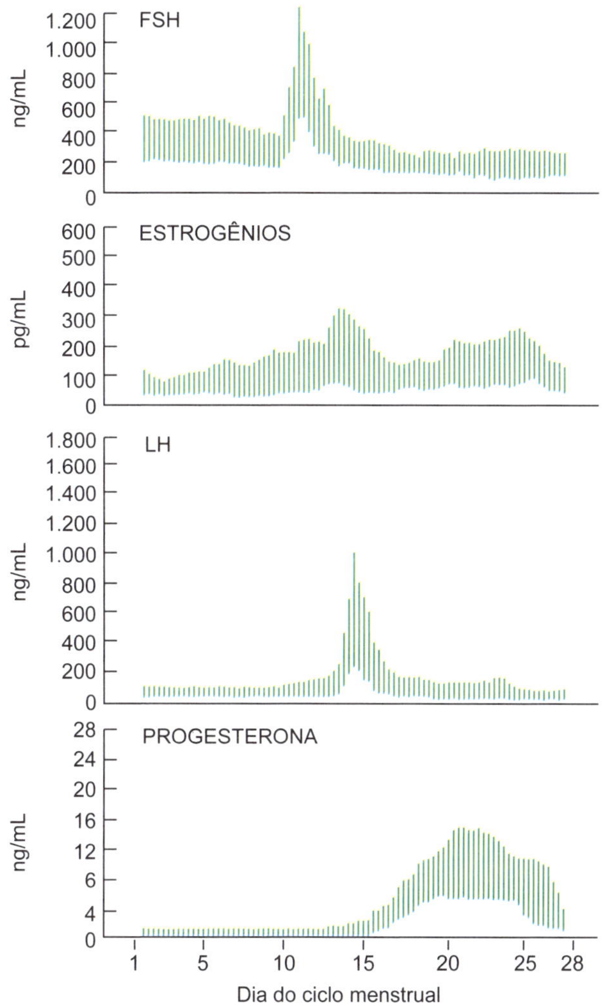

Fig. 2.3. Desenho esquemático do ciclo hormonal das fêmeas. Concentrações plasmáticas de gonadotrofinas e hormônios gonadais durante o ciclo menstrual de 28 dias na mulher. No dia 14 ocorre a ovulação e no dia 28 ocorre a menstruação. (LH = hormônio luteinizante. FSH = hormônio folículo-estimulante.)

Isso explica por que as mulheres também possuem níveis circulantes de testosterona, embora sejam somente 10% da observada em homens, enquanto baixas concentrações de estrogênios também circulem em homens.

Em algumas espécies, como o gato e o coelho, existe uma correlação direta entre a concentração de testosterona no plasma e o comportamento sexual medido pelo número de atos de montar, latência de ejaculação e número total de ejaculações por unidade de tempo. Nas fêmeas, a ovulação só ocorre quando há copulação, de forma que os estímulos envolvidos na copulação estimulam a adenoipófise, provocando a ovulação poucas horas após. Na espécie humana, essa relação não segue o mesmo curso. Nos homens, os níveis plasmáticos de testosterona elevam-se durante a observação de

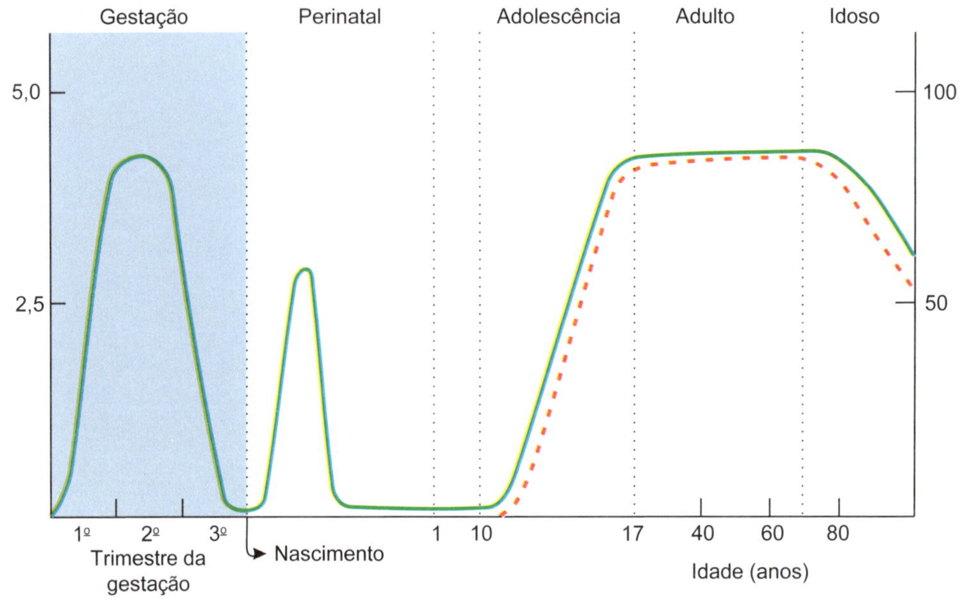

Fig. 2.4. Ontogenia da produção de testosterona e espermatozoides no homem. Diagrama esquemático mostrando os níveis plasmáticos médios de testosterona (*linha cheia*) e produção de espermatozóides (*linha hachurada*) em diferentes fases da vida do indivíduo.

um filme erótico ou em face da perspectiva de sexo. Nesse caso, a elevação dos níveis hormonais pode, portanto, ocorrer anteriormente ao comportamento sexual. Nas mulheres, o estrogênio e a progesterona parecem exercer um papel mais significativo sobre a atração, acentuando a feminilidade, do que propriamente sobre o desejo sexual. Nesse sentido, a ovariectomia e a menopausa não parecem reduzir a libido.

Bases fisiológicas das diferenças entre sexos

Existem, no mínimo, quatro fatores críticos que atuam em diferentes estágios do desenvolvimento do indivíduo para determinar o comportamento sexual que ele irá manifestar na idade adulta: o meio hormonal perinatal, a socialização pré-puberal, os hormônios puberais e os parceiros sexuais disponíveis.

Durante a vida perinatal os hormônios sexuais contribuem decisivamente na determinação da diferenciação sexual que se manifesta mais tarde de forma mais proeminente através do caráter cíclico do comportamento reprodutivo nas fêmeas. Essa flutuação nas condições reprodutivas das fêmeas torna-se evidente no ciclo estral da rata e no ciclo menstrual dos primatas, incluindo o homem. Como vimos anteriormente, o ciclo depende da forma como as gônadas são estimuladas pela pituitária, que, por sua vez, está sob controle hipotalâmico, e particularmente de seus hormônios reguladores. Assim, tem-se demonstrado que é possível alterar a forma como o cérebro controla a hipófise através da interferência com o sistema endócrino nas fases iniciais da vida, ou seja, é possível alterar o sexo do cérebro experimentalmente.

Experimentalmente, demonstra-se que, se os testículos são removidos logo nos primeiros dias de vida de um rato, ele mostrará sinais característicos das fêmeas no decorrer de seu crescimento, apesar de sua genitália externa masculina (Tabela 2.1). Se, adicionalmente, lhe são administrados hormônios sexuais femininos, quando alcançar a vida adulta, ele passará a se comportar inteiramente como se fosse uma fêmea, e se implantado com um ovário, ele passará a funcionar de forma cíclica. Por outro lado ele se, da mesma forma, uma rata recebe nos primeiros dias de vida injeções de testosterona, ela crescerá apresentando sinais endocrinológicos e comportamentais próprios do macho (apesar da genitália externa feminina). E, se na fase adulta, a testosterona lhe é novamente injetada, ela manifestará predominantemente comportamento sexual masculino (Fig. 2.5). Além disso, um ovário nela implantado (é importante lembrar aqui que o ovário original já terá involuído em decorrência das administrações de testosterona) não funcionará em sua forma cíclica característica. Na fase perinatal, portanto, as secreções gonadais ativam circuitos no SNC responsáveis pela programação e organização de comportamentos sexuais dimórficos.

Deve ser destacada a influência do estresse sobre a diferenciação sexual que ocorre na fase perinatal. Assim, uma demonstração experimental da Psicofisiologia consiste na apresentação de uma série de estímulos estressantes (luz intensa, superpopulação, desnutrição e estímulos condicionados do medo) a ratas em sua última semana de gestação. Seus filhotes machos, quando atingem a idade adulta, mostram uma pronunciada redução do comportamento sexual masculino junto com o aparecimento de alguns reflexos sexuais femininos. Essas alterações estão associadas a um bloqueio induzido pelo estresse sobre a elevação dos níveis de testosterona que normalmente ocorre ao final da gestação. Uma influência dos opioides endógenos nesses distúrbios tem sido considerada com base em evidências experimentais consistentes. É sabido que durante o estresse ocorre uma liberação de beta-endorfina pela pituitária que resulta em diminuição da produção de testosterona, provavelmente por via indireta, através da inibição da liberação do hormônio luteinizante também na hipófise anterior do feto. Efeitos similares aos opioides podem também ser atribuídos ao ACTH (hormônio adrenocorticotrófico), que é liberado junto com a beta-endorfina pela adenoipófise. O envolvimento desses mecanismos no surgimento da homossexualidade no homem não pode ser descartado.

Independentemente do fator gestacional, vários estudos mostram que os opioides endógenos podem atuar na regulação da libido através de um mecanismo de ação diretamente associado ao comportamento sexual. Nessa condição, os opioides endógenos atuariam diretamente no hipotálamo, como apontado por vários trabalhos. Em um desses estudos observou-se que a taxa plasmática de endorfinas aumenta significativamente após o orgasmo, sugerindo que a liberação desses ligantes endógenos após o ato sexual seja responsável pela sensação de bem-estar nessa condição e, talvez, pelas alterações do estado de humor, na maioria das vezes agradáveis, que o acompanham. A regulação da libido

Tabela 2.1. Diagrama com as manipulações da condição hormonal na fase pós-natal de machos e fêmeas e as consequências sobre o comportamento reprodutivo na idade adulta

Alteração experimental do sexo do cérebro		
	Machos	**Fêmeas**
Primeiros dias de vida	Remoção dos testículos ⇒ sinais característicos das fêmeas	Administração de testosterona ⇒ sinais característicos dos machos
Idade adulta	Administração de estrógenos ⇒ comportamento característico das fêmeas	Administração de testosterona ⇒ comportamento característico dos machos
Idade adulta	Implantação de um ovário ⇒ funciona de forma cíclica	Implantação de um ovário ⇒ não funciona de forma cíclica

Na fase perinatal, as secreções gonadais ativam circuitos no SNC envolvidos na programação de comportamentos sexuais dimórficos.

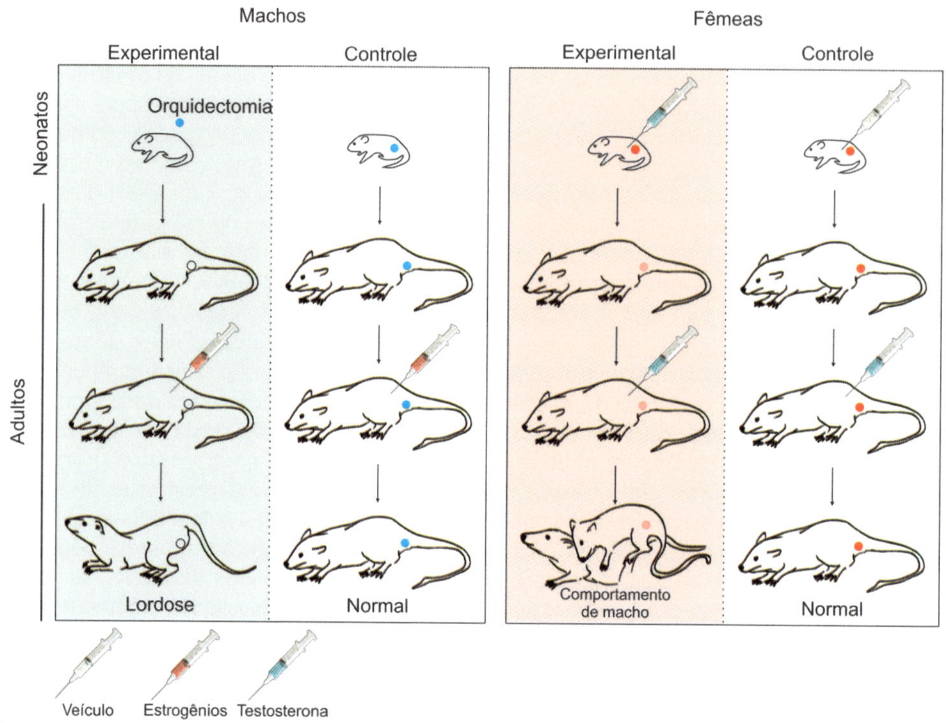

Fig. 2.5. Influência do meio hormonal perinatal na definição do sexo. À esquerda, protocolo experimental que determina femininização em ratos. Animais com os testículos removidos após o nascimento e injetados com estrógenos na idade adulta passam a apresentar lordose, comportamento típico das fêmeas. Os animais-controle com os testículos intactos não apresentam qualquer alteração no comportamento reprodutivo na fase adulta. À direita, protocolo experimental que determina masculinização em ratas. Fêmeas injetadas com testosterona logo após o nascimento e na idade adulta apresentam involução dos ovários e exibem o comportamento de montar, típico dos machos. Os animais-controle que receberam injeção do veículo (acima, à direita) na fase perinatal não apresentaram involução dos ovários e nem alteração no comportamento reprodutivo na fase adulta.

se deveria, nessas situações, à ação dos ligantes opioides no hipotálamo, que ao inibirem retroativamente a liberação de LH e a produção de testosterona causariam uma redução do comportamento sexual. Portanto, esse mecanismo promove efeitos diretos no animal adulto. No parágrafo precedente, os efeitos são similares, mas ocorrem indiretamente através da liberação de opioides na mãe estressada, o que promove a inibição da liberação do LH seguida de inibição da produção de testosterona no feto.

Após o nascimento, as gônadas de ambos os sexos tornam-se relativamente latentes até a puberdade. Durante a fase pré-puberal, a experiência social e a aprendizagem ou reforçam e fortalecem predisposições comportamentais, ou as contrariam. Se existe uma boa correlação entre o sexo anatômico, as predisposições comportamentais determinadas no período perinatal e a socialização puberal, emerge uma personalidade heterossexual estável. Se não há correlação entre essas variáveis, algum grau de conflito ou anormalidade pode ocorrer.

Em decorrência de distúrbios endocrinológicos ou outros fatores, às vezes ocorrem casos ambíguos de definição sexual. John Hampson, trabalhando na Faculdade de

Medicina da Universidade John Hopkins, compilou uma lista de "sete variáveis do sexo" numa tentativa de estabelecer um roteiro de critérios que possa ser útil na definição de sexo ou gênero e que estão descritos a seguir:

1) Morfologia genital externa consonante com o sexo masculino ou feminino.
2) Padrão da cromatina sexual: nas mulheres adultas, apenas um dos dois cromossomos X é geneticamente ativo. O outro, inativo, constitui o corpo de Barr, localizado em cada núcleo de célula do corpo. A identificação do corpo de Barr em uma célula serve para caracterizar essa célula como proveniente de um indivíduo com um par de cromossomos XX.
3) Presença das gônadas: identificação dos órgãos sexuais internos; ovários ou testículos.
4) Níveis plasmáticos de hormônios sexuais (testosterona maior que estrogênio e progesterona nos homens, e o inverso nas mulheres) e características secundárias diferenciadas no homem e na mulher.
5) Estruturas acessórias do aparelho reprodutor (como a trompa de Falópio e útero nas mulheres e o canal deferente e próstata nos homens).
6) A atribuição do sexo pela sociedade: determina o tipo de atividades a serem encorajadas em função do sexo que é consignado por familiares e meio social em que o indivíduo vive. Esse fator é também determinante nas aspirações profissionais, planos futuros e nos comportamentos recompensados e punidos do indivíduo.
7) Sexo psicológico: diz respeito à identidade sexual ou imagem que o indivíduo formula a seu próprio respeito. Essas informações podem ser deduzidas a partir da maneira como o indivíduo se veste, dos sonhos eróticos ou fantasias relatados, tipo de atividade sexual preferida e tipo de indivíduos por quem se sente sexualmente atraído.

Comportamento sexual e emocional

A ocorrência de distúrbios no comportamento sexual em situações de estresse é um fenômeno bastante conhecido. Sabemos agora que o sexo do indivíduo pode influenciar na susceptibilidade ao estresse. Estudos psicológicos do medo têm apontado para uma maior sensibilidade dos machos a estímulos estressantes que as fêmeas. Assim, quando submetidos ao teste do campo aberto, os ratos machos defecam mais e exploram menos que as fêmeas. Além disso, os machos também exploram menos ambientes novos, manifestam mais reações de congelamento frente a estímulos desconhecidos e apresentam mais úlcera de estresse que as fêmeas.

Os efeitos ansiolíticos de tranquilizantes menores, como o diazepam, nos ratos machos resultam em comportamento emocional que os aproximam ao das fêmeas. Nesse sentido, evidências recentes têm demonstrado que cepas de camundongos ou ratos com alta reatividade aos estímulos aversivos, ou seja, que apresentam alto índice de defecação no campo aberto, são aquelas que apresentam maior concentração de serotonina no sistema límbico em relação às cepas não reativas. Curiosamente, a mesma correlação parece existir se considerarmos apenas o dimorfismo sexual. Os ratos machos também apresentam maior concentração de serotonina no sistema límbico que as fêmeas. Em vista desses achados, é possível imaginar uma correspondência entre as bases fisiológicas da diferenciação de cepas reativas ao estresse e as bases fisiológicas subjacentes à diferenciação sexual. É provável que a fisiologia das diferenças sexuais sobreponha-se ou seja parte da fisiologia do medo. O cérebro especificado como macho por androgênios produzidos pelos testículos na fase perinatal determina o comportamento emocional masculino com um nível mais alto de estresse e medo. Por outro lado, o cérebro especificado como fêmea pode controlar a organização do comportamento emocional feminino com um nível mais baixo de estresse. Obviamente que a influência do dimorfismo sexual sobre a reatividade emocional possui certas particularidades em função da intensidade e/ou duração do evento estressante. Além disso, a pressão evolutiva influencia fortemente a reatividade emocional em função do dimorfismo sexual. Na espécie humana, existe uma maior incidência de fobias e pânico em mulheres do que em homens. Nesse contexto, é importante comentar aqui a síndrome pré-menstrual (SPM) dado o interesse crescente que vem despertando na comunidade acadêmica. A SPM é uma psicopatologia exclusivamente feminina; ela é, de longe, a perturbação da saúde mental mais comum em mulheres. A SPM afeta até 80% das mulheres em idade reprodutiva (em torno de 15 a 45 anos de idade) e está associada à saúde física prejudicada e ao estresse psicológico. A SPM é caracterizada por alterações emocionais, incluindo a raiva, irritabilidade, alterações de humor e ansiedade, que se desenvolvem a cada mês no final do ciclo menstrual e, em seguida, diminuem com o fluxo menstrual. Ela atormenta a vida das mulheres portadoras dessa síndrome. Ela impacta em seu trabalho, vida familiar e social e pode resultar em atos agressivos, suicídio/automutilação e divórcio. O grupo de pesquisa de T. Lovick no Reino Unido vem utilizando ratas como modelos animais de laboratório para investigar os efeitos das alterações cíclicas do hormônio sexual progesterona durante o ciclo estral sobre a função cerebral e o comportamento. Esses estudos mostram que a queda abrupta da progesterona que ocorre em ratas durante a fase do ciclo estral chamada de diestro tardio (similar ao final do período lúteo/pré-menstrual nas mulheres) está associada à responsividade aumentada aos desafios psicológicos estressantes agudos. Uma confirmação dessa alteração hormonal como determinante biológico da SPM foi obtida em estudo clínico realizado em Ribeirão Preto quando se constatou que diferenças individuais no curso temporal do metabolismo de progesterona durante a fase luteal em mulheres pode ser um fator que confere susceptibilidade ao desenvolvimento da SPM. De fato, durante a fase lútea, as mulheres com SPM apresentaram uma queda abrupta do nível de progesterona nos dias imediatamente anteriores à menstruação diferentemente de mulheres do grupo-controle. Acredita-se que a alopregnanolona (ALO) esteja envolvida nesses efeitos. A progesterona passa rapidamente da corrente sanguínea para o cérebro e o seu metabólito neuroativo alopregnanolona (ALO) atua como um potente modulador alostérico positivo das ações do ácido gama-aminobutírico (GABA) nos receptores do tipo GABA-A.

Substrato neural

Já vimos que além de o comportamento reprodutivo ser diferente em machos e fêmeas há diferenças estruturais e funcionais nos cérebros que são dependentes do sexo do indivíduo, ou seja, os cérebros apresentam dimorfismo sexual. Várias evidências laboratoriais têm sido obtidas no sentido de que o hipotálamo é uma estrutura crítica na integração do comportamento sexual. A estimulação elétrica da área pré-óptica medial (APOM) hipotalâmica induz a copulação em ratos, e a implantação de *pellets* de testosterona nessa área (procedimento que propicia uma liberação lenta e sustentada, durante meses, do hormônio implantado) recupera o comportamento sexual de ratos castrados. A lesão dessa área, ao contrário, promove uma redução acentuada do comportamento sexual (Fig. 2.6).

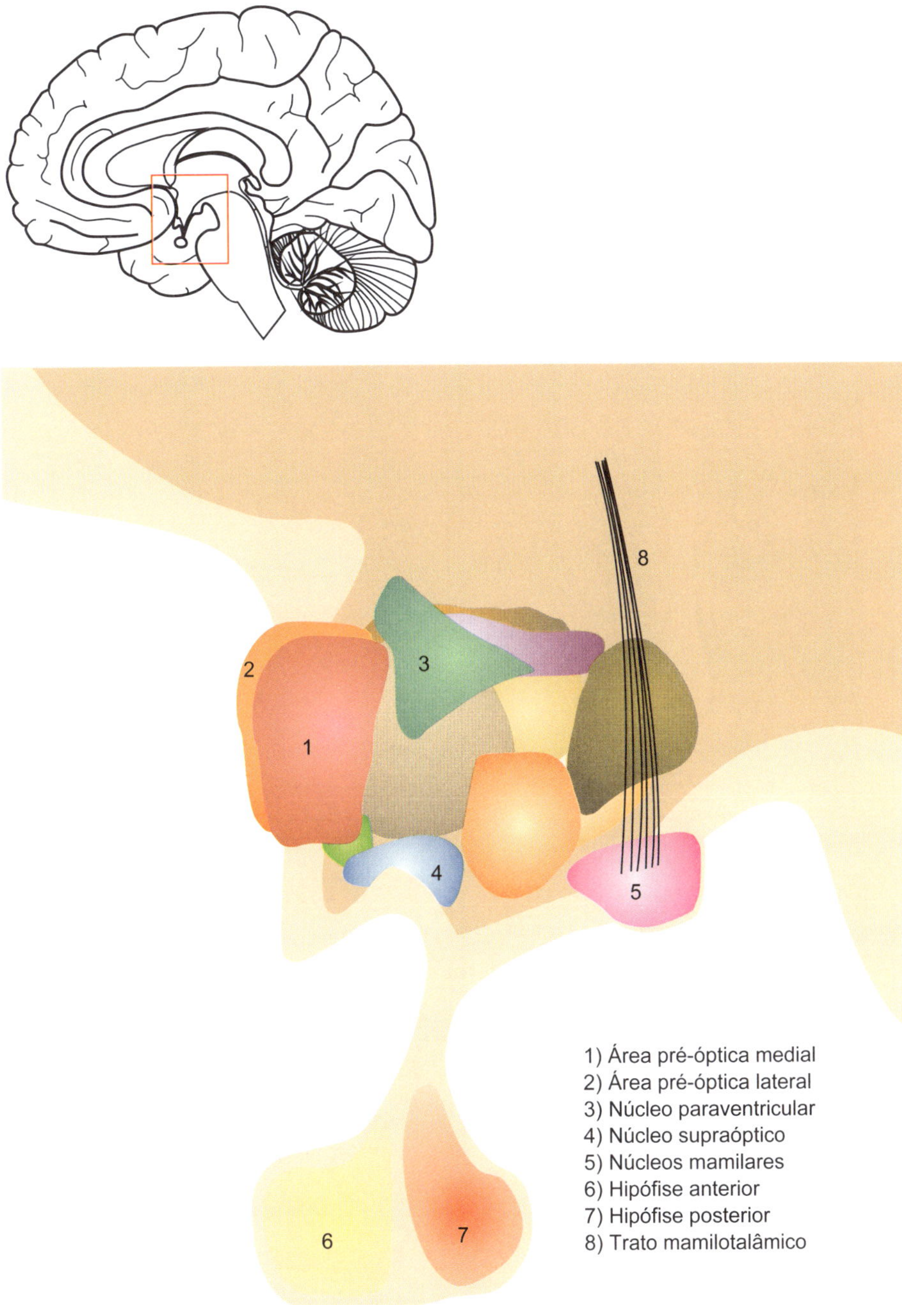

Fig. 2.6. A área pré-óptica medial do hipotálamo (APOM). Essa área contém mecanismos importantes no estabelecimento de comportamentos sexuais dimórficos em mamíferos. Outros núcleos hipotalâmicos são também mostrados. No diagrama menor está indicada a área do cérebro que corresponde à figura principal. (CA = comissura anterior.)

A área pré-óptica medial do hipotálamo apresenta ainda algumas características estruturais dimórficas que têm servido como evidências morfológicas no SNC para a diferenciação do comportamento sexual entre machos e fêmeas. Sem dúvida, foi observado que o número e o tamanho dos neurônios em uma determinada região da APOM eram maiores nos ratos machos que nas fêmeas. Efetivamente, o exame histológico dessa área hipotalâmica mostra que essa região aparece como uma área densamente corada. A denominação dessa região de *área sexualmente dimórfica* decorreu da constatação dessas diferenças. Essa área diferencia-se no período perinatal e aumenta nos machos até aproximadamente o décimo dia após o nascimento. Em razão disso, tem sido postulado que esse núcleo tenha a função de organizar os comportamentos sexuais masculinos (Fig. 2.7). Até o momento, as diferenças entre sexos no funcionamento cerebral tem se restringido a umas poucas estruturas, e a pesquisa nesse campo

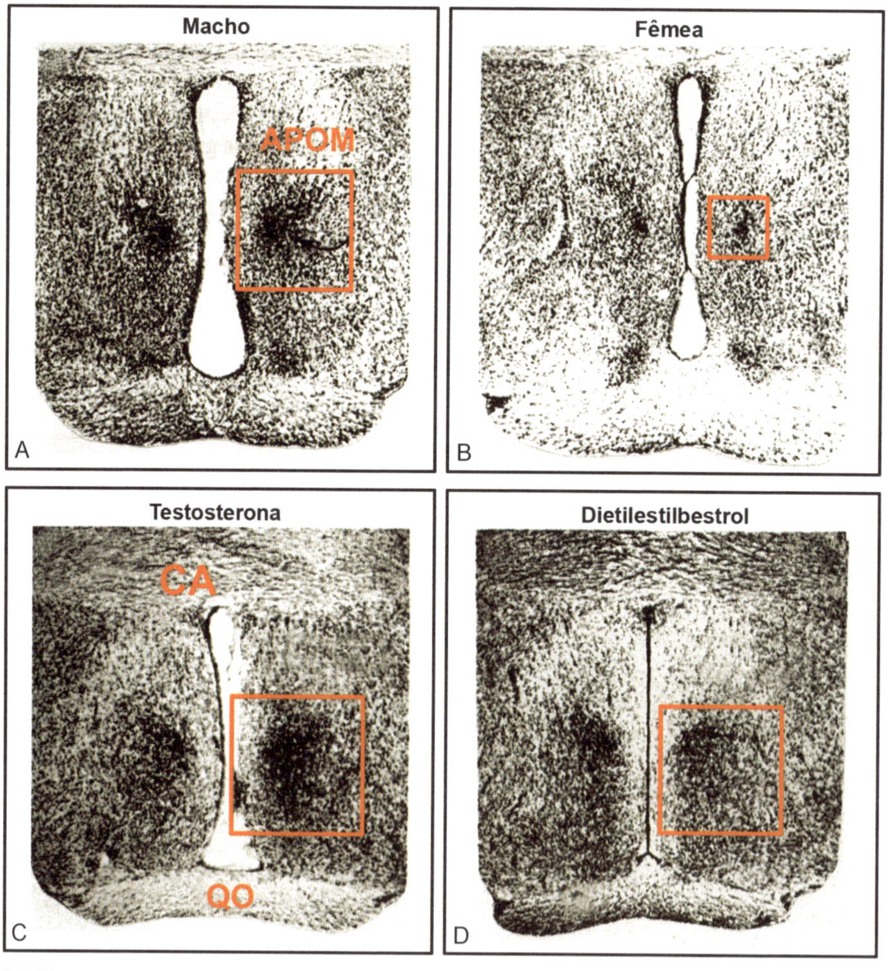

Fig. 2.7. Alteração da morfologia neuronial por hormônios esteroides. Acima: a área pré-óptica medial do hipotálamo (APOM) é maior em machos (A) que em fêmeas (B). Embaixo: a administração de testosterona (C) ou do esteroide anabolizante dietilestilbestrol (D) no período perinatal causa um aumento significativo do tamanho e do número de neurônios da APOM de fêmeas na idade adulta. (QO = quiasma ótico. CA = comissura anterior.)

para ser conclusiva necessita dos avanços nas técnicas de abordagem aos padrões de conexões neurais, na neuroquímica, na organização funcional, e na investigação da influência dos hormônios sexuais no desenvolvimento e na função cerebral.

Além da APOM, várias outras estruturas do SNC participam da regulação do comportamento sexual ou reprodutivo. Vários estudos com estimulação elétrica do hipotálamo têm mostrado que ratos implantados com eletrodos nos aspectos laterais da região hipotalâmica autoestimulam-se, e durante a passagem de corrente elétrica apresentam alta frequência de comportamentos associados à atividade sexual. Nessa condição experimental há registros de dezenas de ejaculações em ratos com eletrodos implantados no hipotálamo lateral. Esses efeitos têm sido associados à estimulação das chamadas áreas do prazer ou de recompensa que podem, na realidade, refletir a ativação de células do feixe prosencefálico medial – um sistema de fibras que cruza o hipotálamo lateral no seu caminho para estruturas telencefálicas, com grande envolvimento em várias formas de motivação.

Também nas fêmeas o hipotálamo desempenha um papel determinante na organização do comportamento sexual. Resultados similares aos já descritos foram obtidos em gatas implantadas com pellets de estrogênio no hipotálamo lateral. Nesse caso, observa-se que as gatas manifestam acentuada excitação e receptividade sexual no período de atuação do hormônio. Além disso, a estimulação elétrica dessa estrutura induz lordose, e a lesão reproduz o comportamento de fêmeas castradas. A participação da substância cinzenta periaquedutal dorsal na gênese e na elaboração do comportamento reprodutivo ocorre de maneira bastante parecida. A área septal e o hipocampo também têm sido implicados na modulação do comportamento sexual. Evidências que mostram uma densidade significativa de receptores de estrogênio e progesterona nessas áreas apoiam o envolvimento dessas estruturas na organização do comportamento reprodutivo.

Uma estrutura que seguramente desempenha um papel importante na organização do comportamento sexual é a amígdala. A sua participação na gênese e organização do comportamento reprodutivo parece ser de natureza modulatória inibitória sobre a atividade sexual. De fato, vários estudos indicam que lesões na amígdala promovem hipersexualidade. As fêmeas de gato com essas lesões mostram uma receptividade aumentada ao macho e mesmo à manipulação do experimentador. Esses animais apresentam, frequentemente, uma intensa atividade sexual e, por vezes, manifestam comportamento homossexual. Outros efeitos decorrentes da lesão da amígdala serão posteriormente descritos na caracterização da síndrome de Klüver e Bucy, no Capítulo 5.

É interessante observar que as estruturas, como o septo, hipocampo, hipotálamo lateral, substância cinzenta periaquedutal e amígdala, fazem parte tanto da geração e expressão de comportamentos de natureza emocional como do comportamento sexual. Até que ponto os substratos neurais desses comportamentos sobrepõem-se deveria merecer uma atenção maior dos pesquisadores que se dedicam a esse campo de estudo. O comportamento sexual humano está inexoravelmente imbricado com todos os aspectos da vida do indivíduo. Atualmente, embora tenha ocorrido importante redução da influência de mitos, superstições, preconceitos e conceitos infundados, todos nós temos consciência da complexidade e diversidade do comportamento sexual. Não é fácil delimitar com segurança onde termina o normal e começa o patológico no comportamento sexual, de forma que os clínicos têm adotado a posição cautelosa de analisar o contexto geral em que ele se expressa. A interação ou, em certa medida, a sobreposição de mecanismos neurais relacionados ao comportamento emocional e ao comportamento sexual pode explicar como as influências psíquicas e emocionais afetam o desempenho sexual e vice-versa, ou seja, como o desempenho sexual altera a emocionalidade do indivíduo (Fig. 2.8).

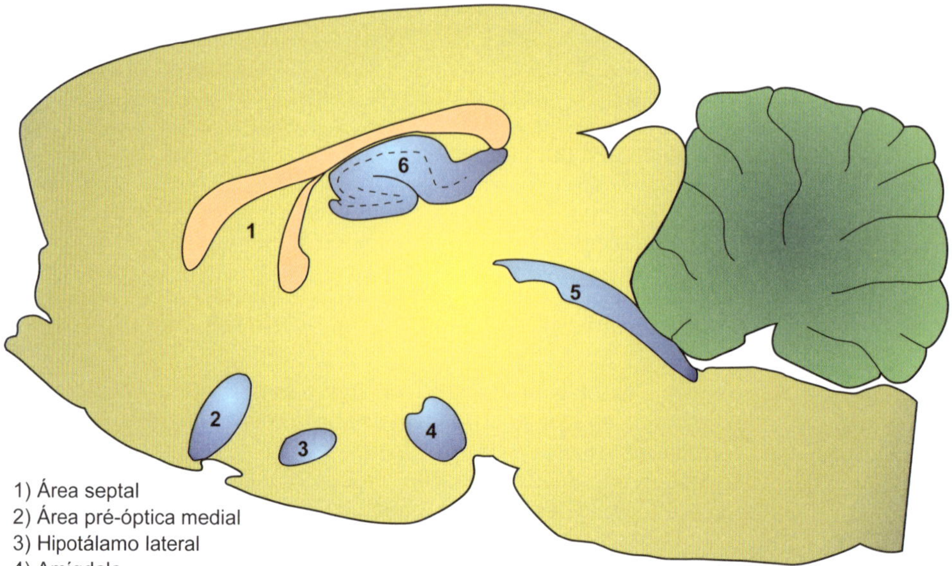

Fig. 2.8. Organização neural do comportamento sexual. Várias estruturas envolvidas na gênese e elaboração do comportamento sexual também fazem parte da organização do comportamento emocional.

Diferenças psicofisiológicas entre sexos

Já discutimos que, além dos fatores genético e hormonal comentados, identidade sexual dos indivíduos será também determinada por fatores sociais, comportamentais e expectativas geradas no meio em que vive. Se considerarmos apenas a reprodução, ela é o resultado de uma série de fatores individuais e sociais – a corte, o ato sexual, a gravidez, o parto, a amamentação. É notório que, na resolução de cada um desses fatores, o comportamento de machos e fêmeas é bastante diferente. A o se considerar que o comportamento é fruto da elaboração do SNC podemos dizer que os cérebros de machos e fêmeas na esteira desse processo são diferentes e apresentam dimorfismo sexual (do grego, duas formas). Até porque os corpos com características peculiares, como o são os do homem e da mulher, possuem uma representação diferente no cérebro. Sem dúvida que os sistemas neurais evoluíram especificamente para controlar regiões do corpo inerentes a cada sexo. Mesmo o tamanho e o formato do corpo que variam com o sexo possuem sistemas sensoriais e motores estabelecidos evolutivamente. Entretanto, a neurociência ainda não desenvolveu as ferramentas que permitam localizar com precisão essas diferenças nos cérebros dos homens e mulheres. Assim, embora não exista diferença anatômica evidente entre cérebros de homens e mulheres, os circuitos cerebrais devem ser diferentes para explicar os comportamentos próprios de cada sexo. Os hormônios sexuais determinam em larga medida a identidade sexual do cérebro. Como já observado, o dimorfismo das gônadas é especificado pelos genes, e durante a vida perinatal os hormônios sexuais que circulam no sangue são por elas determinados. O cromossomo Y expressa o chamado fator determinante dos testículos que torna as gônadas, inicialmente indiferenciadas, em testículos. Uma pessoa que não possui o cromossomo Y não produz esse fator, e as gônadas diferenciam-se em ovários. A diferenciação das gônadas em ovários ou testículos determina uma série de processos em cascata que vão culminar na produção de hormônios e androgênios nos machos e estrogênios e progesterona nas fêmeas. Esses hormônios vão determinar a diferenciação corporal e comportamental dos indivíduos do sexo masculino e feminino. No curso de seu desenvolvimento, o cérebro e outras regiões do organismo aguardam a sinalização hormonal para seguir seu *modus faciendi* estrutural e funcional.

Neuroquímica

Com base no exposto e nas evidências que apontam diferenças na atividade do sistema serotoninérgico de mamíferos em função do sexo realizamos estudos no Laboratório de Neuropsicofarmacologia da USP-RP visando estudar eventuais alterações hormonais associadas com a mediação serotoninérgica em fêmeas. Mostramos que a injeção de testosterona em ratas no período perinatal promoveu uma redução da transmissão serotoninérgica no núcleo dorsal da rafe e no córtex frontal. Como observamos no tópico Comportamento Emocional e Sexual, os machos tipicamente apresentam menor transmissão serotoninérgica em estruturas do sistema límbico – responsável pela geração e elaboração do comportamento emocional – e expressam mais respostas de medo que as fêmeas. Com base nisso, os resultados obtidos nesse estudo indicaram claramente que a androgenização das ratas logo após o nascimento alterou a transmissão 5-HT em estruturas límbicas em um padrão típico dos machos. Um passo adiante foi verificar em que extensão essas diferenças sexuais podem ser associadas ao desempenho de animais em modelos animais de ansiedade. Para isso, analisamos em ratos e ratas as diferenças na atividade serotoninérgica no núcleo dorsal (NDR) e mediano (NMR) da rafe – duas estruturas que têm sido vinculadas aos circuitos do cérebro associados ao medo e à ansiedade. Investigamos também as diferenças comportamentais entre esses animais submetidos ao teste do labirinto em cruz elevado, que permite a medida das reações comportamentais ao estresse em ratos induzidas pelo medo de altura e dos espaços abertos. Imediatamente após o teste, os animais foram sacrificados para medir a concentração de serotonina (5-HT) e ácido 5-hidroxiindolacético (5-HIAA), no NDR e no NMR. A atividade serotoninérgica no NDR da fêmea foi consistentemente superior à que foi medida nos machos. Essas diferenças não foram observadas no NMR. Como o aumento da serotonina nos núcleos de origem da inervação serotoninérgica (NDR) do cérebro resulta em uma ativação de receptores somatodendríticos, a qual em consequência leva em última instância à diminuição da liberação de 5-HT nos seus terminais, conclui-se que a atividade serotoninérgica é menor no hipocampo, córtex frontal e outras estruturas do sistema límbico de fêmeas que nos machos. Isso corrobora o que se conhece sobre esse tema e o que está relatado no corpo deste capítulo – menos serotonina no sistema límbico das fêmeas implica menos ansiedade e mais serotonina no sistema límbico dos machos correlaciona-se com mais ansiedade. Um dado obtido nesse estudo destacou-se dos demais: as ratas que passaram pelo labirinto em cruz elevado mostraram ser mais sensíveis aos efeitos aversivos da altura e dos espaços abertos do labirinto somente no diestro (corresponde à fase lútea em mulheres). A importância dessa descoberta está em que essa fase do ciclo estral está associada com a queda dos níveis de progesterona circulante. Esses dados fazem enorme sentido quando confrontados com o conhecimento que temos de que as mulheres são mais susceptíveis aos efeitos do estresse exatamente no período pré-menstrual que corresponde ao diestro das ratas. Resultados recentes desse laboratório obtidos em uma cooperação com o grupo liderado pela Professora Thelma Lovick da Universidade de Birmingham dão conta de que a substância cinzenta periaquedutal dorsal pode ser o local onde os efeitos produzidos por essas alterações hormonais localizam-se.

O GABA é outro neurotransmissor que parece também ser recrutado pelos hormônios sexuais nas suas ações no SNC. Existem várias evidências mostrando que flutuações rápidas na concentração da progesterona resultam em alterações na cinética dos receptores GABA que impactam sobre a excitabilidade neuronial. A progesterona potencializa a ação inibitória dos interneurônios GABAérgicos, os quais têm como ação principal regular a atividade neuronial em áreas envolvidas com a aversão e o estresse. Os efeitos não são atribuídos propriamente à progesterona, mas a uma queda nos níveis de seu principal metabólito, a alopregnanolona (ALO). Normalmente, a ALO ativa mecanismos GABAérgicos que promovem a entrada de cloro que reduz a atividade dos neurônios dos circuitos neurais envolvidos com o medo e a ansiedade de forma que a ação desse metabólito se assemelha à ação dos tranquilizantes benzodiazepínicos. Ao contrário, a queda dos níveis de progesterona torna os animais suscetíveis à ação de estressores. De fato, a redução da progesterona é ansiogênica em diversos modelos animais de ansiedade. Esse aumento na excitabilidade funcional em circuitos do medo reflete-se em aumento da resposta comportamental a estímulos psicogênicos do estresse. Em ratos, a inibição da ação da progesterona durante a fase de diestro tardio do ciclo menstrual (que corresponde à fase lútea nas mulheres) ou a interrupção da administração continuada com progesterona provoca uma redução da atividade GABAérgica em várias estruturas cerebrais. Evidências recentes obtidas em estudos realizados pelo nosso grupo de pesquisa em Ribeirão Preto com mulheres com quadro sugestivo de síndrome pré-menstrual (SPM) mostram que nos dias que precediam a menstruação ocorreu uma queda pronunciada e rápida nos níveis circulantes de progesterona, ao contrário da queda mais lenta desse hormônio que ocorre nas mulheres-controle que não apresentavam sinais ou sintomas da SPM. Não há como negar que a interação entre efeitos hormonais durante o ciclo menstrual e mediação química das alterações emocionais fica claramente estabelecida nesses estudos.

Comportamento reprodutivo e densidade populacional

Elementos homeostáticos – fatores endocrinológicos, autonômicos e comportamentais – devem atuar no sentido de manter a densidade populacional dentro de certos limites. Um dos pressupostos básicos que sustentam essa predição advém do fato de que animais que vivem em um ambiente onde há superpopulação reduzem a taxa de procriação até que a densidade populacional (número de animais por unidade de território) atinja um nível estável. Como as flutuações em torno desse patamar são pequenas, acredita-se que os fatores ou elementos controladores atuem de maneira homeostática, ou seja, eles tornam-se mais fortes à medida que a população aumenta e mais fracos à medida que a população diminui, a fim de equilibrar o sistema. Essa hipótese ficou conhecida como *Teoria da Homeostase Populacional de Wynne-Edwards*. Em vista disso, tem-se sugerido a existência de uma espécie de sensor de densidade populacional que funcionaria à semelhança de um termostato que regula um sistema de aquecimento em um nível adequado. O mesmo modelo tem também sido utilizado para explicar o controle da temperatura interna do organismo ou o peso corporal (ver Fig. 3.3, no próximo capítulo). Nesse caso, o sensor de densidade ajusta o sistema de controle automático através de respostas neuroendócrinas apropriadas, determinando assim um nível de comportamento reprodutivo compatível com a sobrevivência da espécie. O nível adequado de operação do sistema é provavelmente o resultado de fatores evolucionários que atuam sobre o *pool* genético.

Uma demonstração clara da existência desse sistema de controle pode ser realizada em laboratório em um experimento em que um número excessivo de camundongos é alojado em uma única gaiola e comparado com grupos-controle (com três ou quatro animais por gaiola). As fêmeas apresentam uma inibição ou mesmo supressão dos ciclos estrais. Quando o número de animais por gaiola é reduzido a um número aceitável, a concepção volta a ocorrer, mas o número de filhotes nascidos passa a ser menor que nos grupos-controle. Além disso, os animais apresentam uma redução de secreção de andrógenos e na formação de espermatozóides, bem como um retardo na maturação dos órgãos sexuais. Sabe-se que a superpopulação gera um estresse que induz a pituitária a liberar grandes quantidades de hormônio adrenocorticotrófico (ACTH). O ACTH estimula o córtex adrenal a produzir glicocorticoides. O excesso de glicocorticoides circulantes promove uma redução da secreção de gonadotrofinas pela adenoipófise e o concomitante declínio da atividade das gônadas. Em função disso, admite-se que a redução homeostática no tamanho da população provocada pela alta densidade populacional seja o resultado da diminuição da fertilidade associada a outros fatores que levam a um aumento da mortalidade.

Segundo Wynne-Edwards, os estímulos que sinalizam o estresse de alta densidade populacional resultam da interação social e, particularmente, de atividades competitivas pela ocupação de territórios e pelo estabelecimento de hierarquias. Esses autores acrescentam ainda que a organização social deve ser capaz de fornecer os estímulos necessários que funcionem como elementos de *feedback* para o sistema homeostático. Cabe ao macho a execução de comportamentos que sinalizem à comunidade os problemas decorrentes do aumento da densidade populacional e a reação adequada aos sinais recebidos. A fêmea, por outro lado, está encarregada da reprodução. Seu tempo é muito precioso para ser gasto com competição sexual. Aceitando esse papel, o macho – mais bem adaptado à luta pela sobrevivência – assegura uma divisão mais eficiente do trabalho entre os sexos.

Fatores genéticos também desempenham um papel importante na resposta dos animais ao estresse populacional. Apenas para citar um exemplo, ratos selvagens apresentam taxas de mortalidade muito mais altas em ambientes com superpopulação que os ratos albinos criados em laboratório.

BOXE

Esteroides anabolizantes

Uma abordagem clínica muito atual do comportamento sexual que tem chamado a atenção dos pesquisadores é o uso epidêmico de esteroides anabolizantes, drogas que produzem efeitos do tipo testosterona no organismo. Esteroides são hormônios que são sintetizados a partir do colesterol; todos os hormônios gonadais – estrogênio, progesterona e testosterona – são esteroides. Esteroides anabolizantes são esteroides como a testosterona que promovem aumento da massa proteica, determinando aumento da massa muscular. Os efeitos anabolizantes desses compostos devem-se ao aumento da síntese de RNA e proteínas específicas através da interação com receptores androgênicos nucleares. A testosterona em si não é utilizada como droga anabolizante porque é degradada logo após a injeção (as enzimas hepáticas responsáveis pelo metabolismo do hormônio endógeno são acionadas e agem rapidamente sobre o composto administrado exogenamente) e também porque produz muitos efeitos colaterais. Entretanto, existem comercialmente várias drogas derivadas da testosterona (o dietilestilbestrol, por exemplo) que produzem efeitos de longa duração, mas não existe nenhuma que seja isenta de efeitos colaterais importantes. A administração de drogas androgênicas possui claras indicações clínicas, como na chamada terapia de reposição em pacientes com disfunção testicular ou que sofreram uma *orquiectomia* (remoção cirúrgica dos testículos) por alguma razão médica, por exemplo *hipogonadismo*. Nesses casos, essas drogas administradas em doses que restauram os níveis fisiológicos dos hormônios androgênicos revigoram a sexualidade perdida em decorrência do problema testicular sem, contudo, afetar a espermatogênese sobre a qual, como vimos anteriormente, a testosterona exerce um papel secundário. Por outro lado, em indivíduos com níveis normais de testosterona, a administração de androgênio não produz efeitos importantes. Há evidências que mostram que os machos possuem, normalmente, mais testosterona circulante do que é requerido para ativar os circuitos neurais que determinam o seu comportamento sexual, e possuir mais que o necessário, nesse caso, não implica nenhuma vantagem.

Como vimos no corpo deste capítulo, os androgênios exercem seus efeitos fisiológicos masculinizantes no período perinatal e, mais tarde, na puberdade. Quando administrados fora desses períodos, eles podem afetar decisivamente o desenvolvimento do organismo. A função normal dos andrógenos é mais claramente notada durante a puberdade. Antes da puberdade, uma secreção mínima de andrógenos a partir dos testículos e do córtex adrenal é suficiente para suprimir a secreção de gonadotrofinas. Na puberdade, entretanto, a secreção de gonadotrofinas vence esse bloqueio, e a ação conjunta do FSH e LH dá início ao crescimento testicular, à espermatogênese e ao aumento da síntese de testosterona. No período puberal, ficam evidentes as propriedades estimulantes dos androgênios sobre o crescimento, particularmente o desenvolvimento da musculatura esquelética e do vigor físico (Fig. 2.4). A utilização em doses altas desses compostos é feita com a finalidade de aumentar a força e massa muscular corporal. O abuso dessas drogas tem ocorrido principalmente entre atletas e fisiculturistas, que fazem uso de uma terapia prolongada de esteroides anabolizantes. Na realidade, muitos atletas acreditam que não é possível competir em provas de alto nível sem a ajuda dos esteroides anabolizantes. Na esteira deste processo, os jovens também abusam desses esteroides para se tornarem mais atraentes para os parceiros.

Do ponto de vista do comportamento reprodutivo, o uso prolongado de doses altas de esteroides anabolizantes produz uma redução na liberação de gonadotrofinas com a consequente diminuição da atividade testicular que pode resultar em atrofia dessas gônadas e esterilidade. Em homens, esse uso pode promover ginecomastia (aumento dos seios), provavelmente em decorrência da aromatização de esteroides anabolizantes com formação de estrogênios. Em mulheres, esse tratamento pode produzir amenorreia (interrupcão da menstruação), esterilidade e hirsutismo (crescimento excessivo dos pelos do corpo), crescimento do clítoris, desenvolvimento de um formato masculino do corpo, calvície e engrossamento da voz.

Tanto homens como mulheres que fazem uso de esteroides anabolizantes, com altas doses e por períodos prolongados, podem apresentar espasmos musculares, hematúria (sangue na urina), acnes, edema generalizado devido à retenção de água, sangramento na língua, náuseas, vômitos e uma variedade de alterações comportamentais, incluindo surtos psicóticos ou raiva e períodos de depressão. Finalmente, esteroides anabolizantes orais podem produzir câncer hepático.

Bibliografia

Brack KE, Lovick TA.Neuronal excitability in the periaqueductal grey matter during the estrous cycle in female Wistar rats. Neuroscience 144:325-335, 2007.

Dominguez R, Cruz-Morales SE, Carvalho MC, Xavier M, Brandão ML. Effect of steroid injection to newborn rats on serotonin activity in frontal cortex and raphe. Neuroreport 24:597-599, 2003.

Dominguez R, Cruz-Morales SE, Carvalho MC, Xavier M, Brandão ML. Sex differences in serotonergic activity in dorsal and median raphe nucleus. Physiology & Behavior 80: 203-210, 2003.

Gray JA. The psychology of fear and stress. Cambridge: Cambridge University Press, 1987.

Kaplan H, Sadock BJ. Compêndio de Psiquiatria. Porto Alegre: Editora Artes Medicas Sul Ltda., 1991.

Kelly DD. Sexual differentiation in the nervous system. Em: Kandel ER, Schwartz JH (Eds). Principles of neural science. New York: Elsevier Science Publishing, 1991.

Kolb B, Whishaw IQ. Fundamentals of human neuropsychology. New York: WH. Freeman and Company, p. 383-410, 1990.

Lovick TA, Guapo VG, Anselmo-Franci JA, Loureiro CM, Faleiros MC, Del Ben CM, Brandão ML. A specific profile of luteal phase progesterone is associated with the development of premenstrual symptoms. Psychoneuroendocrinology 75:83-90, 2017.

Lovick TA. Sex determinants of experimental panic attacks. Neurosci Biobehav Rev. 3:465-71, 2014.

Murad F, Haynes RC. Estrogens and progestins. In: Goodman Gilman A, Goodman LS, Gilman A (Eds). The pharmacological basis of therapeutics. New York: McGraw-Hill, 9a edição, p. 1420-1447, 1996.

Pinel JPJ. Hormones and sex. Em: Biopsychobiology. Boston: Allyn & Bacon, p. 347-384, 1993.

Ward I. The prenatal stress syndrome: current status. Psychoneuroendocrinology 9:3-11, 1984.

Weinstock M, Fride E, Hertzberg R. Prenatal stress effects on functional development of the offspring. Em: Boer GJ, Feenstra MGP, Mirmitan M, Swaab DI, Van Haaten F (Eds). Progress in brain research. New York: Elsevier, Vol. 73, p. 319-330, 1988.

Williams CL, Stancel CM. Estrogens and progestins. Em: Hardman JG, Limbird LE (Eds). Goodman & Gilman's The pharmacological basis of therapeutics. New York: McGraw-Hill, 9a edição, p. 1411-1441, 1996.

Wilson JD, Griffin JE. The use and misuse of androgens. Metabolism 29:1278-1295, 1980.

Capítulo 3

Comportamento Alimentar

Marcus Lira Brandão
Janaína Menezes Zanoveli

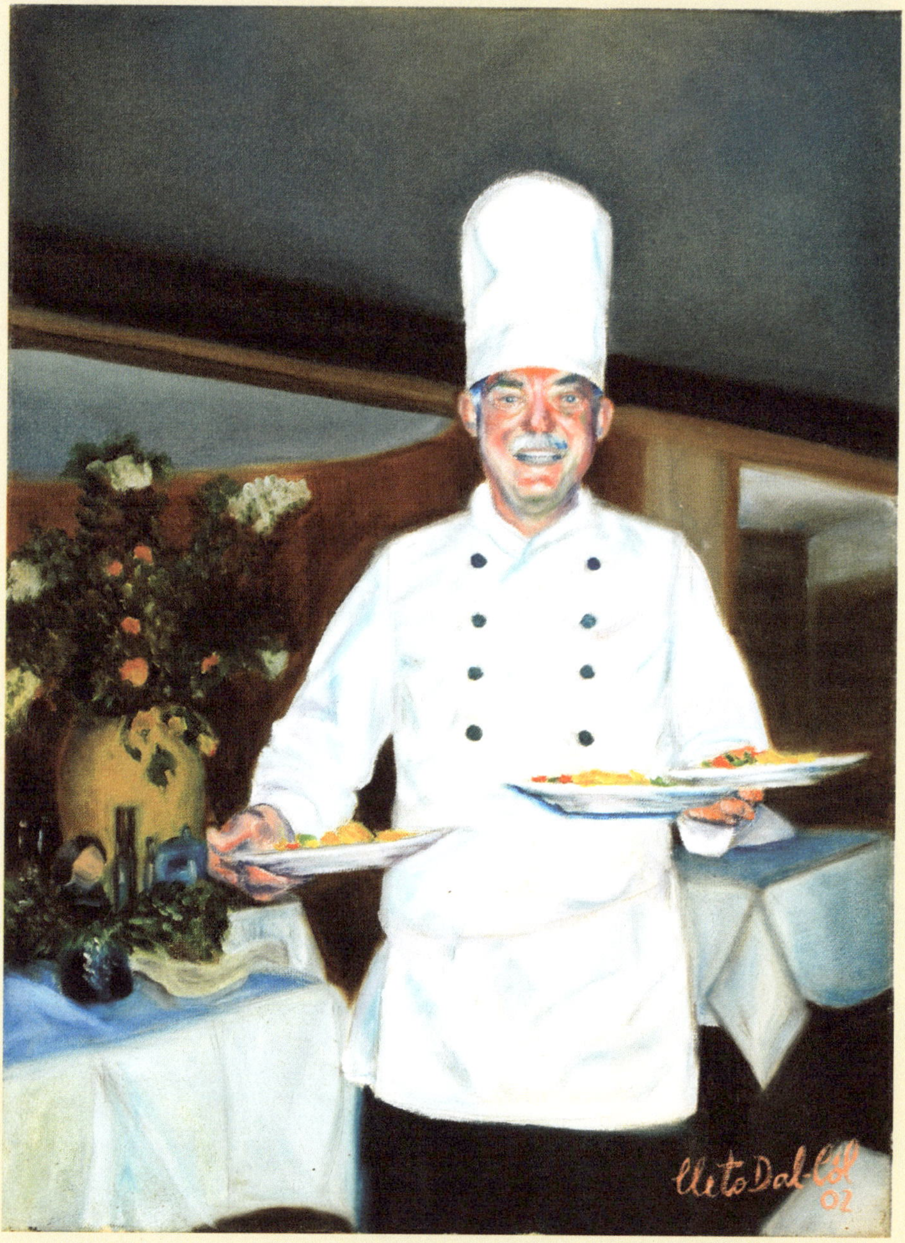

Considerações gerais

O comportamento alimentar é fundamental para o controle do balanço energético inerente à manutenção do peso corpóreo e para a constituição das reservas de energia necessárias para a vida de relação do indivíduo com o seu meio. O pré-requisito básico para o metabolismo celular é o comportamento alimentar que se refere à aquisição pelo organismo da matéria-prima essencial e de fontes de energia do meio. O metabolismo é a base da sobrevivência dos organismos diferenciados. Como vimos no capítulo precedente, o metabolismo necessita da integração humoral no hipotálamo para coordenar as diversas funções fisiológicas e comportamentais de modo a prover a homeostase do meio interno. Homeostasia refere-se aos processos que atuam para manter o meio interno do organismo dentro de uma faixa determinada de valores fisiológicos.

Como requisito essencial para a sobrevivência da espécie, um animal deve obter alimento de seu meio em quantidade suficiente para seu gasto de energia. Pequenas variações são permitidas, como, por exemplo, um indivíduo ficar sem uma refeição, sem maiores consequências. O estado fisiológico que leva um animal ou homem a procurar alimento é denominado fome. Alterações no processo de aquisição de alimento que vão além das flutuações aceitáveis no peso do indivíduo resultam em estados patológicos. A ingestão de alimentos quando excessiva provoca obesidade e quando insuficiente determina raquitismo e morte.

No início do século passado predominava a *teoria periferalista* do comportamento alimentar, a qual considerava que a fome seria devida às sensações periféricas, especialmente às contrações do estômago. Assim, os defensores dessa ideia concluíram que a sensação consciente de fome provém da estimulação sensorial provocada por tais contrações. Uma pessoa sente-se saciada quando o estômago está distendido e as contrações cessam.

Com o passar dos anos foram surgindo evidências contrárias a essa ideia. Dentre elas destacam-se duas: 1) em animais vagotomizados (portanto, com desaferentação sensorial do trato alimentar), a injeção de insulina provoca um aumento da ingestão de alimentos; 2) mesmo homens ou animais com seus estômagos extirpados podem apresentar um consumo regular de alimentos. Essas evidências favoreceram a ideia de que o controle do comportamento alimentar pudesse ocorrer no SNC – a *teoria centralista*. Essa teoria está baseada em experimentos que demonstram que o hipotálamo exerce um claro controle sobre o comportamento alimentar. Dois núcleos dessa complexa estrutura parecem participar ativamente na regulação do apetite em mamíferos: o hipotálamo ventromedial (HVM) e o hipotálamo lateral (HL), chamados de centro da saciedade e centro da fome, respectivamente.

Embora conceitualmente atrativa, a ideia da regulação dual do comportamento alimentar por esses núcleos hipotalâmicos mostra-se bastante simplista. O cérebro não parece ser organizado em centros isolados que controlam funções específicas. Na realidade, funções individuais são exercidas por circuitos neurais distribuídos ao longo de várias estruturas cerebrais. Sem dúvida, evidências obtidas recentemente mostram que o HVM atua associado ao núcleo arqueado, e o HL junto ao núcleo paraventricular do hipotálamo. Além disso, como será visto a seguir, mecanismos centrais e periféricos atuam cooperativamente na regulação do comportamento alimentar. De qualquer modo, os estudos com o HVM e HL permeiam historicamente essa regulação e para fins didáticos vamos nos referir ao HVM e HL como referências das regiões hipotalâmicas que regulam a saciedade e a fome como mencionado acima.

Regulação do comportamento alimentar

Hipotálamo

Centros de controle

O hipotálamo exerce um papel central no controle da homeostase, isto é, dos processos que mantêm o meio interno do organismo dentro de valores estreitos de variação fisiológica. Nesse sentido, o papel do hipotálamo na regulação do apetite assemelha-se a um transdutor. Ele integra os múltiplos sinais sensoriais que dão conta do meio interno e mantém a homeostase do organismo através da ativação e desativação do comportamento de busca do alimento pelo animal. Com base em experimentos usando lesões ou estimulação elétrica, o HVM tem sido denominado centro da saciedade, e o HL, centro da fome ou centro da alimentação (Fig. 3.1). A lesão do hipotálamo ventromedial provoca aumento na ingestão de alimentos e no peso corporal. Os dois principais sintomas da síndrome do HVM, provocada pela lesão, são a hiperfagia e a obesidade. A estimulação elétrica desse núcleo, ao contrário, causa saciedade, ou seja, inibe o comportamento alimentar. O inverso ocorre com o hipotálamo lateral. A lesão desse núcleo causa cessação da ingestão de alimentos (afagia) e de líquidos (adipsia) e, eventualmente, morte

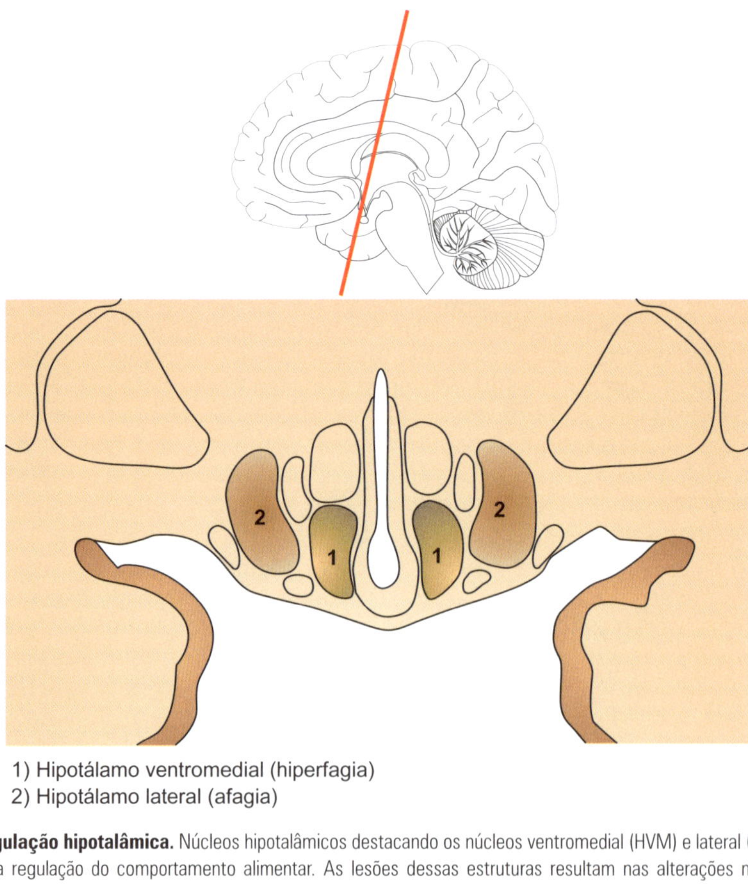

1) Hipotálamo ventromedial (hiperfagia)
2) Hipotálamo lateral (afagia)

Fig. 3.1. Regulação hipotalâmica. Núcleos hipotalâmicos destacando os núcleos ventromedial (HVM) e lateral (HL), principais envolvidos na regulação do comportamento alimentar. As lesões dessas estruturas resultam nas alterações na ingestão de alimentos discutidos no texto. O esquema menor indica a localização do corte coronal do cérebro mostrado na figura principal.

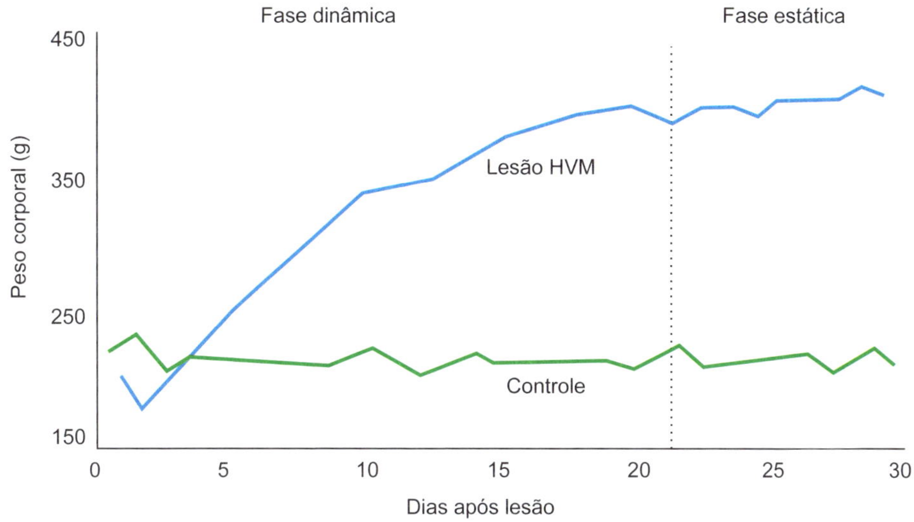

Fig. 3.2. Fases do comportamento alimentar. Fase dinâmica e fase estática da hiperfagia induzida por lesão do núcleo ventromedial (HVM) do hipotálamo de ratos. Após certo tempo da lesão hipotalâmica, outros mecanismos neurais são recrutados para controlar a ingestão excessiva de alimentos.

por inanição, a menos que os animais sejam submetidos a um esquema de alimentação e hidratação forçadas. A estimulação elétrica dessa área produz efeitos opostos aos da lesão: induz o comportamento alimentar e reações vegetativas a ele associadas, tais como aumento da pressão arterial, contrações intestinais, aumento da irrigação sanguínea do mesentério (favorecendo a aquisição de nutrientes do intestino) e a consequente diminuição da irrigação sanguínea dos músculos. Nessa fase de aquisição de nutrientes a prioridade do organismo é o suprimento sanguíneo do intestino.

Durante o processo de hiperfagia decorrente da lesão do HVM, distinguem-se duas fases. Na fase dinâmica (que dura até três semanas), os animais tornam-se comedores vorazes e ganham peso rapidamente. Na fase estática (acima de três semanas) há uma estabilização do consumo de alimentos e do peso corporal (Fig. 3.2). Esses resultados indicam que o comportamento alimentar é uma função orgânica complexa e que outros mecanismos reguladores, além da regulação por núcleos do hipotálamo, entram em cena no controle do comportamento alimentar.

Controle homeostático

Como vimos no capítulo precedente, o hipotálamo desempenha um papel central na regulação da homeostase do meio interno através de ajustes neuroendócrinos, autonômicos e comportamentais. As condições internas que ativam o comportamento voluntário são referidas como *estados motivacionais* ou impulsos. São esses estados motivacionais que induzem o indivíduo à ação, e os atos comportamentais assim determinados são denominados *comportamentos motivados*. Assim, por exemplo, a regulação comportamental da temperatura corporal através de calafrios ou do "esfregar das mãos" pode ser compreendida como um "drive" associado à regulação da temperatura. Sexo, curiosidade, fome e sede também podem ser entendidos da mesma forma, uma vez que representam estados que geram impulsos que visam atender as necessidades específicas do organismo.

Vejamos como os mecanismos reguladores do hipotálamo agem de forma coordenada para manter a temperatura corporal dentro de determinados valores. Nessa estrutura, um sistema de controle é dotado de um ponto de equilíbrio (*set point*) o qual é comparado com a temperatura do organismo a cada instante. Quando essas temperaturas não coincidem, é gerado um sinal de erro que, por sua vez, aciona os elementos controladores hipotalâmicos (endócrinos, comportamentais e autonômicos) que ajustam o sistema na direção desejada (Fig. 3.3). Esse sistema pode ser comparado a um termostato que regula a temperatura de uma estufa ou um banho-maria. Quando a temperatura cai abaixo de um determinado valor, o termostato liga a corrente elétrica que aquece uma resistência que, por sua vez, aumenta a temperatura da água. Quando a temperatura ultrapassa um determinado valor, o termostato desliga a corrente elétrica até o ponto em que a temperatura da água atinge o valor preestabelecido.

Os elementos que controlam o peso corporal são menos compreendidos que os que regulam a temperatura corporal, mas podem também ser avaliados em termos de um modelo hipotético similar de controle hipotalâmico, uma vez que um pequeno excesso ou déficit diário na ingestão calórica pode resultar em marcadas alterações no peso corporal após um certo período. Assim, o organismo deve fornecer sinais de *feedback* (retroalimentação) que controlem o seu apetite e o seu metabolismo constantemente. Se qualquer alteração ocorre no meio, o sistema também altera o ponto de equilíbrio para cima ou para baixo, de forma a considerar a nova variável.

O comportamento alimentar utiliza alguns sistemas de controle que não têm valores preestabelecidos fixos ou formais, mas o sistema funciona como se eles existissem. Imaginem um sistema de *feedback* negativo para a regulação da gordura no organismo. Aparentemente, quanto mais gordura é armazenada nas células adiposas, menor é a conversão de nutrientes em gordura. Isso ocorre porque os depósitos de gordura podem exercer, direta ou indiretamente, um controle inibitório através de mecanismos de *feedback* sobre o consumo de alimento de forma a manter o peso dentro de limites desejáveis para cada indivíduo. Entretanto, se a ingestão de alimentos aumenta, o

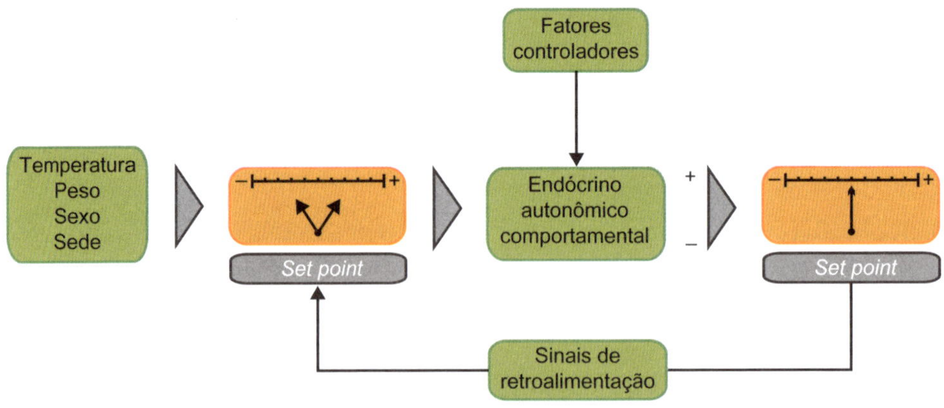

Fig. 3.3. *Homeostasia.* Modelo hipotético da regulação hipotalâmica do comportamento alimentar por processos homeostáticos. Valores desejáveis para variáveis fisiológicas são usados pelo organismo para ativar ou desativar comportamentos, controlar a temperatura, peso corporal, comportamento sexual etc. Quando a variável a ser controlada está abaixo ou acima do valor desejável (*set point*), um sinal de erro é gerado no hipotálamo. Esse sinal aciona elementos controladores (comportamental, endócrino e autonômico) que ativam comportamentos e respostas fisiológicas apropriados ou desativam comportamentos ou respostas incompatíveis, ajustando, dessa forma, o sistema. Ao lado disso, sinais de retroalimentação negativa (*feedback*) são emitidos, indicando os novos níveis de ajuste da variável até que novo sinal de erro seja gerado.

sistema procurará um novo ponto de equilíbrio que estará, obviamente, acima daquele previamente considerado adequado. Nesse novo ponto de equilíbrio, após o incremento na deposição de gordura, esses estoques enviam sinais de inibição retroativa no sentido de reduzir o comportamento alimentar. De qualquer forma, essa nova regulação determina que o peso do indivíduo situe-se em um patamar mais elevado do que aquele existente antes da alteração do apetite. Várias são as evidências de que esse sistema fisiológico de retroalimentação pode desempenhar um papel importante na regulação do peso corporal.

A existência desses estados internos ou motivacionais é admitida com base no fato de que as características observáveis do meio externo não são suficientes para predizer todos os aspectos de comportamentos complexos como o alimentar. Ao contrário de reflexos simples, como a resposta pupilar, por exemplo, em que as propriedades do estímulo servem como explicação para a resposta, os comportamentos complexos não são sempre correlacionados com as propriedades do estímulo externo. Por exemplo, pode acontecer que, mesmo após algum tempo ter passado desde a última refeição, um dado estímulo, que normalmente estimula o apetite, não determine o comportamento alimentar. Nessa situação, o estado motivacional da fome é inferido para explicar eventual falta de correlação que existe entre determinados estímulos e o comportamento alimentar.

Somente agora estão começando a se definir os estados fisiológicos que melhor correspondem a determinado estado motivacional através de modelos hipotéticos de regulação. Tem sido possível abordar esses modelos de estados motivacionais à luz de interações entre estímulos internos e externos em algumas condições fisiológicas, mas não em outras. Assim, enquanto essa abordagem aplica-se muito bem ao controle da temperatura corporal, os estímulos internos relevantes para fome, sede e sexo não têm sido fáceis de identificar até o momento. Essa dificuldade pode estar relacionada ao fato de que o aparente ponto de equilíbrio para esses estados motivacionais varia de indivíduo para indivíduo, ao contrário da temperatura corporal. Não há dúvida, entretanto, o conceito de impulso (*drive*) que para esses comportamentos tem sido útil para que os modelos sejam checados constantemente à luz dos resultados que vão sendo conseguidos nos laboratórios, até que a necessidade de utilizar esses modelos para compreender esses estados fisiológicos seja substituída pelo verdadeiro conhecimento dos mecanismos que determinam esses comportamentos.

Controle hormonal

Para manterem o peso corporal relativamente constante, vários mecanismos fisiológicos periféricos e centrais atuam de modo orquestrado. O peso corporal é mantido dentro de certos limites por vários anos através de sinais de retroalimentação que controlam a ingesta de nutrientes. Esse controle pode ser demonstrado experimentalmente em animais de laboratório, nos quais o peso corporal é alterado através da alimentação forçada ou pela privação de alimento (Fig. 3.4). Quando são novamente submetidos à dieta normal, esses animais ajustam seu comportamento alimentar de forma a manter o peso apropriado para sua idade. Diz-se que os animais "defendem" seus pesos corporais contra perturbações no suprimento de nutrientes.

Um dos fatores preponderantes na regulação da ingesta de alimentos é o determinado pelo controle hormonal. Quando se fala em controle hormonal do comportamento, seja ele alimentar, sexual ou emocional, obrigatoriamente a importância do eixo hipotálamo-hipófise-adrenal (HPA) tem que ser destacada. Da mesma forma que núcleo arqueado serve de elo anatômico entre o HVM e a hipófise anterior, o núcleo paraventricular (PVN)

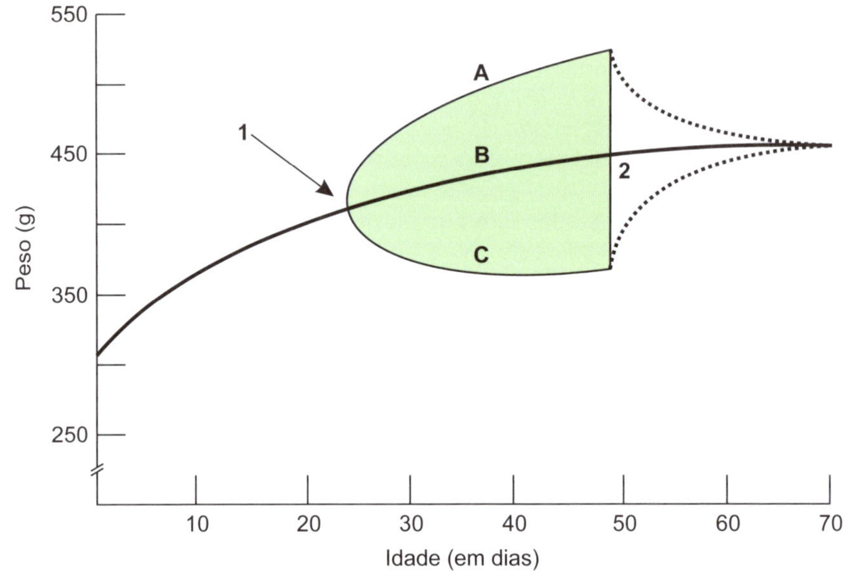

Fig. 3.4. Defesa do peso corporal. Curva de crescimento de ratos mantidos em dieta normal (curva B), ratos mantidos em regime de alimentação forçada (curva A) e ratos mantidos em privação controlada de alimentos (curva C). O número 1 sinaliza o ponto onde se iniciou a separação do lote de ratos em grupos experimentais, o 2 indica o ponto em que todos os animais voltaram a ser alimentados com dieta normal. Os animais com alimentação forçada perderam peso, e os animais privados de alimento ganharam peso até que os seus pesos médios retornassem ao controle.

fornece uma via direta de conexão com a hipófise anterior. Assim, enquanto a região hipotalâmica HVM/núcleo arqueado capta os sinais que provêm do tecido adiposo para interromper, a área HL/PVN atua no sentido de favorecer o comportamento alimentar. No primeiro caso, a leptina, na tentativa de impedir o ganho de peso, funciona de forma combinada com outros neuropeptídeos, enviando sinais inibitórios para o cérebro e dando conta do status das reservas corporais de energia. Nos últimos anos, a descoberta da ação lipostática da leptina e de seus receptores no hipotálamo deu início a uma série de informações adicionais do controle hipotalâmico sobre o comportamento alimentar e de suas disfunções (obesidade, anorexia e bulimia). A leptina é secretada pelo tecido adiposo periférico. Ela é detectada por receptores no HVM, determinando uma redução do comportamento alimentar. O acúmulo de gorduras no tecido adiposo promove um incremento nos níveis de leptina. As moléculas de leptina liberadas na circulação sanguínea pelos adipócitos ativam receptores de leptina no núcleo arqueado do hipotálamo. Sinais enviados daí para a hipófise anterior determinam aumento na secreção do hormônio tireotrófico e do hormônio adrenocorticotrófico, que por sua vez agem na tireoide e no córtex adrenal, respectivamente, resultando em aumento do metabolismo determinado pelos hormônios tireoidianos e glicocorticoides dessas glândulas. Estudos de genética em camundongos identificaram ainda dois tipos de neuropeptídeos no núcleo arqueado: a pró-opiomelanocortina (POMC), que é anorexigênica e o neuropeptídeo Y, que é orexigênico. O POMC contém o peptídeo biologicamente ativo, a melanocortina α MSH (hormônio melanócito estimulante). Os neurônios contendo a melanocortina projetam-se diretamente na coluna intermediolateral da medula espinal, de onde partem fibras do sistema nervoso autônomo (SNA) para inervar os diversos órgãos e tecidos do organismo. Os níveis de α MSH estão diretamente correlacionados com os níveis sanguíneos de leptina. Quando os níveis de α MSH aumentam (sinalizados pelos de leptina), ocorre um aumento do tônus simpático, que acelera a taxa metabólica do organismo, uma resposta hormonal hipofisária através da liberação de TSH e ACTH e o incremento do comportamento motor. Portanto, todas essas ações estão voltadas para a redução do comportamento alimentar. De maneira oposta, a redução nos níveis plasmáticos de leptina promove um aumento da atividade de neurônios que contêm a orexina e o neuropetídeo Y (NPY) no núcleo arqueado. A orexina da mesma forma que o NPY é, portanto, um neuropeptídeo orexigênico. De maneira similar aos neurônios POMC, os neurônios NPY enviam seus axônios para outros sítios cerebrais envolvidos na regulação da ingestão de alimentos e metabolismo, em especial para o PVN. Os neurônios contendo NPY ativam o PVN/HL favorecendo o balanço energético no sentido da obesidade. De fato, eles inibem a secreção de TSH e ACTH – que se reflete na redução do metabolismo e acúmulo de gordura – e aumentam a atividade do sistema parassimpático no que resulta no incremento do comportamento alimentar. O uso de ferramentas farmacológicas indicou que o NPY inibe os neurônios anorexígenos via receptores NPY1. De fato, o aumento do comportamento alimentar induzido pelas injeções de NPY no PVN é inibido pelo antagonismo dos receptores NPY1.

Controle fisiológico

Enquanto os neuropeptídeos já descritos determinam um controle do balanço energético duradouro, vários outros mecanismos hormonais atuam na regulação do comportamento alimentar a curto prazo. Por exemplo, tem-se sugerido que a colecistocinina (CCK) possa ser responsável pela saciedade. Esse hormônio é liberado durante a passagem do quimo pelo intestino proximal quando os aminoácidos estão presentes no trato intestinal. A injeção sistêmica de CCK pode inibir o comportamento alimentar, independentemente da CCK, que é liberada no intestino. Assim, a energia do organismo é restaurada durante e após as refeições. Durante essa fase, a energia é estocada sob forma de glicogênio e triglicerídeos. O glicogênio é encontrado principalmente no fígado e nos músculos esqueléticos, enquanto os triglicerídeos são armazenados no tecido adiposo. Como dito antes, é necessário manter o equilíbrio entre a entrada de nutrientes e armazenamento de energia com aquela que é gasta nas atividades rotineiras do indivíduo. Vários mecanismos fisiológicos existem no organismo monitorando o comportamento alimentar. Dentre eles, deve ser destacado o controle exercido por diversos hormônios, tais como a insulina, o glucagon, os esteroides sexuais e o hormônio do crescimento. Vamos nos ater aos dois primeiros por serem os que estão mais diretamente envolvidos com os níveis plasmáticos de glicose, os principais indicadores fisiológicos do metabolismo celular.

Insulina e glucagon

São hormônios secretados, respectivamente, pelas células B (ou β) e células A (ou α) das ilhotas de Langerhans, porção endócrina do pâncreas. O metabolismo da glicose é crucial para o balanço energético do organismo. Após as refeições os níveis plasmáticos de glicose aumentam. Para atravessar a membrana celular, a glicose precisa se ligar a transportadores de glicose, que, por sua vez, necessitam da ativação de receptores de insulina localizados na superfície celular. Com exceção dos neurônios, as células que utilizam ou estocam glicose necessitam que a insulina ligue-se a seus receptores na membrana celular. A ação aguda da insulina é de reduzir os níveis de glicose no sangue; enquanto a do glucagon é oposta à ação da insulina, ou seja, é de aumentar a glicose no sangue. Esses hormônios participam de processos fisiológicos que ocorrem durante o metabolismo celular e que são divididos em três fases: fase cefálica, fase absortiva e fase pós-absortiva, e esses hormônios participam de fases distintas desse metabolismo. A fase cefálica cobre o curto período entre a visão, o cheiro e o sabor do alimento até o início da absorção dos nutrientes na corrente sanguínea. Durante um ciclo alimentar, a fase absortiva cobre todo o período de aquisição de fontes de energia do intestino pela corrente sanguínea, e a fase pós-absortiva refere-se ao período entre o fim da fase de absorção e o início da próxima refeição.

Na fase absortiva (parte superior da Fig. 3.5), a insulina – produzida pelas células β do pâncreas – facilita o armazenamento de nutrientes sob a forma de glicogênio no fígado, gordura no tecido adiposo e proteína no músculo. Quando o alimento chega no estômago, a secreção de insulina é estimulada por hormônios gastrointestinais, como o CCK. A liberação de insulina é máxima quando o alimento é absorvido no intestino e os níveis sanguíneos de glicose estão elevados. Esses aumentos servem como sinais de saciedade e o indivíduo reduz o comportamento alimentar. A insulina atuaria nesse caso no núcleo arqueado/HVM da mesma forma que a leptina. Na fase pós-absortiva, não somente o glucagon do pâncreas, mas também a adrenalina na medula adrenal e o hormônio do crescimento (SH) na hipófise participam do processo de glicogenólise, fornecendo energia a partir dos nutrientes estocados. Assim, na fase absortiva, os níveis de glicose estão aumentados no plasma e os animais sentem-se saciados. Se um novo ciclo alimentar não se iniciar, o glucagon, a adrenalina e o SH começam a depletar as reservas de glicose (liberar dos estoques para utilização imediata). Na fase pós-absortiva (parte inferior da Fig. 3.5), quando os níveis de glicose estão baixos, os animais sentem-se famintos. Com base nessas evidências, admitiu-se a hipótese da existência no organismo de monitores sensíveis a variáveis ou indicadores fisiológicos (níveis plasmáticos de glicose, no caso) que sinalizam cada uma dessas fases. Alguns experimentos sugerem que deve haver glicorreceptores no HVM que poderiam cumprir esse papel. Nesse caso, o comportamento alimentar resultaria em ativação desses glicorreceptores seguida de redução nos níveis de insulina. A redução do transporte da glicose para seus depósitos hepáticos promoveria saciedade. A consequente redução do comportamento alimentar ativa o hipotálamo lateral, que, por sua vez, sinaliza a liberação de insulina pelo pâncreas. A queda resultante dos níveis de glicose é o sinal para reiniciar o comportamento alimentar. O contrário disso deve ocorrer com disfunção do HVM. Sem dúvida, lesões do hipotálamo afetam invariavelmente vários desses sistemas hormonais de controle. Em animais com lesão do hipotálamo medial ocorre um grande aumento na liberação da insulina quando esses

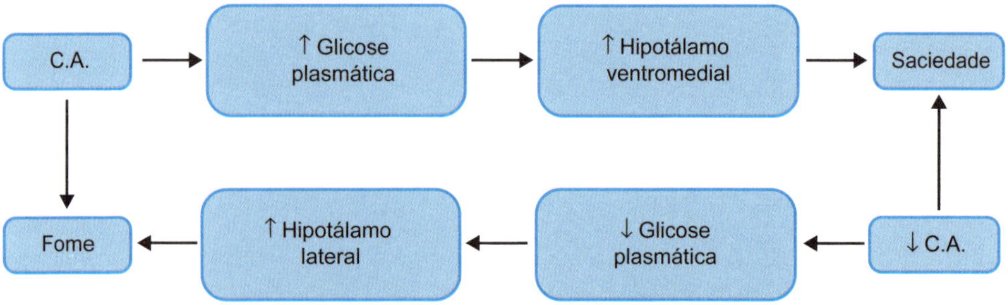

Fig. 3.5. Regulação hormonal do comportamento alimentar. O aumento dos níveis de glicose sanguínea ativa os mecanismos da saciedade no HVM. A redução dos níveis de glicose plasmática promove a ativação do hipotálamo lateral, que, como sabemos, estimula o comportamento alimentar. É provável que a partir de sinalizadores do HVM e HL ocorram redução e aumento, respectivamente, da liberação de insulina pelo pâncreas. (CA = comportamento alimentar.)

animais são expostos a nutrientes. Essa resposta pode explicar, em parte, a hiperfagia e o ganho de peso observados após lesão do HVM, desde que uma grande quantidade de insulina promova o comportamento alimentar e a conversão dos nutrientes em gordura.

Fatores motivacionais, sensoriais e contextuais

Fatores motivacionais

O controle exercido pelo hipotálamo lateral sobre o comportamento alimentar pode ser devido a fibras nigroestriatais dopaminérgicas de passagem pelo HL em direção ao estriado (núcleo da base). Assim, o comprometimento de fibras dopaminérgicas originárias da substância negra que trafegam por esse núcleo pode ser a causa da afagia que resulta da lesão do HL. Se essas fibras são lesadas fora do hipotálamo, os animais também manifestam hiporreatividade e afagia, embora em menor grau que a verificada após lesão no seio do núcleo hipotalâmico lateral. Admite-se ainda que é a lesão da via dopaminérgica a principal responsável pela interrupção do comportamento alimentar, uma vez que a injeção de 6-OH-dopamina (uma neurotoxina específica para neurônios dopaminérgicos) reproduz os efeitos da lesão eletrolítica do HL.

A dopamina é o neurotransmissor do sistema de recompensa. Assim, é possível que a via dopaminérgica não seja apenas uma "via da alimentação", mas parte de um sistema mais amplo que medeia a motivação. A perturbação desse sistema pode promover uma diminuição da atenção para o estímulo que normalmente motiva o animal. O papel da dopamina parece também estar relacionado a estímulos que normalmente têm valor de recompensa para o animal. Assim, tem-se demonstrado que o pimozide (um antagonista de receptores de dopamina) reduz a resposta de pressão à barra para a obtenção de alimentos em ratos. Essa perda do valor reforçador do alimento é chamada de *anedonia* para distingui-la da *anorexia*, que é a falta de apetite com perda de peso decorrente de causas orgânicas. É sugerido que a redução da atividade de vias dopaminérgicas retira o prazer da autoestimulação do SNC, evita a euforia produzida pela anfetamina, bem como elimina o prazer de comer. Além do envolvimento da dopamina e de vias neurais do sistema de recompensa, estudos apontam que uma desregulação em outros sistemas de neurotransmissão também pode alterar o fator motivacional do comportamento alimentar (ver, adiante, Neuroquímica). Mais ainda, tem sido sugerida uma relação recíproca entre alterações neuroquímicas com outros fatores, tais como aqueles relacionados com a qualidade da relação profissional-paciente, prescrição médica, aspectos organizacionais, pessoais, ambientais e físicos. A soma e/ou a interação de todos esses fatores interferem no componente motivacional associado ao comportamento alimentar.

Fatores sensoriais

A fome pura e simples não pode ser considerada uma explicação única para a hiperfagia dos animais com lesão do HVM. Se esses animais são colocados em uma situação na qual têm que acionar uma barra para obter alimento, eles não reagem com o mesmo empenho de animais normais. Respostas alteradas a estímulos sensoriais têm sido associadas a perturbações no comportamento alimentar observadas nesses animais. A secção dos nervos trigêmeos, que provoca a abolição dos impulsos sensoriais da face e da boca, também pode perturbar o comportamento alimentar. Da mesma forma, lesões do HL podem causar prejuízo às fibras do lemnisco trigeminal que se projetam no núcleo ventral posteromedial do tálamo, e o déficit sensorial resultante pode contribuir para a afagia. Animais com essas lesões mostram uma grande redução nas respostas de orientação para estímulos sensoriais somáticos, olfatórios e visuais.

Se a lesão é unilateral, os animais apresentam redução do comportamento alimentar em resposta ao alimento apresentado contralateralmente.

Outra particularidade apresentada pelos animais, cujo HVM foi lesado experimentalmente, diz respeito ao fato de que eles são hiper-reativos às propriedades atrativas dos alimentos. São exigentes (*finicked*), não comem alimentos adulterados e comem mais quando em ambientes novos. Abrindo um parêntesis, a ansiedade gerada nessa última condição pode ser um fator adicional que favorece a hiperfagia. De qualquer modo, os efeitos da lesão são similares aos observados em animais intactos que se tornam obesos, que não sofreram, portanto, qualquer intervenção do experimentador, mas que apresentam algum déficit sensorial. Assim, admite-se que a responsividade sensorial alterada ao alimento, em animais com lesão do HVM, provavelmente pode ser a causa antes que a consequência da obesidade. Essa interpretação estimula a investigação de distúrbios sensoriais em indivíduos com tendência à obesidade.

Pode ser que alguns casos de obesidade em humanos sejam o resultado de alguma disfunção no HVM. Se compararmos o comportamento de ratos com lesão no HVM com o de seres humanos obesos, algumas similaridades podem ser notadas. Os seres humanos obesos comem mais alimentos saborosos que os indivíduos normais e menos alimentos de que não gostam, como o fazem os ratos com lesões hipotalâmicas. Há também paralelismo quanto à quantidade de alimentos ingerida. Os seres humanos obesos comem mais e fazem mais refeições diárias, embora apresentem menor disposição em procurar alimentos que os indivíduos com peso na faixa normal. Esses fatos podem estar associados ao fato de que os obesos (e os ratos com lesão do HVM) sofrem maior influência de estímulos externos como pistas fornecidas pela comida e estímulos afins que os indivíduos com peso normal. A hiperfagia dos indivíduos obesos pode derivar, portanto, de uma alteração em processos de aquisição de informações ou mesmo de percepção dos estímulos do meio e não somente dos mecanismos funcionais associados ao metabolismo.

Controle contextual

O contexto ambiental em que o indivíduo se encontra exerce influência sobre o seu comportamento alimentar. Indivíduos obesos prestam pouca atenção aos sinalizadores fisiológicos internos (níveis endógenos de glicose, por exemplo) que indicam a necessidade ou não da procura do alimento. Em vez disso, seu comportamento alimentar é ativado por sinalizadores externos, como aspecto, odor e sabor dos alimentos. Em outras palavras, a fase cefálica está exacerbada nesses indivíduos. Uma demonstração dessa forma de controle pode ser facilmente realizada em um experimento em que o horário das refeições é manipulado em um grupo de indivíduos obesos e um grupo de indivíduos normais. Para desviar a atenção dos reais objetivos do estudo, ambos os grupos devem ser informados de que serão submetidos a um estudo das alterações de parâmetros cardiovasculares como função da personalidade. Metade dos indivíduos de cada grupo é submetida ao experimento em presença de um relógio que adianta a hora (*fast clock*) e a outra metade em presença de um relógio que atrasa a hora (*slow clock*). Aos dois grupos são distribuídos biscoitos. Os obesos comem muito mais em função da hora da refeição indicada pelo relógio do experimento (*fast clock*), enquanto os indivíduos-controle dão pouca importância a esses relógios e comem em função dos sinalizadores internos.

Neuroquímica

O comportamento alimentar é, sem dúvida, um processo multimediado. São inúmeras as evidências demonstrando a participação de neuropeptídeos, catecolaminas e mecanismos serotoninérgicos no controle do comportamento alimentar.

Entre os neuropeptídeos destacam-se a CCK e os peptídeos opioides endógenos, como a betaendorfina e as encefalinas. A CCK, originalmente descrita como um hormônio gastrointestinal, está presente no cérebro em quantidades apreciáveis. Suas principais ações gastrointestinais incluem contração da vesícula biliar e indução da secreção de suco pancreático rico em enzimas. O principal estímulo para sua secreção é a presença de gorduras e aminoácidos no duodeno. Ao lado disso, a sua injeção intravenosa em animais de laboratório promove uma significativa redução do comportamento alimentar. Devido a suas ações gastrointestinais e sua localização no cérebro, preferencialmente no HVM, a CCK tem sido considerada como um fator de saciação. Um papel oposto ao da CCK parece ser desempenhado pelos peptídeos opioides endógenos na modulação do apetite. Várias evidências sugerem que os opioides endógenos podem funcionar como estimulantes do HL, determinando aumento da ingestão de alimento. Além disso, dados mostrando que animais famintos apresentam um aumento da atividade opioide endógena reforçam essa ideia, enquanto a administração de naloxona, um antagonista com seletividade para receptores opioides, inibe o apetite.

Um papel integrativo das aminas biogênicas sobre o comportamento alimentar fica evidente na observação das conexões anatômicas de vias dopaminérgicas, serotoninérgicas e noradrenérgicas com as regiões hipotalâmicas ligadas ao controle do comportamento alimentar (Fig. 3.6). O HL, como visto anteriormente, está claramente associado à via nigroestriatal dopaminérgica, e o HVM é densamente inervado por vias serotoninérgicas provenientes dos núcleos da rafe mesencefálica e por vias noradrenérgicas originárias do *locus coeruleus*.

É sabido que a dopamina exerce uma modulação sobre neurônios estriatonigrais gabaérgicos, facilitando, dessa forma, o comportamento de ingerir alimentos e, presumivelmente, outros comportamentos consumatórios. A lesão das vias dopaminérgicas

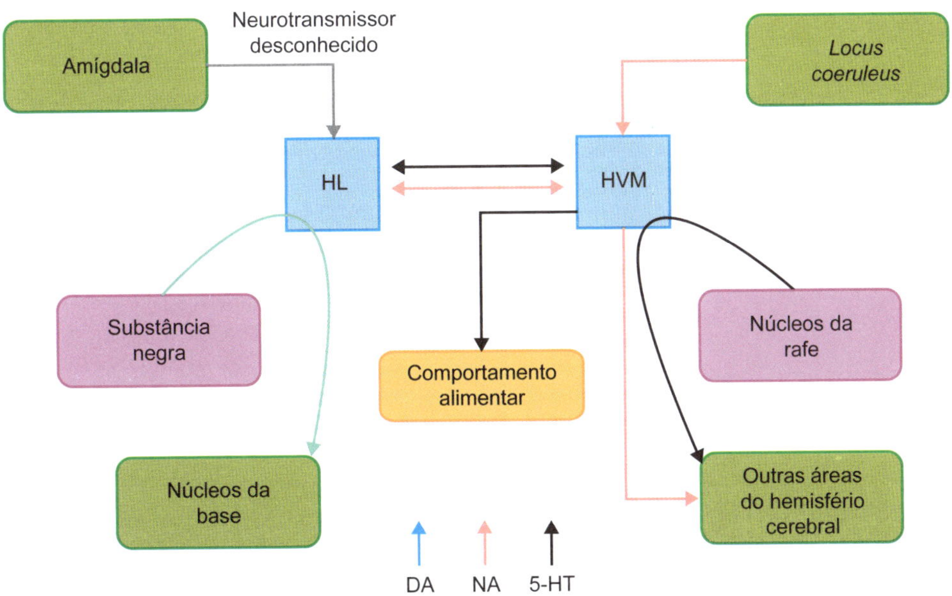

Fig. 3.6. Vias anatômicas envolvidas no comportamento alimentar. Estão representados o trato serotoninérgico ascendente originado da rafe mesencefálica, o trato noradrenérgico originado do *locus coeruleus* e o trato dopaminérgico nigroestriatal originado da substância negra do mesencéfalo. A ligação entre o HVM e o HL parece ser bidirecional. A ativação de um inibe o outro.

leva a um déficit motor que tende a contribuir para a instalação da afagia, adipsia (redução da ingestão de água) e letargia. Esse modelo encontra suporte no fato de que a estimulação de vias catecolaminérgicas induz comportamentos dirigidos a um fim. O animal come se algum alimento está presente, rói em presença de madeira e bebe em presença de água. Quando nenhum desses elementos está presente no meio, o comportamento induzido é a locomoção.

O sistema alfa-adrenérgico está envolvido com a iniciação do comportamento alimentar, enquanto a ativação do sistema beta-adrenérgico determina o término do mesmo. Drogas agonistas de receptores alfa-adrenérgicos induzem o comportamento de ingerir alimentos. Isso ocorre através da estimulação de mecanismos GABAérgicos que, por sua vez, exercem um controle inibitório sobre o HVM. Todos nós sabemos que entre os efeitos colaterais dos ansiolíticos benzodiazepínicos, que agem ativando os receptores GABA, figura o ganho de peso. Dessa forma, o efeito final dessas drogas assemelha-se aos efeitos produzidos pela lesão do HVM (hiperfagia).

Drogas agonistas de receptores beta-adrenérgicos, por outro lado, inibem a fome por produzirem inibição das células do hipotálamo lateral. O resultado assemelha-se, portanto, ao da lesão do HL, ou seja, afagia. O efeito anorexígeno da anfetamina parece ser devido à liberação de catecolaminas no hipotálamo lateral, onde elas atuam sobre os receptores beta, inibindo, portanto, a ingesta de alimentos. Mecanismos serotoninérgicos parecem também estar envolvidos nos efeitos de certos agentes que provocam saciedade ao promover aumento desse neurotransmissor no hipotálamo ventromedial. A anfetamina e a fenfluramina (uma anfetamina halogenada) podem atuar dessa forma na produção de seus efeitos anorexígenos, uma vez que liberam serotonina no SNC.

Um quadro geral da modulação neuroquímica do comportamento alimentar é apresentado na Tabela 3.1.

Finalmente, é importante destacar o envolvimento da amígdala na regulação do comportamento alimentar, já que animais com lesão dessa estrutura apresentam a chamada síndrome de Klüver-Bucy, um distúrbio neurológico discutido no Capítulo 5.

Tabela 3.1. Modulação neuroquímica do comportamento alimentar. A natureza multimediada do comportamento alimentar explica a dificuldade da sua regulação com o uso de agentes farmacológicos

	HVM	HL
Noradrenalina	Agonistas α-adrenérgicos inibem a atividade (hiperfagia) e os agonistas β-adrenérgicos estimulam (saciedade) desse núcleo.	Agonistas β-adrenérgicos inibem a atividade neste núcleo ⇒ afagia.
Dopamina	–	Esse neurotransmissor estimula o comportamento alimentar da via nigroestriatal formando sinapses no HL em seu percurso para os núcleos da base.
Serotonina	Estimulação de receptores 5-HT promove saciedade. Anfetamina e fenfluramina aumentam a liberação de 5-HT ⇒ efeitos anorexígenos.	–
GABA	Redução da atividade neste núcleo ⇒ hiperfagia.	–
Peptídeos	CCK e leptina • saciedade.	Neuropeptídeo Y, orexina e opioides endógenos • hiperfagia.

HVM: hipotálamo ventromedial. HL: hipotálamo lateral.

Essa síndrome caracteriza-se por placidez, hipersexualidade, agnosia visual e necessidade de examinar todos os objetos com a boca e hiperfagia. A forma como a amígdala participa do controle do comportamento alimentar é ainda controversa (Fig. 3.6).

Obtenção do alimento no meio ambiente

A busca de alimentos para prover e compensar o gasto de energia nas atividades do dia a dia constitui o chamado balanço energético. O ponto de equilíbrio varia de indivíduo para indivíduo e sofre influência de uma série de fatores, como estresse, palatabilidade do alimento e exercício. Além desses fatores, como mostrado adiante, a ingestão de alimentos aparentemente também pode variar de acordo com a época do ano, a disponibilidade de comida no ambiente, a presença de predadores perto do local da alimentação, bem como com o custo de obtenção do alimento. O comportamento alimentar é um processo complexo controlado por múltiplos mecanismos, e seu estudo na natureza envolve um espectro enorme de elementos que vão desde a escolha do alimento, a estimativa de tempo para obtê-lo, informações sobre a trilha a ser seguida para obtê-lo (ou mesmo juntar informações para reconhecimento do meio a ser explorado) até a adoção de estratégias para minimizar riscos. Ele compreende pelo menos duas grandes categorias de comportamentos temporalmente distintos que são os de busca associados à pré-ingestão e os atos consumatórios associados à ingestão do alimento (mastigação e deglutição). Os mecanismos subjacentes ao comportamento de busca em geral são estudados em conjunção com a neurobiologia da memória, percepção e atenção. Por outro lado, o comportamento consumatório tem recebido maior atenção em razão de sua associação direta com os mecanismos homeostáticos. Por outro lado, o estudo do comportamento alimentar no laboratório é mais limitado e não conta com todos esses elementos na medida em que é conduzido com o controle de todas as suas variáveis em caixas experimentais. A concepção teórica permeando as descrições feitas até agora supõe que a ingestão ocorre em resposta a alguma deficiência e termina em função da repleção do organismo, isto é, que a homeostase está sendo mantida. Essa abordagem busca encontrar os mecanismos subjacentes aos estados fisiológicos em curso no organismo e, por essa razão, tem estudado a ingestão por períodos de tempo relativamente curtos. Implícita nesse paradigma de depleção-repleção está a suposição de que o jejum e a alimentação são condições necessárias e suficientes para modular os comportamentos de busca e consumo de nutrientes.

No entanto, observação de animais em seu próprio ambiente ou em paradigmas de economia fechada (onde toda a alimentação vem da situação experimental) mostra que os animais geralmente iniciam episódios alimentares com frequência, tamanho e padrões que são característicos de sua espécie e que resultam na manutenção de um consumo constante ou regulado de calorias. Na verdade, é fascinante a maneira pela qual o organismo varia seu consumo para manter de modo preciso o peso e a composição corporal, mesmo sob condições distantes daquelas consideradas ideais ou fisiológicas.

Antecipação de necessidades futuras

Uma importante característica do comportamento alimentar é a antecipação de futuros requisitos nutricionais. (O termo *antecipação* é usado no sentido de estar preparado e não no sentido de intencionalidade). As espécies cujas fontes de comida flutuam regularmente (por exemplo, diariamente, sazonalmente, anualmente, etc.) parecem se alimentar em antecipação a essas flutuações. Assim fazem as aves estritamente diurnas para lidar com o jejum noturno obrigatório, acumulando comida no papo. Também os pássaros que não emigram das regiões de invernos muito frios aumentam o consumo de alimento e rapidamente acumulam tecido adiposo durante o dia para uso durante as noites frias. Nas regiões boreais, os animais comem muito para acumular a gordura que será utilizada durante o longo inverno.

Situação parecida é vivida pelos animais que dependem de fontes de comida muito esparsas, bastante imprevisíveis ou de custo muito caro. É o caso dos carnívoros, cujo encontro com a presa é imprevisível, e dos animais de deserto, que precisam viajar muito para encontrar comida. Essas espécies precisam iniciar e terminar o episódio alimentar tanto em função de seu estado fisiológico vigente quanto em antecipação à imprevisibilidade de suas fontes de comida. Por isso, tendem a ingerir muito quando conseguem alguma fonte de alimentação. Novamente, a quantidade de alimento ingerido pode não ser diretamente proporcional à falta interna de nutrientes. Em todos esses casos, seja decorrente de flutuações regulares ou da disponibilidade ocasional das fontes de alimentos no meio, o aumento do consumo não é causado por privação de nutrientes no organismo, mas por antecipação de necessidades futuras.

Custo do acesso à comida

Nessas situações relatadas está em jogo o preço que é pago para obter a comida. Essa variável, embora seja passível de ser observada na natureza, é mais bem estudada em laboratório. Quando o acesso à comida é de baixo custo, os animais comem pouco e frequentemente. Quando o acesso exige um alto custo, ingerem volumes muito grandes, frequentemente em um único episódio alimentar. É o comportamento exibido por algumas pessoas em churrascarias do tipo rodízio. Nesse caso, ocorre uma variação do volume de comida quase totalmente desvinculada de ajustes homeostáticos, mas obedecendo ao custo de acesso à refeição. Ratos confrontados à situação de alto custo de obtenção de alimento mantêm perfeitamente o peso corporal a expensas de necessitarem realizar uma única refeição a cada 48 horas, podendo ingerir, às vezes, o correspondente a 20% de seu peso corporal. Os grandes felinos, após terem abatido uma presa, também se empanturram muito além de suas necessidades fisiológicas, numa resposta comportamental muito parecida com a do rato. Se for dada a escolha, os animais invariavelmente mantêm uma espécie de comportamento balanceado entre a comida mais barata e a de melhor qualidade.

Os animais fazem refeições menos volumosas e mais frequentes se o custo da comida é baixo. Quando, por outro lado, a relação custo/benefício é quebrada, a margem de operações do organismo fica comprometida. Se o esforço requerido é alto, a modificação comportamental não compensa o aumento do custo, e o peso corporal cai. As aves que dependem, mais que os outros animais, da relação custo-benefício para manterem seu peso em uma faixa que favoreça o voo não engordam como os animais de vida terrestre. Por outro lado, diferentemente dos demais animais, os fatores psicológicos desempenham um papel determinante na luta do homem em manter o seu peso ideal.

Resumindo essa abordagem mais etológica, um animal é capaz de detectar a estrutura de seu ambiente, e seu comportamento alimentar tenderá a minimizar o custo e maximizar a ingestão alimentar, numa aparente antecipação, tanto de seus próprios requisitos nutricionais quanto das condições ambientais. Isso implica a existência de um sistema que controla quando, onde e de que fonte um animal vai se alimentar. No entanto, pouco ou nada se sabe sobre o substrato neurofisiológico que medeia esses ajustes complexos. É óbvio que os mecanismos subjacentes a tal processo teriam que incluir aqueles responsáveis pelos ajustes de curto prazo já descritos no início deste capítulo.

Sede

A perda de água pelo organismo leva à sede e, por conseguinte, à ingestão de líquidos, que é regulada principalmente por duas variáveis fisiológicas: a osmolaridade plasmática e o volume vascular. Alterações nesses parâmetros resultam em uma série de ajustes fisiológicos que ocorrem em sucessão no organismo para restabelecer o equilíbrio hidroeletrolítico. A perda de água ativa circuitos hipotalâmicos que induzem o comportamento de beber e os ajustes hemodinâmicos necessários para reter água através da redução da formação de urina. A depleção de líquidos leva a um aumento na concentração de Na^+ no plasma (hiperosmolaridade) que ativa os osmorreceptores (sensíveis a variações plasmáticas na concentração de íons) nos núcleos supraventricular e paraventricular do hipotálamo. A despolarização dessas células promove a liberação de hormônio antidiurético (HAD) para a hipófise posterior (também chamada de hipófise neurogênica) e daí para a circulação sanguínea. O HAD, também conhecido como vasopressina, age nos túbulos coletores dos rins, onde aumenta a permeabilidade de suas células à água, promovendo, assim, a reabsorção de líquidos para a corrente sanguínea, e inibe a produção de urina.

Um segundo estímulo importante para a liberação de HAD pela hipófise posterior provém da redução do volume vascular. Os receptores que medeiam essa forma de regulação da ingestão de líquidos incluem os barorreceptores do átrio esquerdo, das veias pulmonares e dos seios carotídeos e aórticos (Fig. 3.7*A*). A redução do volume vascular estimula esses receptores que, por sua vez, enviam impulsos ao hipotálamo através dos nervos vago e glossofaríngeo. Como resultado disso ocorre a liberação de vasopressina ao mesmo tempo em que é induzida a ingestão de líquidos. Várias evidências indicam a existência de uma inter-relação funcional entre os centros neurais que regulam a sede e a secreção de vasopressina. Essa relação é direta, dado que a sede promove a liberação de vasopressina da hipófise posterior, e a ingestão de líquidos a suprime.

Outro mecanismo ativado pela ação combinada de alterações na osmolaridade plasmática e/ou no volume vascular é o da produção de angiotensina, um octapeptídeo formado no plasma e que também está presente no cérebro e que também atua na manutenção do equilíbrio hidroeletrolítico. A sua administração em pequenas quantidades a animais, por via intravenosa ou diretamente no terceiro ventrículo, tem efeito dipsogênico, isto é, induz sede e leva à ingestão de água. O processo de formação de angiotensina ocorre a partir dos rins, no chamado *aparelho justaglomerular*. Esse aparelho é constituído pelas células justaglomerulares que estão situadas nas paredes das arteríolas aferentes dos glomérulos renais, que detectam alterações do volume plasmático, e por uma região dos túbulos distais, denominada *mácula densa*, cujas células monitoram as alterações na concentração de sódio do fluido tubular. A redução do volume plasmático ou a depleção de sódio induz as células justaglomerulares (localizadas nas paredes das arteríolas aferentes na altura de sua entrada nos glomérulos renais) a secretar uma enzima denominada renina (Fig. 3.7*B*). A renina liberada na circulação promove a clivagem de um precursor inativo, o angiotensinogênio (uma glicoproteína plasmática), em angiotensina I (um decapeptídeo). A angiotensina I sofre a ação de outra enzima, uma carboxipeptidase presente nas células endoteliais vasculares, resultando na formação de angiotensina II. Fatores que levam a um aumento do volume sanguíneo, como a ingestão excessiva de líquidos, causam, por outro lado, efeitos opostos, isto é, inibem o sistema renina-angiotensina. Nessa última condição, o resultado é o aumento do fluido glomerular e da produção de urina. A inibição do sistema renina-angiotensina é o princípio do mecanismo de ação de certos agentes anti-hipertensivos que através dessa ação determinam redução do volume vascular, depleção de sódio e aumento do fluxo urinário.

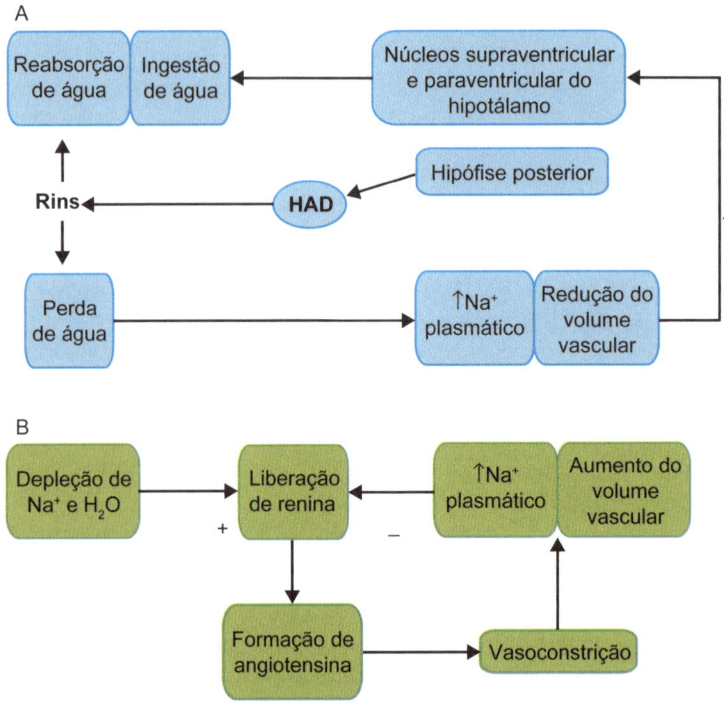

Fig. 3.7. Fisiologia da sede. Regulação da osmolaridade plasmática e do volume vascular. **A** – O aumento do Na^+ plasmático aumenta a atividade de barorreceptores no átrio e paredes de grandes vasos como também de osmorreceptores no hipotálamo (núcleos supraventricular e paraventricular). Da ativação dos osmorreceptores resulta a secreção de hormônio antidiurético (HAD) ou vasopressina pela hipófise posterior para a circulação sanguínea. Nos rins, o HAD atua nos tubos coletores, promovendo a reabsorção de água para a corrente sanguínea. No caso de redução da osmolaridade plasmática ocorre o processo inverso; redução de HAD no plasma e redução do volume vascular. **B** – Um modelo esquemático do papel homeostático do sistema renina-angiotensina. A depleção de Na^+ ou a redução do volume do sangue estimula o sistema renina-angiotensina. Por outro lado, o aumento da concentração plasmática de Na^+ ou o aumento da volemia inibe o sistema renina-angiotensina. Mais detalhes no texto.

Além dos mecanismos renais, os barorreceptores e receptores de volume também participam na formação de angiotensina. Esses receptores informam o hipotálamo sobre as alterações hemodinâmicas. O controle hipotalâmico sobre a formação de renina se dá através do sistema nervoso simpático, que inerva o aparelho justaglomerular dos rins. A ativação do sistema simpático também leva à produção de aldosterona pelo córtex adrenal, que atua promovendo a retenção de sódio.

A motivação para beber água, a secreção de vasopressina pela hipófise posterior e a retenção de água pelos rins são processos associados e compartilhados. Nós também temos sede quando os níveis plasmáticos de angiotensina II elevam-se em resposta à redução do fluxo sanguíneo nos rins. Uma possibilidade que emerge de estudos recentes é que a angiotensina possa mediar a liberação de HAD, através de receptores desse neuropeptídeo presentes em sítios hipotalâmicos onde se encontra o HAD. Essa angiotensina pode ser um neuropeptídeo localizado em terminais nervosos no sistema nervoso central (SNC) ou ser a mesma que é formada pelos rins que atinge, secundariamente, esse sistema.

Transtornos alimentares

A seguir, comentaremos três alterações importantes do comportamento alimentar; a obesidade, a bulimia e a anorexia nervosa, envolvendo os mecanismos de controle do peso descritos neste capítulo.

Obesidade

A obesidade é uma condição caracterizada pelo acúmulo excessivo de gordura. Uma maneira genérica para se estimar o excesso de peso utiliza como referência o peso corporal que ultrapassa em 10% o peso padrão estabelecido nas tabelas habituais que estabelecem valores desejáveis para a relação peso-altura.

Existem uma predisposição familiar genética à obesidade, bem como fatores de desenvolvimento que são observados na obesidade infantil. Acredita-se que, na obesidade infantil, o aumento no número de adipócitos (obesidade hiperplástica) seja o principal fator predisponente à obesidade adulta. Quando a obesidade ocorre pela primeira vez na idade adulta, ela é antes decorrente da *obesidade hipertrófica* (aumento no tamanho dos adipócitos) do que propriamente do aumento no número de células adiposas. A limitação da atividade física imposta pela obesidade é um fator que tende a agravar ainda mais essa condição.

Entre os fatores etiológicos da obesidade relacionam-se os fatores psicológicos como sendo a principal causa. Entre as causas psicodinâmicas sugeridas encontram-se a fixação oral, a regressão oral e a supervalorização da comida. Além disso, existem, frequentemente, uma história passada de depreciação da imagem corporal e insuficiente condicionamento do controle do apetite.

A obesidade deve ser controlada através da limitação dietética e pela redução das calorias associadas aos alimentos. Apoio emocional e modificação do comportamento são úteis na ansiedade e depressão que frequentemente acompanham a alimentação excessiva. A cirurgia de redução gástrica e técnicas similares são de valor limitado.

Bulimia

Trata-se de um distúrbio caracterizado por comportamento alimentar excessivo, compulsivo e episódico. O desconforto físico, como dor abdominal ou sensação de náusea, encerra o episódio bulímico que é seguido por depressão e pensamentos autodepreciativos. Exercícios físicos, indução do vômito, uso regular de laxantes e diuréticos refletem a preocupação do paciente com a forma e peso corporais.

A bulimia geralmente ocorre na adolescência e início da idade adulta, e acomete principalmente pessoas do sexo feminino. Entre os fatores etiológicos relaciona-se a ansiedade associada com o término de uma fase na vida do indivíduo ou o início de uma nova atividade, como término dos estudos e início do emprego. Alguns pacientes quando não conseguem voluntariamente controlar a ingestão de alimentos, sem que ninguém saiba, fartam-se de comida para logo em seguida induzirem o vômito. O tratamento da bulimia consiste em psicoterapia associada a técnicas de modificação comportamental e farmacoterapia. A boa resposta de pacientes com essa condição aos antidepressivos tricíclicos, como a imipramina, sugere uma relação da bulimia com a depressão. À bulimia pode seguir a anorexia nervosa, cujo curso e prognóstico são mais graves.

Anorexia nervosa

Essa condição caracteriza-se por um comportamento dirigido à perda de peso, padrões peculiares de manuseio de alimentos, medo intenso da obesidade e perturbação da imagem corporal. Os anoréxicos cumprem dietas incessantes e abusam de diuréticos e laxantes. Para o diagnóstico de anorexia nervosa é necessária uma redução de 15% do peso original, e não pode existir qualquer doença física intercorrente. Em geral, os pacientes manifestam um comportamento incomum com relação à comida (cortam a carne em pedaços bem pequenos, gostam de preparar refeições elaboradas para os outros, tentam se livrar dos alimentos guardando-os em guardanapos ou escondendo-os nos bolsos). Sua prevalência é maior em indivíduos de classes socioeconômicas mais elevadas e é uma das poucas doenças psiquiátricas que pode ter um curso progressivo até a morte. Acentuada queda do interesse sexual, ansiedade, comportamento obsessivo-compulsivo e depressão frequentemente acompanham a anorexia nervosa. Quando a perda de peso se agrava e o faz procurar o clínico, o anoréxico frequentemente já apresenta outros problemas orgânicos sobrepostos, como distúrbios cardiovasculares, alterações hidroeletrolíticas, metabólicas e amenorreia em mulheres.

Acredita-se que o estresse seja o principal fator desencadeante da anorexia. Um estudo de casos de anorexia relatou que subjacente ao estresse que precipitou a anorexia, na maioria dos pacientes estava o medo de um fracasso na vida profissional, baixo desempenho escolar e perfeccionismo. A resistência ao tratamento manifestada pelos pacientes anoréxicos ocorre, na maioria das vezes, porque o paciente não admite estar acometido dessa condição. O tratamento inicial é hospitalar e consiste na restauração do estado nutricional do paciente, uma vez que esse desequilíbrio pode levar ao óbito. A seguir, devem ser instituídos a terapia familiar e o condicionamento comportamental, com repouso associado à liberação de recompensas à medida que o paciente coopera e ganha peso.

BOXE 1

Regulação pela serotonina

Em geral, as substâncias inibidoras da recaptação de 5-HT são usadas cronicamente no tratamento farmacológico da depressão. Como vimos no corpo deste capítulo, a serotonina desempenha também um papel importante na regulação da ingestão de alimento e água. Drogas que inibem a recaptação de serotonina e aumentam, portanto, a disponibilidade desse neurotransmissor na fenda sináptica promovem efeitos anorexígenos. Assim como elas necessitam do uso crônico para mostrar eficácia, os estudos que investigam seus efeitos sobre o comportamento alimentar devem prever que a administração dessas drogas deve interagir com outros fatores durante o curso crônico de tratamento, como, por exemplo, o isolamento a que o animal é exposto para controlar a quantidade exata da substância que está sendo ingerida quando ela é colocada na água fornecida ao animal. Na administração aguda de agentes agonistas serotoninérgicos, entretanto, prevalecem os efeitos pré-sinápticos com redução da liberação de 5-HT nos terminais pré-sinápticos, e com a administração crônica da droga há uma dessensibilização dos receptores pré-sinápticos. Considerando esses fatores, analisamos os efeitos da administração crônica do antidepressivo fluoxetina – um bloqueador seletivo da recaptação de serotonina – e da gepirona – um agonista específico de receptores 5-HT_{1A}– sobre a ingestão de alimento de ratos isolados e agrupados por um período de três semanas. O isolamento nesse caso funciona como um estímulo aversivo que gera estresse e ansiedade. O tratamento com fluoxetina produziu como esperado uma redução do consumo de alimentos. Os efeitos da fluoxetina não foram seletivos para a condição de isolamento, uma vez que ambos os grupos de animais perderam peso durante o tratamento. A gepirona, ao contrário, aumentou a ingestão de alimentos apenas no grupo de animais isolados. Os animais agrupados sob tratamento com essa droga mantiveram seus pesos. Como se sabe que tanto o isolamento quanto a administração aguda (um dia) da gepirona reduzem a neurotransmissão serotoninérgica, é provável que esses fatores tenham interagido promovendo o comportamento alimentar e o consequente ganho de peso. A fluoxetina, ao contrário, reduziu o comportamento alimentar independentemente da condição emocional dos animais. Portanto, não é por acaso que a gepirona está em fase de testes pré-clínicos para uso no tratamento da ansiedade generalizada, enquanto a fluoxetina mostra pouco ou nenhum benefício nessa condição. Entretanto, a redução de peso é um dos efeitos colaterais mais salientes do uso da fluoxetina quando usada como agente antidepressivo.

BOXE 2

Diabetes

Alguns transtornos alimentares são relacionados com uma desregulação do controle da glicemia. Apresentam, portanto, comorbidade com o diabetes *mellitus*, uma doença crônica caracterizada pelos níveis aumentados de glicose no sangue (hiperglicemia). Esse transtorno ocorre quando o organismo não produz insulina suficiente para carrear a glicose para as células (diabetes *mellitus* tipo I – anteriormente conhecido como diabetes *mellitus* insulino-dependente ou diabetes de início juvenil) ou quando o organismo não consegue utilizar eficientemente a insulina (diabetes *mellitus* tipo II – anteriormente conhecido como diabetes *mellitus* não insulino-dependente ou diabetes de início na maturidade). Estudos apontam que o diabetes é um fator de risco para o desenvolvimento de transtornos alimentares devido aos cuidados que o paciente deve ter com relação à glicemia, alimentação e controle do peso. Portanto, cumprir uma dieta adequada é parte fundamental no tratamento do diabetes.

No diabetes tipo I (ver Tabela 3.2), a produção insuficiente de insulina pelo pâncreas leva progressivamente à hiperglicemia, a capacidade de utilização de energia pelas células é prejudicada, determinando a produção de energia por outras fontes de energia, como gordura e proteína, com alterações importantes no comportamento alimentar, bem como no peso corporal. Por exemplo, pacientes com o diabetes tipo I ao fazerem um controle rígido de sua hiperglicemia com insulina podem ganhar peso. Uma overdose de insulina causa uma queda abrupta de glicose no plasma (hipoglicemia) reduzindo sua disponibilidade para os neurônios no cérebro. A consequência disso é o chamado choque insulínico, que cursa com sudorese, tremores, ansiedade, tonteira e visão dupla. Se essa condição não é corrigida rapidamente, o resultado é delírio, convulsões e perda da consciência. Em contraste, quando esse controle é inadequado, o indivíduo pode até mesmo emagrecer. Nesse último aspecto, um termo que vem sendo muito utilizado na atualidade é *diabulimia*, que descreve um transtorno alimentar no qual os pacientes com diabetes tipo I deliberadamente restringem o consumo de insulina para poder emagrecer. Deve ser lembrado aqui que o comportamento alimentar é bastante complexo e não significa apenas a ingestão de nutrientes, mas envolve vários determinantes emocionais (ver o tópico Fatores Motivacionais, Sensoriais e Contextuais), além de valores culturais específicos.

Sabe-se também que a obesidade é um dos principais fatores de risco para o diabetes do tipo II, no qual o paciente apresenta hiperglicemia e uma resistência à ação da insulina. Os pacientes com o diabetes do tipo II na sua grande maioria são obesos (cerca de 80 a 90%) e o tratamento com hipoglicemiantes e/ou insulina (prescrita em alguns casos) induz, com exceção da metformina e acarbose, aumento do peso corporal. Por isso, um acompanhamento nutricional e a combinação de medicamentos hipoglicemiantes são de extrema importância para que se tenha um maior controle do peso corporal e sucesso no tratamento.

Tabela 3.2. Insulina *vs.* glicose no plasma: Implicações sobre o peso e o comportamento alimentar*

Doença	Insulina	Glicose	Peso	Comportamento alimentar
Diabetes *mellitus* tipo I	↓	↑	↑ ou ↓ dependente de insulina	Alterado
Diabetes *mellitus* tipo II	Pode estar ou não ↑ (há resistência à ação da insulina)	↑	Geralmente ocorre ↑	Alterado

↑ = Aumento; ↓ = redução.
*O comportamento alimentar alterado está relacionado com o aumento da glicemia e alteração da insulina no sangue.

Bibliografia

Bear MF, Connors BW, Paradiso MA. Neuroscience: Exploring the brain. Baltimore, USA: Lippincott Williams & Wilkins, 2ª ed., 2001.

Brown TS, Wallace PM. Physiological psychology. New York: Academic Press, 1980.

Collier G, Johnson DF. The time window of feeding. Physiology and Behavior 48:771-777, 1990.

Jackson EK, Garrison JC. Renin and angiotensin. Em: Hardman JG, Limbird LE, Goodman Gilman A (Eds.). Goodman & Gilman's The pharmacological basis of therapeutics. New York: McGraw-Hill, 9ª ed., p. 733-758, 1996.

Keesey RE, Boyle PC, Kemnitz JW, Mitchel JS. The role of the lateral hypothalamus in determining the body weight set point. Novin D, Wyrwicka W, Bay GA (Eds.). Em: Hunger: basic mechanisms and clinical implications. New York, Raven Press, p. 243-255, 1976.

Kanoski SE, Walls EK, Davidsaon TL. Interoceptive "satiety" signals produced by leptin and CCK. Peptides. 28:988-1002, 2007.

Kupfermann I, Kandel ER, Iversen S. Motivational and addictive states. Em: Kandel ER, Schwartz JH, Jessell TM (Eds.). Principles of neural sciences. New York: McGraw-Hill, p. 998-1013, 2000.

Morley JE. The neuroendocrine control of appetite: the role of the endogenous opiates cholecystokinin, TRH, gamma-amino-butyric-acid and the diazepam receptor. Life Sciences 27:355-368, 1980.

Pinel JPJ. The biopsychology of eating and drinking. Em: JPJ Pinel (Ed.). Psychobiology. Needham Heights (EUA), Simon & Schuster Inc., p. 299-346, 1992.

Schachter S. Some extraordinary facts about obese humans and rats. American Psychology 26:129-144, 1971.

Schmidt RF. Neurofisiologia. São Paulo: E.P.U. – Springer – EDUSP, 1972.

Silva RCB, Santos NR, Brandão ML. Influence of housing conditions on the effects of serotonergic drugs on feeding behavior in non-deprived rats. Neuropsychobiology 47:98-101, 2003.

Sohn JW, Elmquist JK, Williams KW. Neuronal circuits that regulate feeding behavior and metabolism. Trends in Neuroscience 36:504-512, 2013.

Stellar JR, Stellar E. The neurobiology of motivation and reward. New York: Springer Verlag, 1985.

Wise RA. The neurobiology of craving for the understanding and treatment of addiction. Journal of Abnormal Psychology 97:118-132, 1988.

Capítulo 4

Aprendizagem e Memória

Marcus Lira Brandão
Jorge Alberto Quillfeldt

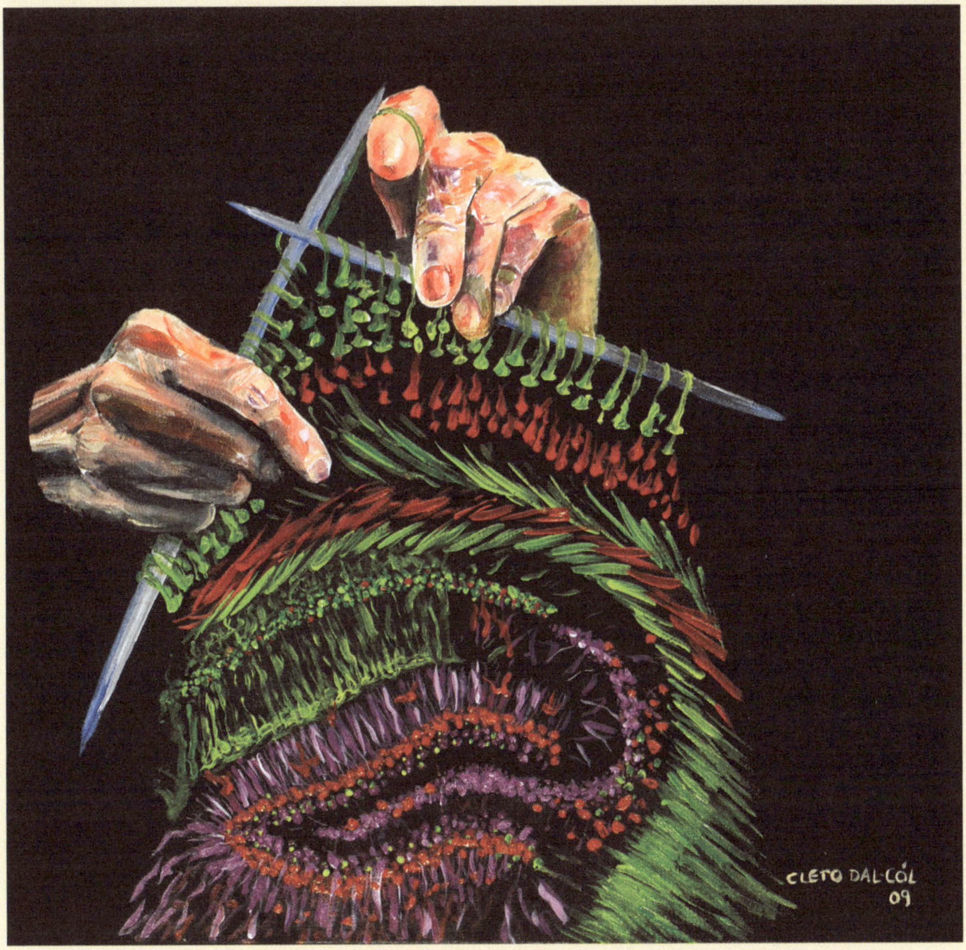

Considerações gerais

A memória é uma das faculdades humanas mais fascinantes. Ela determina nossa individualidade e identidade. Apresenta alto valor adaptativo na medida em que armazena experiências diárias que podem ser recuperadas em futuras ocasiões e, assim, nos ajudar a enfrentar as mudanças que ocorrem em nosso meio.

A formação da memória não é um processo instantâneo, mas se dá em uma sucessão de fases: a *aquisição* – que é a aprendizagem propriamente dita, a *consolidação* (processos plásticos que armazenam o traço de memória) – e a *evocação* (ou expressão) dessas memórias. Como veremos ao longo deste capítulo, cada uma dessas etapas envolve mecanismos biológicos específicos implementados de forma coordenada, como uma orquestra: distintos circuitos neuroanatômicos são recrutados em determinadas áreas do cérebro, juntamente com múltiplos neurotransmissores e neuromoduladores e diferentes processos em nível celular e subcelular – conjuntamente denominados *plasticidade neural* –, produzindo um registro dos acontecimentos denominado *engrama** ou traço de memória. Nossas memórias nos permitem viver o presente e planejar o futuro com base em nossas experiências passadas. Além disso, ao contrário do que se pensava, a memória não é apenas um registro estático de eventos do passado, mas o resultado de uma interação permanente entre conhecimentos anteriormente adquiridos e as informações adquiridas mais recentemente, isto é, nossos traços de memória mudam com o passar do tempo, podendo ser atualizados ou até mesmo modificados de acordo com certas regras (reconsolidação, extinção, etc.).

A memória como função da atividade cerebral** vem sendo estudada cientificamente por psicólogos e médicos desde o século XIX, com destaque para os trabalhos do francês Théodule-Armand Ribot (Lei do gradiente para as amnésias retrógradas – *Les Maladies de la Mémoire*, 1881) e dos alemães Hermann Ebbinghaus (Curva de Aprendizagem, Curva de Esquecimento e Efeito do Espaçamento temporal para a aprendizagem – *Memory*, 1885) e Geörg Elias Muller (conceito de Consolidação da Memória – Müller & Pilzecker, 1900).

Um dos mais intrigantes problemas das Neurociências da atualidade continua sendo a natureza do *engrama*. A questão da localização desses traços no cérebro, por exemplo, foi estudada durante mais de trinta anos pelo psicólogo norte-americano Karl Lashley, que realizou uma série de ablações progressivamente mais extensas do neocórtex de mamíferos tentando interromper a comunicação transcortical entre as regiões sensoriais e motoras primárias, mas nunca tendo conseguido definir nenhuma área precisa para esse armazenamento. Uma descrição dos resultados de seus estudos, frequentemente encontrada na literatura, reflete bem as dificuldades enfrentadas: "Não é possível demonstrar a localização isolada de qualquer vestígio de memória em nenhuma parte do sistema nervoso. Determinadas regiões podem ser essenciais para a aprendizagem ou para a retenção de uma atividade específica, mas o *engrama* está representado por toda parte (Princípio da Equipotencialidade)."

---

*Conceito formulado pelo alemão Richard Semon no começo do século XX (http://en.wikipedia.org/wiki/Richard_Semon).

**Cérebro é a porção telencefálica do sistema nervoso central (SNC) e inclui todo o neocórtex (os dois hemisférios) mais algumas estruturas subcorticais, como o hipocampo e os núcleos da base (que incluem a amígdala), e mesmo, segundo alguns autores, o diencéfalo (estriado, caudado e *putamen*). Porém, quando utilizamos o SNC em qualquer função cognitiva, necessariamente recrutamos áreas além do cérebro: no mesencéfalo (hipotálamo, substância periaquedutal cinzenta, etc.), no cerebelo ou no resto do tronco encefálico. Essas estruturas, mais o cérebro, são conjuntamente denominadas *encéfalo*, termo que deveria ser usado preferencialmente a cérebro. Ainda que seja no cérebro que de fato se localiza a maioria das áreas envolvidas na formação e evocação de memórias descritas neste capítulo, usaremos os termos de acordo com sua abrangência em cada caso.

Se a localização definitiva dos *engramas* era difícil de precisar, o mesmo não ocorria com as regiões encefálicas responsáveis por etapas decisivas na formação de novas memórias, como o hipocampo. O neurocirurgião canadense W. B. Scoville observou que alguns pacientes submetidos a neurocirurgias que consistiam na remoção bilateral do hipocampo tornavam-se amnésicos a todos os acontecimentos posteriores à cirurgia. Um relato clássico apareceu em artigo publicado conjuntamente com a neuropsicóloga Brenda Milner (Scoville e Milner, 1957). Um paciente identificado pelas iniciais H.M, então com 29 anos de idade, era portador de uma epilepsia intratável do lobo temporal decorrente de um acidente cerebral após ter sido atropelado por uma bicicleta quando jovem. Em razão das crises epilépticas severas e frequentes que o incapacitavam para o trabalho, H.M. foi submetido a uma cirurgia que removeu bilateralmente o hipocampo, a amígdala e partes adjacentes do córtex temporal. A cirurgia melhorou consideravelmente seu quadro epiléptico, mas o deixou com graves distúrbios de memória. Chamou a atenção desses pesquisadores que o seu déficit de memória era bastante específico: apresentava boa capacidade de memória para eventos ocorridos antes da cirurgia, mas, apesar de ser capaz de reter informações de curto prazo por alguns segundos, não era capaz de formar memórias mais duradouras, como as de pessoas, lugares ou objetos. Mais tarde verificou-se que H.M. e outros pacientes com lesões similares no lobo temporal medial ainda eram capazes de formar e reter outros tipos de memória, como a de procedimentos automáticos envolvendo tarefas motoras. Também eram capazes de habituar-se ou desenvolver sensibilização a estímulos novos e passíveis de condicionamento clássico (Pavloviano) ou operante (Skinneriano), mas seguiam incapazes de "transferir informações novas para bancos de memória mais duradouras"*, tais como localização espacial, reconhecimento de faces e números de telefone. Em suma, sua lesão da região hipocampal (e vizinhanças) interferia com os processos de formação de novas memórias, sem, porém, afetar a evocação de memórias antigas. Esse relato revolucionou os estudos à época, deslocando a ênfase da localização dos traços de memória para os processos responsáveis por seu armazenamento, além de, obviamente, chamar a atenção para o envolvimento do hipocampo nesses processos.

Contribuições como as de Lashley convergem com as de Scoville e Milner e são ótimos exemplos de como a ciência avança a partir de achados inesperados aliados à importância de os cientistas serem criteriosos, sistemáticos e determinados. Hoje admite-se que os processos de aprendizagem e memória recrutem processos neurais em múltiplas regiões do encéfalo, mas que certas estruturas estão mais envolvidas que outras. Os sítios cerebrais que são ativados dependem, sobremaneira, do que efetivamente está sendo aprendido. Assim, é natural que o córtex occipital seja mais ativado durante a aprendizagem visual, o hipocampo em tarefas que requerem o uso de mapas espaciais, o cerebelo em tarefas que exigem habilidade motora, a amígdala no medo condicionado e o córtex do cíngulo nas experiências com colorido emocional.

A dificuldade que se tem encontrado para definir aprendizagem e memória está relacionada ao fato de que esses processos são, em geral, inferidos a partir de alterações comportamentais antes que medidos diretamente. De fato, como ainda não conhecemos a natureza exata do *engrama*, não temos como observar diretamente sua formação ou evocação: mas podemos examinar *suas consequências*, e, como a única "saída" observável de qualquer atividade nervosa é de natureza motora, o que observamos são *comportamentos*. Uma das definições correntes indica que a aprendizagem corresponderia à

*Terminologias que remetem a uma analogia do cérebro/encéfalo com computadores são muito frequentes, mas recomenda-se cautela no seu uso, uma vez que se trata de objetos muito diferentes, material e conceitualmente. Apesar de ser usada há quase cinco décadas, mostrou-se uma teoria pouco fértil cientificamente e possivelmente mais promotora de confusão que de clareza.

aquisição de novos conhecimentos do meio e, como resultado dessa experiência, ocorre a modificação do comportamento, enquanto memória seria a retenção de algum "traço" desse conhecimento. A rapidez da ativação dos processos neurais envolvidos na aquisição de informações, bem como a eficiência dos mecanismos subjacentes aos processos de armazenamento e recuperação das mesmas, certamente integra a lista de funções cognitivas que denominamos, coletivamente, inteligência. De maneira geral, os mecanismos cerebrais da memória e aprendizagem estão também associados aos processos neurais responsáveis pela atenção, percepção, motivação, pensamento abstrato (imaginação) e outros processos neuropsicológicos, de forma que perturbações em qualquer um deles tendem a afetar, indiretamente, a aprendizagem e a memória.

Mesmo desconhecendo a natureza exata do *engrama*, acredita-se que o mesmo se dê no encéfalo, especialmente no cérebro, e que envolva a atividade de neurônios em comunicação química (sinapses) e propagando informação mediante potenciais elétricos de membrana: como "só podemos ter certeza de que houve aprendizado observando-se sua evocação"*, e o que se observa numa evocação é alguma mudança no comportamento. Assim, no lado dos mecanismos celulares e neuroquímicos, o que se procura são mudanças concomitantes que explicariam os novos comportamentos observados: uma expressão mais geral para isso é *plasticidade cerebral,* que se refere a alterações funcionais e estruturais nas sinapses, zonas ativas de contato entre neurônios, como resultado de processos adaptativos do organismo ao meio. Como veremos a seguir, essas modificações promovem alterações na eficiência sináptica e podem aumentar ou diminuir a transmissão de impulsos com a consequente modulação do comportamento. Hoje, a preocupação dos estudiosos dessa área está voltada principalmente às varias formas de plasticidade existentes no sistema nervoso, na esperança de que, se os compreendermos, poderemos chegar a um modelo teórico completo que explique o substrato de aprendizagem e da memória.

Classificação dos processos de aprendizagem

A classificação dos processos de aprendizagem guarda íntima relação com os procedimentos experimentais de laboratório, conhecidos como condicionamento clássico, condicionamento operante, habituação e sensibilização. Uma abordagem genérica sobre esses tipos de aprendizagem será feita aqui apenas para servir de base para a compreensão dos tópicos subsequentes. Uma análise mais aprofundada é facilmente encontrada na literatura (Squire e Kandel 2003, Quillfeldt, 2016).

A história dos estudos com condicionamento clássico começou com Ivan Pavlov, fisiologista russo, prêmio Nobel em 1904. A partir de seus estudos pioneiros, hoje sabemos que a base do condicionamento clássico é a associação entre estímulos. Reconhecemos alimentos pela visão ou pelo olfato porque já passamos pela experiência prévia de associar o seu gosto na boca com o seu aspecto visual e/ou seu cheiro, mas tais respostas não ocorrem para quaisquer estímulos específicos, como, por exemplo, o som de uma campainha.

Nas condições experimentais de laboratório, esse condicionamento é comumente dividido em três fases: pré-condicionamento, condicionamento e teste. A apresentação de alimento, que é o *estímulo incondicionado* (US, de *unconditioned stimulus*) a um animal provoca salivação, que é uma resposta incondicionada que não muda. O condicionamento

*"The only proof of there being retention is that recall actually takes place" (William James, 1872). Em filosofia da ciência esse tipo de abordagem é chamado de fenomenológica, mais descritiva que explicativa como sua contraparte, a abordagem mecanística.

ocorre quando um estímulo neutro (o som de uma campainha ou uma luz, por exemplo) – este, o *estímulo condicionado* (CS, de *conditioned stimulus*) – é pareado com o US, geralmente repetidas vezes. Posteriormente, quando o CS é apresentado sozinho, surge uma resposta condicionada (RC) durante a vigência do CS. O animal *reage ao estímulo condicionado como se ele fosse o próprio estímulo incondicionado*. Essa *resposta condicionada* é o aprendizado do condicionamento clássico. O CS prediz ou torna-se um sinal antecipatório da ocorrência do estímulo incondicionado (Fig. 4.1).

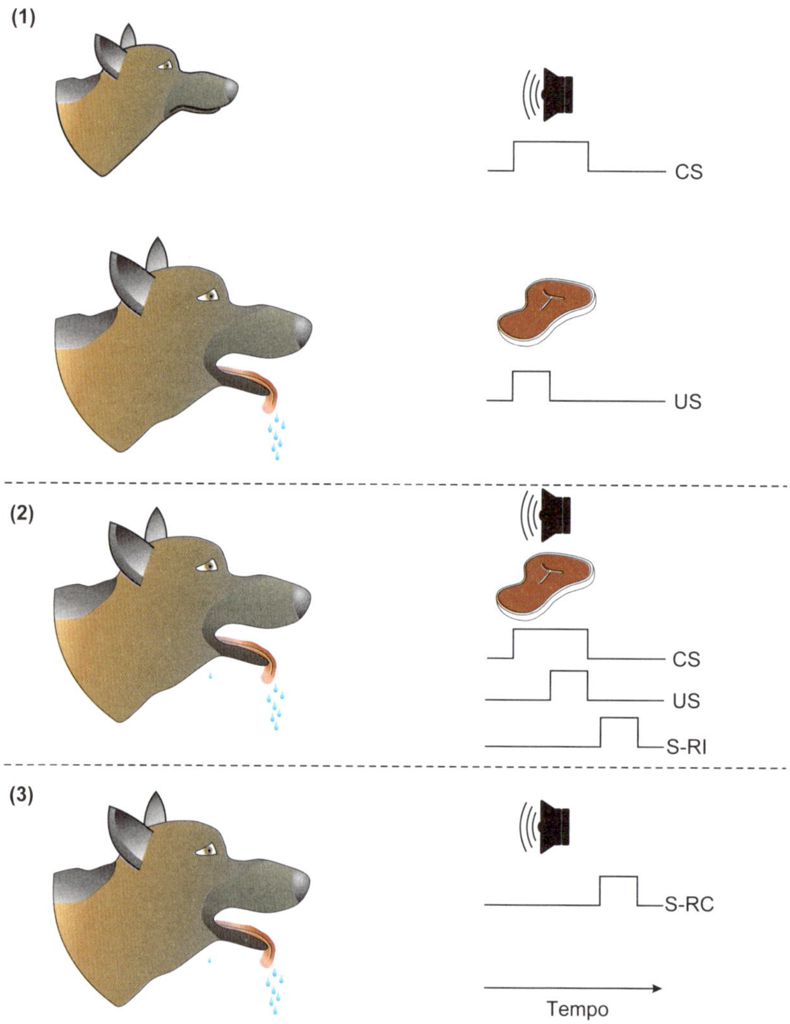

Fig. 4.1. Condicionamento Pavloviano. O uso da técnica de condicionamento clássico ou Pavloviano permite estudar os mecanismos de aprendizagem acionados no cérebro do animal pela associação entre estímulos do meio. Estão representadas as três fases do condicionamento Pavloviano na situação em que é apresentado um pedaço de carne (US) a um animal, com a consequente resposta incondicionada (RI) de salivação. **(1)** *Fase de pré-condicionamento* – não há qualquer resposta do cão ao som (S) que é apresentado sozinho. O cão saliva na presença da carne. **(2)** *Fase de condicionamento* – o som é apresentado associado (pareado ou emparelhado) ao US que induz a RI. **(3)** *Fase de teste* – o som (CS) apresentado isoladamente provoca salivação, que é a resposta condicionada (RC).

Da mesma forma que Ivan Pavlov está para a história do condicionamento clássico, Burhus F. Skinner está para o condicionamento operante ou instrumental. Skinner desenvolveu as gaiolas que levam seu nome, onde os animais podem pressionar uma barra ou desempenhar qualquer outra tarefa a fim de receberem uma recompensa. O condicionamento operante baseia-se na probabilidade de ocorrência futura de uma resposta quando ela é seguida de um reforço. O reforço positivo (recompensa; como é o caso do alimento quando estamos com fome ou água quando temos sede) ou negativo (estímulo que é terminado, retardado ou omitido como resultado de uma resposta) aumenta, e a punição (estímulo aversivo contingente a uma resposta) diminui essa probabilidade.

Em vista do que foi exposto, fica claro que a base do condicionamento clássico é a associação entre estímulos (CS+US), enquanto no condicionamento operante sobressai-se a associação entre o estímulo e o comportamento do animal. Outra diferença importante entre os dois tipos de condicionamento, especialmente em sua versão aversiva, é que, no clássico, não há possibilidade de fuga (o US, como um choque, é *inescapável*), enquanto no operante o animal sempre tem uma saída ou alternativa, o que acaba recrutando sistemas cerebrais diferentes (Quillfeldt, 2016). Entretanto, certas situações experimentais não permitem delimitar claramente onde termina o condicionamento clássico e onde começa o condicionamento operante. Um exemplo dessa situação é a *esquiva ativa*, situação experimental na qual um animal emite uma resposta instrumental em resposta a um estímulo condicionado (Fig. 4.2). Nessa condição, o CS é apresentado

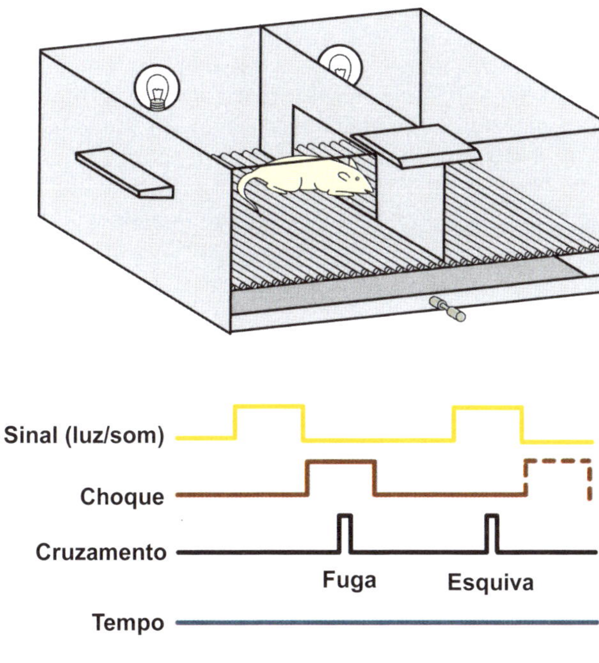

Fig. 4.2. Esquiva ativa. A caixa de esquiva ativa (também conhecida como *shuttle-box* ou caixa de vaivém) consiste em dois compartimentos iguais e com as grades do assoalho eletrificadas. Para cada tentativa, uma luz ou som (estímulo condicionado – CS) apresentado durante um tempo determinado é seguido por um choque. Se após o início do choque o animal cruza a linha central e entra no outro compartimento, ele termina o estímulo incondicionado (resposta de fuga). Se o animal cruza a linha média durante o CS (antes do início do choque) ele termina o estímulo condicionado e evita a apresentação do choque (resposta de esquiva).

antes do US (em geral, um choque nas patas) e a resposta do animal de cruzar de lado em uma caixa de dois compartimentos (caixa de vaivém) durante a apresentação do CS evita a liberação do choque. Se a resposta ocorre depois que o US já tiver começado, ela o termina e a resposta passa a ser chamada de *fuga*.

Ao contrário da esquiva ativa, na *esquiva inibitória,* em particular no modelo *de descida da plataforma* (*step-down inhibitory avoidance*, IA) os animais são colocados em uma plataforma de cerca de 5 cm de altura no canto de uma caixa experimental cujo assoalho de barras de aço inoxidável é eletrificado. Na sessão de treinamento, imediatamente após descerem da plataforma, os ratos recebem um choque de intensidade moderada. Em uma sessão-teste no dia seguinte, o tempo de descida da plataforma é medido e confrontado com a latência de descida de animais-controle que não receberam choques nas patas na sessão de treinamento. Há uma variante dessa esquiva que se chama *esquiva inibitória com troca de compartimento* (*step-through* IA), mais usada entre pesquisadores anglo-saxônicos, na qual se abre uma porta entre o compartimento do animal, iluminado, e um adjacente, escuro, onde um choque é dado nas patas do mesmo. A propósito, ambas formas de esquiva são frequentemente chamadas de "esquiva passiva", mas a terminologia está errada, uma vez que foi demonstrado que os animais treinados não estão passivos, mas inibindo ativamente sua motivação exploratória (Netto & Izquierdo, 1985).

Alguns autores preferem agrupar o condicionamento clássico e o condicionamento operante em uma única categoria chamada de aprendizagem associativa, em que o organismo é exposto a dois tipos de eventos, ou seja, CS-US no condicionamento clássico, e estímulo-reforço no condicionamento operante, reservando a denominação aprendizagem não associativa para aquelas condições em que o organismo é exposto a apenas um tipo de estímulo, como ocorre na habituação e sensibilização. Para visualizar uma classificação bem abrangente e completa dos tipos de memória e como se pode estudá-las ver Quillfeldt, 2016 (em especial a Fig. 4.1).

Atualmente, um grande número de estudos com aprendizagem condicionada Pavloviana se utiliza da resposta de congelamento, por ser facilmente condicionada e ser um índice bastante confiável de medo ou ansiedade. Nesse caso, é medido o tempo em que os animais permanecem imóveis (*freezing*) quando expostos a estímulos neutros (como um som, uma luz ou o próprio contexto experimental) após pareamento prévio com um estímulo aversivo incondicionado (um choque moderado nas patas, por exemplo – ver Fig. 4.3). Uma tarefa comportamental bastante prática - e fácil de reproduzir – e, além, disso, mais simples que a mostrada na Fig. 4.3, é o chamado *Condicionamento Aversivo ao Contexto* (CAC), onde, após um período inicial de habituação ao ambiente dentro do equipamento, um ou mais choques são aplicados nas patas dos animais, que, quando recolocados naquele contexto, caso se recordem da experiência, ficarão congelados por um bom tempo.

A *habituação* é a forma mais elementar de aprendizagem não associativa, na qual o indivíduo aprende acerca das propriedades de um estímulo novo, mas que é, em geral, inócuo. Depois de repetidas apresentações, o estímulo perde a sua característica de novidade, e o individuo reage com respostas exploratórias progressivamente mais fracas. Repetindo aqui as palavras de E. R. Kandel, eminente estudioso da aprendizagem e memória, "a habituação talvez seja a forma mais difundida de todas as formas de aprendizagem. Através da habituação os animais – incluindo os seres humanos – aprendem a ignorar os estímulos que perderam o significado ou a característica do novo. A habituação é considerada como sendo o primeiro processo de aprendizagem em crianças e é comumente usada para estudar o desenvolvimento de processos intelectuais como a percepção e a memória". A importância dessa

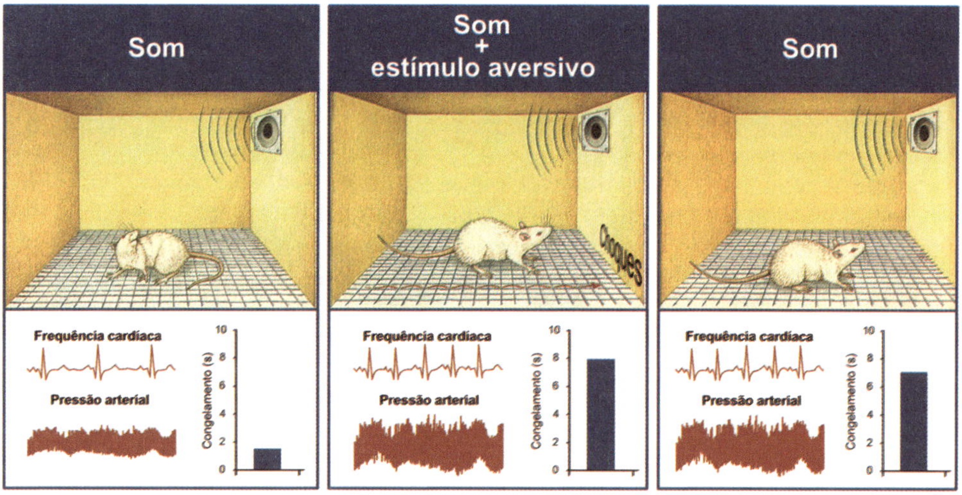

Fig. 4.3. Resposta de congelamento condicionada ao som. Um estímulo neutro (som) apresentado sozinho promove apenas uma reação de alerta sem qualquer alteração comportamental ou cardiovascular. Quando ele é apresentado durante a aplicação de choques moderados (US) na grade que constitui o assoalho da caixa, o som funciona como estímulo condicionado (CS). Após pareamentos sucessivos, a apresentação isolada do som produz os mesmos efeitos provocados pelo US. A resposta de congelamento e o aumento da pressão arterial e da frequência cardíaca ao estímulo neutro passam a ser respostas condicionadas (RC) ao som (CS).

forma de aprendizagem fica ainda mais evidente quando sabemos que perturbações da habituação podem estar por trás de certos transtornos mentais, como a esquizofrenia ou estados mentais alterados decorrentes da autoadministração de drogas psicotomiméticas.

A *sensibilização*, também conhecida como pseudocondicionamento, é um processo mais complexo, no qual o animal aprende acerca das propriedades de um estímulo nocivo. Após ser submetido a um estímulo dessa natureza, o animal aprende a fortalecer seus reflexos defensivos durante um certo período, de forma que mesmo estímulos inócuos (uma estimulação tátil moderada, por exemplo) apresentados no lugar do estímulo nocivo induzem uma resposta vigorosa nesses animais. Esse processo é gradual, tanto em humanos como em outros animais. No molusco marinho conhecido como aplísia, uma única exposição ao estímulo nocivo é capaz de produzir uma sensibilização que dura minutos a horas (de curta duração); já quatro exposições produzem uma sensibilização que dura um ou mais dias, enquanto 16 exposições induzem uma sensibilização de uma semana ou mais.

Fases da aprendizagem associativa

Em estudos de medo condicionado, as respostas eliciadas pelo CS são medidas frequentemente durante a aquisição e a evocação. A aquisição é a aprendizagem inicial da associação entre o CS e o US, durante a fase de treinamento do medo condicionado, quando o animal está aprendendo a associar os dois estímulos. A evocação envolve recuperar a associação CS-US quando o CS é apresentado sozinho na sessão-teste. Testes de evocação que ocorrem em poucas horas após a aquisição medem a memória de curto prazo. Testes de evocação que ocorrem mais tarde (em geral 24 h) medem a memória de longo prazo. Os testes de memória de curto e longo prazo são usados para estudar a *consolidação* da memória, processo pelo qual uma memória instável de curto prazo é convertida em um traço de memória mais estável e duradouro.

Uma forma de memória ainda mais evanescente que a de curto prazo é a chamada *memória de trabalho* (*working memory*), que se refere ao armazenamento momentâneo da informação, apenas por um período suficiente para o nosso raciocínio imediato e a resolução de problemas, como, por exemplo, a compreensão da frase que estou lendo ou o teor de uma conversa com um amigo; enfim, o material que garante nossos raciocínios e decisões mais simples. A memória de trabalho, também conhecida como memória operacional ou executiva, é a que nos permite manter informações em um nível consciente durante um período ultra-curto de tempo (segundos) apenas até que realizemos determinadas tarefas cognitivas bastante comuns em nosso dia a dia. Um bom exemplo consiste na situação em que memorizamos um número de telefone logo antes de digitá-lo, o que estamos acionando é a MT. Tão logo o número tenha sido digitado (ou discado, para os mais antigos), estas informações podem ser descartadas. Essa memória só pode ser prolongada se sobre ela aplicarmos algum processo de memorização, digamos, repeti-lo mentalmente; só assim, o traço tão tênue sobreviverá para ser eventualmente transferido para algum sistema mais duradouro de armazenamento, inicialmente a memória de curto prazo, e, se condições houver, a perseveração como memória de longo prazo (Fig. 4.4). Embora memórias de curto e de longo prazo tenham algum grau de paralelismo, uma não depende da outra para ocorrer, como se pensava, pois possuem mecanismos relativamente independentes (Izquierdo et al., 1988). As memórias operacionais podem ser consideradas como processos dinâmicos envolvendo quatro componentes que dividem diferentes funções: um executivo central que controla três alças operacionais, a fonológica, a visuoespacial e o tampão episódico (Baddeley & Hitch, 1974). Essas alças processariam informações afins por um curto período antes de enviá-las para outros sistemas de processamento ou serem perdidas.

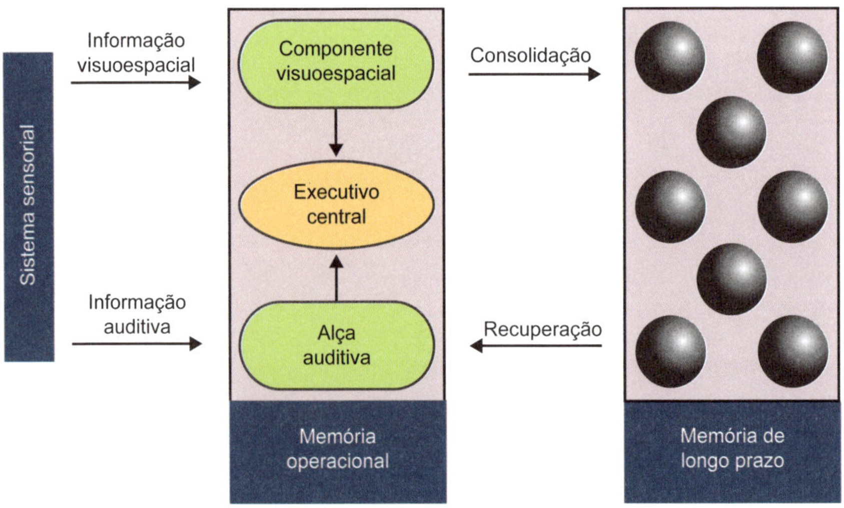

Fig. 4.4. Trânsito de informações na memória de trabalho (modelo de Baddeley-Hitch). As informações relevantes são passadas de um estágio a outro subsequente, e apenas procedimentos como a repetição (mental ou verbal) favorecem a transferência do conteúdo da memória operacional para a memória de longo prazo.

A importância da consolidação para a memória fica evidente quando sabemos que apenas uma ínfima fração do conjunto total de informações que chega à nossa consciência (atente para o fato de que isso representa apenas uma pequena parcela de todos os influxos sensoriais) termina armazenada na memória de longo prazo. Sem o processo de consolidação, grande parte dessas informações acabaria perdida.

Durante o período de consolidação – como o próprio nome sugere – a memória é passível de ser perturbada e sofrer modificações. Um exemplo disso é a chamada *interferência retroativa*, que resulta da inclusão de uma nova tarefa de aprendizagem adicional, diferente daquela da aprendizagem inicial, durante o período de consolidação, processo que leva 6 a 12h, pelo menos. Na aprendizagem associativa, um processo que tem sido muito estudado em razão até de seu valor nas chamadas terapias cognitivo-comportamentais (TCCs) é a chamada *extinção*, descoberta por Pavlov, mas que ocorre tanto no condicionamento clássico, quanto no operante. No primeiro caso, a extinção caracteriza-se pela redução gradual na capacidade de o estímulo condicionado induzir uma resposta condicionada após repetidas apresentações. No segundo caso, a extinção é uma forma de aprendizagem em que a emissão de uma resposta reduz à medida que o estímulo perde progressivamente sua relevância. Acredita-se que a extinção envolve a formação de uma nova memória, diferente da formada pelo condicionamento original, e que se sobrepõe a essa quando testada logo após o processo de extinção: parece que o animal se "esqueceu" da experiência. A extinção, porém, tem várias características que permitem identificá-la com clareza e distingui-la de um mero "esquecimento" ou outras formas de modificar engramas, como a reconsolidação: a primeira e mais importante é a chamada (1) *recuperação espontânea*, pois, com o simples passar do tempo, o traço extinto volta a expressar-se, como se a nova "memória de extinção" tivesse se enfraquecido ou esvanecido. Isso é um verdadeiro problema para as TCCs, que se baseiam em extinção, pois a recidiva é certa. A extinção também pode ser revertida rapidamente se o animal for reexposto ao US aversivo – (2) a chamada *reinstalação* ou se reexposto ao CS em um novo contexto que não o da extinção – (3) denominada *renovação*. Por outro lado, a repetição do pareamento CS-US resulta numa (4) *reaquisição rápida* da memória de extinção se comparada com a primeira vez.

Usando cautelosamente a analogia do computador, é como se esses arquivos de informação estivessem conectados a sistemas de "acréscimo, busca e leitura" das informações que são acionados de acordo com as necessidades do indivíduo. Os estímulos que evocam a memória ativam mecanismos no cérebro que agem no sentido de recuperar informações relacionadas dos bancos de dados que estão provavelmente distribuídos por todo o córtex cerebral. Essas informações seriam então "lidas e checadas", visando à caracterização e processamento dos estímulos que chegam. Se os sistemas de busca e leitura não reconhecessem as novas informações como compatíveis com aquelas armazenadas, novas operações de busca seriam realizadas até assegurar uma relação fidedigna entre o estímulo apresentado e as memórias armazenadas. No caso de os sistemas de busca/leitura não reconhecerem o estímulo, e se esse for considerado relevante, e o indivíduo se esforçaria para manter essa informação, o sistema de acréscimo seria acionado de forma a incluir a nova informação no banco de dados. Por outro lado, se o indivíduo se engajar em alguma outra tarefa, o padrão de atividade neuronal seria reduzido, e a memória de curto prazo, perdida, resultando na tal interferência retroativa descrita acima. Diferentemente de um computador, entretanto, a memória humana não guarda as informações recebidas de forma tão "literal". Outros mecanismos (interpretativos, por exemplo) entram em jogo, de forma que apenas os elementos mínimos de seu conteúdo ficariam armazenados para posterior reconstituição. Se isso for verdade, trata-se de um sistema muito econômico em recursos e notavelmente eficiente, mas não perfeito, uma vez que memórias podem ser reconstruídas com erros ou mesmo passar a representar informações inexistentes ou nunca acontecidas – as chamadas *falsas memórias*.

Na memória de longo prazo são armazenadas as informações necessárias às funções básicas da vida cotidiana, aqueles *engramas* que necessariamente precisamos evocar para compreender e utilizar a fala e a escrita, ou mesmo para executar tarefas motoras complexas, como manipular instrumentos, equipamentos, dançar, etc.

Memória declarativa e implícita

Se considerarmos somente a memória de longo prazo, outra classificação é comumente feita em função do conteúdo e da forma como a informação é armazenada: memórias declarativas e não declarativas (Fig. 4.5 – ver também Fig. 4.1 em Quillfeldt, 2016). A memória *declarativa* ou *explícita* (termo mais adequado, pois cobre todos os animais) corresponde, efetivamente, ao que todos entendem como memória, dado que corresponde a fatos e informações adquiridos através da aprendizagem e que conscientemente acessamos através da busca aos "arquivos" de memória. É rápida e de caráter *associativo, isto é,* estímulos contíguos, simultâneos, tendem a se associar e ser registrados conjuntamente, um sendo previsor do outro. A memória declarativa pode ser subdividida em episódica e semântica. A *episódica* envolve situações vividas em algum nível pessoal, eventos datados, ou seja, situados no tempo: por exemplo, lembrar-me do que comi no almoço de ontem ou dos acontecimentos do primeiro dia de namoro com todas as nuances do primeiro encontro. É uma memória autobiográfica que diz respeito à história particular de cada indivíduo. A memória *semântica*, por sua vez, não é datada ou "temporal", isto é, as informações são armazenadas sem que haja indicação de quando nem como elas foram adquiridas. Refere-se a conhecimentos de natureza conceitual adquiridos sobre o mundo e as coisas, e que em não sendo pessoais podem ser compartilhados por outros. Por exemplo, lembro-me de qual é a capital da França ou do nome do presidente que criou as leis trabalhistas recentemente revogadas no país, mas não me lembro de quando exatamente aprendi isso, como foi a aula ou palestra a que assisti, como se vestia quem falou ou o que acontecia naquela semana.

A memória *não declarativa*, também denominada *implícita,* é mais lenta e envolve a associação de estímulos sequenciais e, por conseguinte, é armazenada após treinamento continuado e repetitivo, razão pela qual é também conhecida como *memória de*

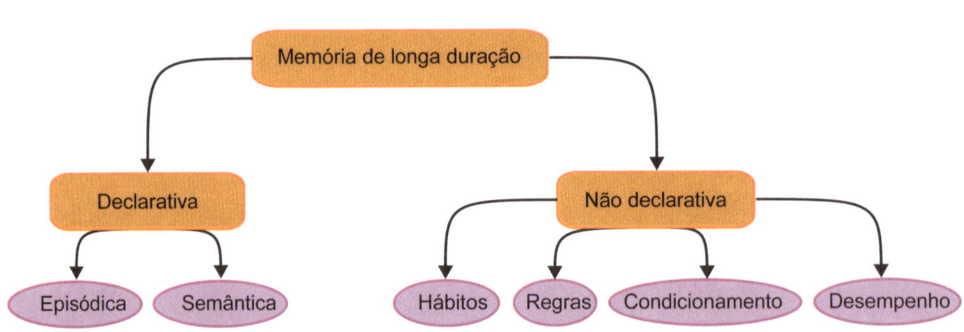

Fig. 4.5. Diversos tipos da memória de longa duração. Dentre as memórias implícitas ou não declarativas não está assinalada a retenção inconsciente de estímulos ou palavras que quando são apresentados posteriormente ao indivíduo, em meio a outros estímulos ou de outras palavras, são mais facilmente relembrados (aprendizagem subliminar – ver nota de rodapé na página 91).

procedimentos. Sua principal característica é não requerer uma ação consciente para ser evocada, de modo que somente podemos verificar sua existência inferindo-a pela observação das habilidades ou pelo desempenho do indivíduo em determinadas tarefas motoras. Memórias implícitas são, por exemplo, aquelas que comandam os comportamentos que realizamos automaticamente em situações da vida cotidiana, como escovar os dentes, dirigir um automóvel ou dançar no ritmo. Outros tipos de memória implícita se referem a hábitos, regras, habilidade de discriminar estímulos apresentados em meio a outros, quando o indivíduo foi previamente exposto a eles – sem ter consciência disso* – e a própria aprendizagem por condicionamento (Quillfeldt, 2016).

O caso HM relatado no início deste capítulo é bastante elucidativo quanto ao processo de formação desses tipos de memória. Esse paciente apresentava tanto amnésia anterógrada – era incapaz de formar qualquer nova memória do tipo explícita ou declarativa – quanto amnésia retrógrada - de experiências que ocorreram antes da cirurgia. Era, porém, capaz de adquirir memórias implícitas, tendo aprendido a esculpir em argila, por exemplo, que como qualquer habilidade manual é automatizada após muito exercício com repetições. Tais evidências, junto com outras obtidas tanto em animais quanto em humanos, sugerem que memórias explícitas e implícitas sejam formadas em redes neuronais/áreas cerebrais distintas. Assim, acredita-se que, enquanto memórias não declarativas tenham como substrato neural um sistema mais primitivo ou filogeneticamente antigo, memórias declarativas possuem mecanismos mais complexos e diferenciados que teriam surgido mais recentemente no processo evolutivo, constituindo-se em função característica de animais com funções cerebrais superiores.

Dependência de estado

Vários experimentos indicam que os processos de aprendizagem e memória são dependentes do tempo e estão sujeitos a modificações pela ação de drogas ou quaisquer outros eventos que ocorram no momento em que a memória está sendo formada. James McGaugh, pioneiro da neurofarmacologia da memória, trabalhando com colaboradores na Universidade da Califórnia desde o início da década de 1960, mostrou que doses subconvulsivantes de substâncias estimulantes do SNC, como por exemplo a estricnina e a picrotoxina, administradas logo após o treino, podiam melhorar o desempenho dos animais nos testes realizados 24 horas depois. Em outras palavras, essas drogas, infundidas nessas condições, promoviam uma "facilitação retrógrada" da memória. Se, entretanto, as drogas eram administradas várias horas após o treino, nenhum efeito era observado. Nessa linha de estudos, vários experimentos foram também realizados pelo grupo do professor Ivan Izquierdo em Porto Alegre, mostrando que a administração pós-treino de certos hormônios ou neurotransmissores (beta endorfina, ACTH, vasopressina e adrenalina), prejudicava a retenção de memórias de diferentes tipos (habituação ao campo aberto, esquiva inibitória e esquiva ativa), tanto em ratos quanto em camundongos testados nas mesmas tarefas 24 horas após. Observou-se, adicionalmente, que esses efeitos de bloqueio da memória podiam ser revertidos se a mesma substância fosse novamente administrada antes do teste, fenômeno conhecido como dependência de estado, o que sugere que de alguma forma

*O que é, às vezes, denominado *aprendizagem subliminar*, porque envolve estímulos percebidos inconscientemente, mas registrados assim mesmo. Embora reais, ainda assim há controvérsias nesse campo devido às dificuldades de acessar esses traços de memória. As chamadas técnicas de "sugestão (persuasão) subliminar" propaladas por alguns marqueteiros não têm sustentação empírica, não se baseiam em evidências reproduzíveis, pertencendo, portanto, ao domínio das pseudociências.

as ações desses compostos incorporam-se aos *engramas* formados nessas tarefas comportamentais, atuando como um potente "estímulo neuroquímico condicionado" de forma que o sistema de recuperação da informação armazenada só podia ser acionado pela sua presença. Em outras palavras, as informações relativas à tarefa a ser executada não podiam ser adequadamente recuperadas na ausência desse estímulo condicionado. Em muitas situações experimentais para que as informações armazenadas sejam adequadamente evocadas, as condições neuro-humorais e hormonais presentes durante a consolidação (beta endorfinas, glicocorticoides) devem também estar presentes durante a sessão de evocação, como se na consolidação o traço de memória fosse "chaveado" e, na evocação, a presença das mesma substância o *deschaveasse*. Nesse sentido, há evidências sugerindo que experiências estressantes são mais bem relembradas sob condições também estressantes.

Além da administração de agentes químicos, a ocorrência de determinados eventos pode também funcionar como estímulos condicionados, tais como, por exemplo, a leitura de um texto com certo conteúdo emocional ou a apresentação de um estímulo novo antes do teste. Esses procedimentos muitas vezes melhoram o desempenho dos indivíduos no teste.

A ocorrência desse fenômeno parece ser também dependente do sistema hipocampal, que envia informações ao hipotálamo (uma estrutura mesencefálica que, portanto, está "fora" do cérebro) através do fórnix. Uma comprovação da participação desse circuito neural nesse fenômeno é o fato de não ser observado em animais com secção cirúrgica bilateral do fórnix.

Em conjunto, o que vimos aqui pode ser útil no tratamento de pacientes com síndromes como a de Korsakoff, cujo déficit de memória parece estar situado principalmente no mecanismo de resgate ativo de informações (evocação) e não na memória já formada. Indivíduos dependentes de álcool podem apresentar amnésia anterógrada.

Plasticidade cerebral

Como dissemos na introdução, um dos grandes desafios atuais na neurobiologia da aprendizagem e memória está em esclarecer os mecanismos neurais responsáveis por uma a uma das etapas da memória: aquisição (aprendizagem), consolidação/armazenamento e evocação. Qualquer modelo de substrato físico da memória deveria incorporar, ao mesmo tempo, uma série de propriedades biológicas consistentes com a estabilidade, mas também com a variabilidade observada nos registros psicobiológicos chamados de memórias: o fenômeno biológico mais coerente com tais propriedades, devido a sua natureza ao mesmo tempo mutável (varia conforme a situação), integradora (envolve cooperação) e associativa, é a chamada *plasticidade neural.* Plasticidade neural é a denominação coletiva de um conjunto de processos fisiológicos que se dá nos níveis mais baixos de organização do SNC, ou seja, em nível neuroquímico, subcelular, celular, eletroquímico e mesmo de redes e de núcleos neuroanatômicos, tanto durante o desenvolvimento (ontogenia) quanto na adaptação a outros estados fisiológicos ou patológicos, mas sobretudo na formação dos traços de memória.

A codificação da memória de trabalho não envolveria mudanças tão dramáticas na estrutura subcelular e na organização das redes neurais, sendo codificada pela própria atividade primária das células nervosas, ou seja, pelos padrões de disparo de potenciais de ação. Uma vez ativada pelos eventos ambientais, a atividade neural seria mantida por certo tempo como uma ação reverberante dentro de determinada alça de conexões neuronais, possivelmente se restringindo, segundo se crê, ao córtex pré-frontal e a algumas outras áreas corticais específicas.

Já as memórias de curto e de longo prazo compartilham algumas áreas como o CA1 do hipocampo e o córtex entorrinal, podendo diferir em outras áreas envolvidas da mesma forma como processam de forma diferente esses dois tipos de informação (Izquierdo et al., 1998). Como veremos mais tarde, o hipocampo e/ou outras estruturas do lobo temporal medial parecem ser importantes para memórias de reconhecimento de objetos, memória espacial e outras tarefas características da memória declarativa, mas não para aquelas associadas à memória não declarativa. Como vimos no caso HM, danos ao hipocampo não afetaram memórias de eventos ocorridos bastante tempo antes da lesão. Ele se recordava bem dos eventos que ocorreram desde o início de sua vida até alguns meses antes da cirurgia, mas não formava novas memórias declarativas. A partir desse ponto (em 1957), H.M. passou a viver num "presente permanente", capaz no máximo de ter acesso a sua identidade individual, baseado em memórias autobiográficas. A lesão do hipocampo afeta, portanto, a memória armazenada temporariamente por um período de horas e, eventualmente, dias. Entretanto, essa lesão não afeta a memória das informações que já passaram por essa estrutura e que foram transferidas para outras regiões encefálicas.

O primeiro modelo convincente acerca dos mecanismos celulares subjacentes ao processo de aprendizagem apareceu quando dois pesquisadores noruegueses, Tim Bliss e Terje Lomo, aplicavam estimulação tetânica – isto é, estimulação repetitiva, de alta frequência – em uma via aferente hipocampal; cessado o estímulo, os potenciais de ação do neurônio pós-sináptico podiam atingir o dobro da magnitude de antes da estimulação tetânica, fenômeno que se confirmava não só nos primeiros minutos, mas que podia durar vários minutos, até horas ou dias. Portanto, a aplicação de estímulos breves, mas de alta frequência em aferentes hipocampais, era capaz de promover um aumento acentuado e duradouro na transmissão sináptica, conforme registro mediante eletrodos de registro implantados no próprio hipocampo. Esse tipo de facilitação da atividade neuronal decorrente da estimulação repetitiva desses neurônios é comumente denominado potenciação de longa duração ou prazo – LTP (do termo em inglês *long term potentiation*) – e está associado a um grande aumento no influxo de Ca^{++} nos neurônios. A LTP é um dos mais claros exemplos de plasticidade, com alterações sinápticas induzidas artificialmente pelo estimulo de vias aferentes a uma região do SNC, que, no caso específico, se tratava do hipocampo.

A partir da década de 80, a LTP foi também observada em várias outras regiões do cérebro. Além dos estudos *in vivo,* conseguiu-se também registrar a resposta eletrofisiológica em fatias de tecido cerebral em um banho contendo uma solução que reproduz as condições fisiológicas do cérebro. Por se tratar de um evento eletrofisiológico de longa duração obtido com um procedimento relativamente fácil e de registro refinado, a LTP vem sendo considerada um modelo muito apropriado, melhor que os outros até então existentes, para explicar os mecanismos de algumas memórias. Sabe-se que as células piramidais da região CA3 do hipocampo enviam axônios para as células da região CA1, formando a via colateral de Schaffer. Os terminais dessa via colateral de Schaffer também liberam glutamato como neurotransmissor, mas, diferentemente de outras células hipocampais, a LTP só é induzida na via colateral de Schaffer se os receptores NMDA (N-metil-D-aspartato) forem ativados nas células pós-sinápticas. Essa forma de LTP, portanto, é considerada associativa na medida em que requer ativação concomitante tanto na célula pré como na pós-sináptica. Outras propriedades da LTP que a reforçam como bom modelo de plasticidade que subjaz ao *engrama* são a cooperação entre as vias de entrada e a especificidade ao estímulo de entrada.

Para compreender o mecanismo da LTP em detalhe é necessário primeiro compreender como a LTP é iniciada e, uma vez iniciada, como é mantida. Dois tipos de receptores iônicos glutamatérgicos desempenham uma função decisiva na LTP: os receptores NMDA e os não NMDA. Normalmente, a transmissão de impulsos entre as células pré e pós-sinápticas ocorre através de receptores não NMDA, isto é, o Na^+ entra e o K^+ sai da célula como em uma transmissão sináptica usual. Nessa condição, o canal do receptor NMDA está inativo porque se encontra naturalmente bloqueado por íons de magnésio (Mg^{++}). Os íons Mg^{++} só deixam de obstruir a entrada dos canais do receptor NMDA quando a porção pós-sináptica onde tais canais se localizam se despolariza, e o Mg^{++} é ejetado, liberando o canal para o influxo de íons Ca^{++}, o que inicia uma sequência de eventos intracelulares que levam a uma persistente e intensificada transmissão sináptica. A despolarização da membrana pós-sináptica depende tanto da porção pré-sináptica (fonte do glutamato que *também* é capaz de abrir canais com portão de Na^+ do tipo AMPA), quanto da porção pós-sináptica, que, porém, só despolariza após integrar as contribuições (potenciais sinápticos) dos N neurônios que se conectam com sua árvore dendrítica e o limiar de disparo da célula for ultrapassado: em outras palavras, o receptor NMDA, além de (*a*) ser uma proteína de membrana altamente plástica, cuja expressão muda conforme variem os estímulos ou as condições aplicadas, e de (*b*) espelhar a ação concomitante não apenas dessas duas células, mas de centenas ou milhares de células que estão conectadas ao neurônio pós-sináptico (e influencia seu comportamento), é também (*c*) um *detector molecular de coincidência* – o primeiro caso descrito na ciência – mesmo consistindo em um simples canal de membrana acionado pela coincidência na atividade de *duas células inteiras*, a pré e a pós-sináptica. O Ca^{++}, ao entrar,, funciona como um segundo mensageiro, modulando, ativando e/ou recrutando um verdadeiro exército de enzimas do citoplasma pós-sináptico que atuarão *modificando as condições daquela região de contacto onde a sinapse se situa,* mudando, assim, a expressão de diferentes receptores e aumentando ou diminuindo a área e forma dos próprios espinhos dendríticos Como vimos anteriormente, esse sinal despolarizante pode ser produzido artificialmente mediante estimulação de alta frequência de vias aferentes da célula pré-sináptica, ou, como na situação mais biológica, essa despolarização poderia se dar naturalmente durante o processo de aprendizagem, fenômeno que, aliás, já foi registrado *in vivo* em animais livres para movimentar-se.

O Ca^{++} é fundamental para a atividade de proteína-cinases como a calmodulina, fosfodiesterases e várias outras enzimas. Essas enzimas participam do processo de fosforilação na cadeia de alterações enzimáticas (descrita com mais detalhes nas seções subsequentes) que promove um aumento da capacidade de ligação de receptores a seus neurotransmissores na memória de curto prazo e a síntese de proteínas na memória de longo prazo.

As cinases fosforilam um fator de transcrição regulador da transcrição gênica denominado CREB (sigla em inglês de *cAMP response element binding protein*), primeiro nas mitocôndrias e depois no núcleo das células. Essa fosforilação é essencial na ativação sequencial de outros fatores de transcrição e genes precoces (reativos a sinais extracelulares rápidos como os da interacão neurotransmissor-receptor) fundamentais para o processo de síntese de proteínas necessárias para a manutenção da fase duradoura da LTP. Os genes precoces codificam outros fatores de transcrição que regulam a expressão de outros genes e a diferenciação celular.

Como a indução da LTP depende de eventos pré-sinápticos (aumento na liberação de neurotransmissores) e de eventos pós-sinápticos (despolarização da membrana para ativar os receptores NMDA permitindo o influxo de Ca^{++}) acredita-se que um mensageiro retrógrado participe transmitindo informações do neurônio pós-sináptico ao pré-sináptico, ou seja, após a ativação pelo Ca^{++} das vias mediadas pelos segundos mensageiros, a célula pós-sináptica liberaria algum sinal que se difundiria rumo aos terminais pré-sinápticos, que favoreceria a liberação de mais neurotransmissores na fenda sináptica. O óxido nítrico foi um dos primeiros candidatos apontados como possível candidato a esse papel mediador. Na realidade, a demonstração desses mecanismos consistiu na primeira evidência direta da proposta de Donald Hebb, formulada apenas no plano teórico em 1949, que postula que, quando um axônio de uma célula A excita uma célula B de forma a despolarizá-la repetida e persistentemente, ocorre uma alteração metabólica ou um processo de crescimento (aumento da árvore dendrítica, por exemplo) de uma célula, ou mesmo de ambas, de forma que a eficiência de A em ativar a célula B é incrementada. Uma predição da proposta de Hebb é que, se dois neurônios (A e B) não disparam sincronicamente, a conexão sináptica entre eles tende a se enfraquecer. O conjunto dessas evidências mostra que a atividade neural aumentada na LTP pode representar as alterações na eficiência sináptica produzidas por estímulos ambientais repetitivos e que a LTP pode ser o mecanismo que é acionado no momento em que o indivíduo adquire e armazena informações acerca de suas experiências de vida.

A LTP constitui-se, portanto, em um modelo bastante útil para o estudo dos eventos celulares subjacentes ao processo de formação da memória de longo prazo. A LTP é, no entanto, um fenômeno estudado no nível celular, uma resposta eletrofisiológica de fatias de tecido cerebral em um banho contendo uma solução fisiológica que reproduz artificialmente as condições de funcionamento do cérebro. Obviamente, que tal limitação pode restringir o estudo da memória em seus aspectos cognitivos, sensoriais e motores de forma que alguns pesquisadores consideram a LTP como sendo apenas um modelo heurístico aproximado, mas não exato, de memória, ou no máximo uma forma particular de memória. Na realidade, esse é um campo de estudo de grande repercussão nas neurociências. Uma dessas linhas de pesquisa desenvolve-se na continuidade da descoberta memorável de John O'Keefe e John Dostrovsky nos idos dos anos 1970, dando conta de que o hipocampo forma mapas espaciais bastante seletivos do ambiente em que o animal se encontra. A localização de um animal em um dado ambiente é codificada através do padrão de disparo de células piramidais hipocampais, que são as mesmas células que mostram LTP quando seus aferentes são estimulados eletricamente. O hipocampo do camundongo tem cerca de um milhão de células piramidais. Cada uma dessas células é um sinalizador espacial em potencial. Quando um animal se move, diferentes células hipocampais codificadoras do ambiente são ativadas e começam a disparar. Assim, uma célula dispara somente quando a cabeça do animal penetra em uma região específica do ambiente (por exemplo, o canto superior esquerdo de uma arena), enquanto outras células irão disparar quando o animal penetra em outra área determinada (por exemplo, no canto inferior esquerdo dessa arena). Assim, o meio ambiente do camundongo é mapeado pelos disparos de populações específicas de células hipocampais que armazenam as informações espaciais daquele lugar em que o animal se encontra. Através desse mecanismo o animal forma um mapa espacial no hipocampo que é uma representação interna do espaço que ele ocupa. Quando o animal entra em um novo ambiente, novos mapas espaciais são formados em minutos e ficam estáveis por semanas ou meses. As mesmas células piramidais podem sinalizar outras informações relativas a outros ambientes de forma que podem, portanto, ser usadas em mais que um mapa espacial.

O uso das técnicas da biologia celular no estudo da aprendizagem e memória propiciou o surgimento de vários outros modelos de considerável valor heurístico. Um desses modelos provém dos estudos de E. R. Kandel e colaboradores sobre a plasticidade na aplísia. Várias formas de aprendizagem inicialmente observadas nos mamíferos, como o condicionamento clássico e o condicionamento operante, a habituação e a sensibilização, ocorrem também em moluscos, sugerindo que os mecanismos celulares dessas formas de aprendizagem são provavelmente similares por toda a filogenia e, como consequência, tais mecanismos podem ser estudados nesses animais de maneira efetiva quando eles estão se comportando e respondendo a estímulos do meio. Essas descobertas dão suporte à ideia de que para a ocorrência da aprendizagem basta existir alguma forma de organização neuronial.

O estudo de invertebrados como a aplísia oferece enormes vantagens devido ao pequeno número, ao tamanho avantajado das células e ao fato de que elas podem ser facilmente identificadas de forma que pode ser caracterizada a contribuição de cada uma delas na expressão do comportamento em estudo. No modelo de Kandel, são estudados os mecanismos subcelulares, celulares, aferências e eferências envolvidos no comportamento defensivo da aplísia.

Para entendermos as principais conclusões desses estudos vamos primeiro ver como esse animal reage aos estímulos ambientais. Quando o sifão é estimulado, a aplísia encolhe-se rapidamente dentro de seu manto em caracol por meio da retração da guelra ou brânquia. O sifão serve para expelir água e dejetos, e a brânquia (formada por diversas lamelas) serve para a respiração (Fig. 4.6). Esse reflexo é análogo ao comportamento defensivo ou à resposta de esquiva observada em vertebrados e pode ser igualmente modificado por habituação, sensibilização, condicionamento clássico e operante.

O circuito neuronial responsável pelo reflexo defensivo consiste em neurônios sensoriais, motoneurônios e interneurônios excitatórios e inibitórios conectando o sifão às

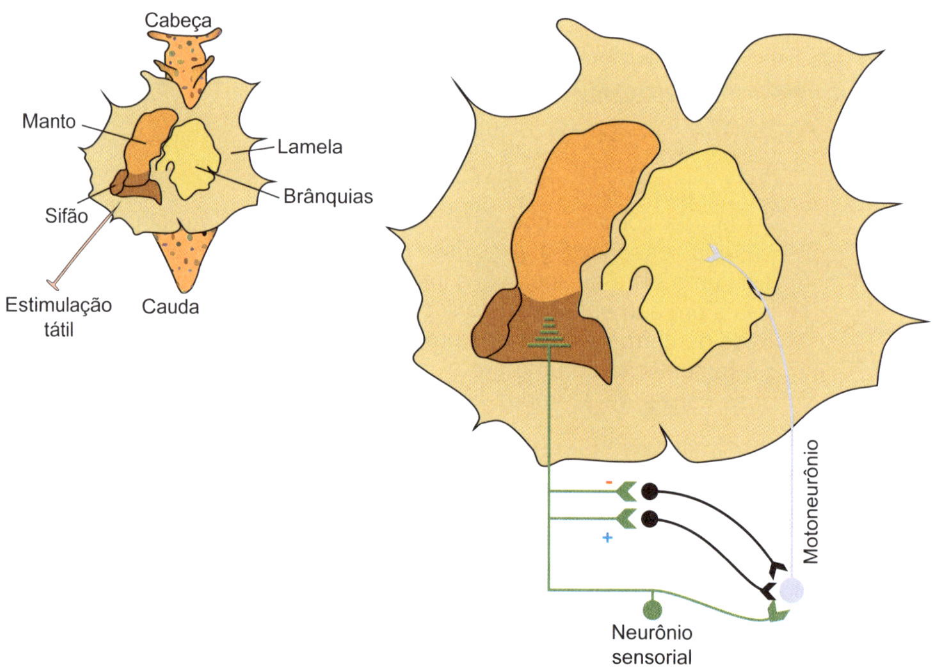

Fig. 4.6. O modelo da aprendizagem na aplísia. A aplicação de um estímulo tátil no sifão pode promover uma ativação direta, através do neurônio sensorial, ou indireta, por meio de interneurônios, dos motoneurônios. Dependendo da natureza do estímulo os interneurônios ativados podem ser inibitórios ou facilitatórios da atividade neural dos motoneurônios, de modo que deprimem ou aumentam, respectivamente, a resposta defensiva da aplísia (contração das lamelas). Esses mecanismos constituem a depressão e a facilitação homossináptica. Para melhor visualização, não estão representados os interneurônios que provêm de outros circuitos ativados por estimulação da cabeça ou cauda e que participam da resposta de facilitação heterossináptica.

lamelas nas brânquias. Quando um estímulo tátil é apresentado ao sifão, seus neurônios sensoriais são ativados e produzem um potencial de ação nos neurônios motores, que se contraem rapidamente. Com a estimulação repetida, a resposta sofre habituação que se reflete no progressivo declínio na amplitude do potencial de ação registrado nos motoneurônios. Essa diminuição resulta de uma redução na quantidade de neurotransmissores liberada dos terminais dos neurônios sensoriais. Esse processo é chamado de *depressão homossináptica* porque ocorre nas mesmas sinapses que são ativadas pela estimulação tátil.

Quando um estímulo sensibilizante é aplicado à região da cabeça ou da cauda, portanto à parte do circuito primário da reação defensiva, a ativação dos neurônios sensoriais com a consequente liberação do neurotransmissor se dá indiretamente através do recrutamento de interneurônios facilitadores. Portanto, um estímulo nocivo aplicado à cauda fortalece a transmissão sináptica em vários pontos dos circuitos neurais responsáveis pelo reflexo de retirada, incluindo as mesmas sinapses deprimidas pela habituação, só que dessa feita através de interneurônios excitatórios. Assim, uma mesma sinapse pode servir a diferentes tipos de memória através de mecanismos neuroquímicos distintos. O processo chamado de *facilitação heterossináptica* (ou pré-sináptica) inclui a ativação de sinapses adicionais ao circuito neural primário da reação de defesa do animal. Supõe-se que as fosfatases e as fosforilases predominem, respectivamente, na depressão e na facilitação (Fig. 4.6). O conhecimento do funcionamento desses processos celulares básicos responsáveis por comportamentos de defesa simples na aplísia permitiu avançar a nossa compreensão atual sobre as chamadas memórias de curta e longa duração.

Memória de curta duração

Dentre os neurotransmissores identificados na aplísia, o papel da serotonina está bem esclarecido. Durante o processo de sensibilização, a serotonina promove um aumento do AMP cíclico (adenosina cíclica 3',5'-monofosfato, AMPc) pela ativação de uma enzima denominada adenilciclase, que está localizada na membrana do terminal pré-sináptico do neurônio sensorial (Fig. 4.7). Essa enzima catalisa a conversão de ATP em AMPc, o qual inicia uma série de alterações intracelulares. O AMPc ativa uma proteína-cinase, o que leva a um aumento da fosforilação proteica através de um programa celular de plasticidade de curto prazo. Nesse programa, a proteína-cinase dependente de AMPc promove a fosforilação de uma proteína que funciona como um canal de K^+. A fosforilação desses canais de K^+ reduz as correntes desse íon que normalmente repolarizam o potencial de ação. A redução dessa corrente aumenta a excitabilidade do neurônio e prolonga o potencial de ação, permitindo um maior influxo de Ca^{++} nos terminais. Em consequência, ocorre uma maior liberação do neurotransmissor. Além disso, experimentos recentes têm demonstrado que o AMPc associado ao influxo aumentado de Ca^{++} promove translocações da proteína-cinase C. A ativação dessa enzima facilita a mobilização e disponibilidade do neurotransmissor para atender a sua maior demanda.

Durante o processo de habituação, a serotonina só é liberada pelos estímulos iniciais. Na ausência de uma continuada atividade da adenilciclase, o mensageiro intracelular (AMPc) é degradado por uma fosfodiesterase, e as modificações nas proteínas-alvo são revertidas por fosfatases proteicas. A proteína que atua como canal de K^+ não é fosforilada; portanto, atua normalmente, promovendo a repolarização do potencial de ação no terminal pré-sináptico.

E. R. Kandel e J. H. Schwartz reconstituíram esses componentes monossinápticos da resposta da aplísia em culturas de células isoladas, usando somente um neurônio sensorial, um motoneurônio e um neurônio facilitador. Em cultura, esse sistema monossináptico

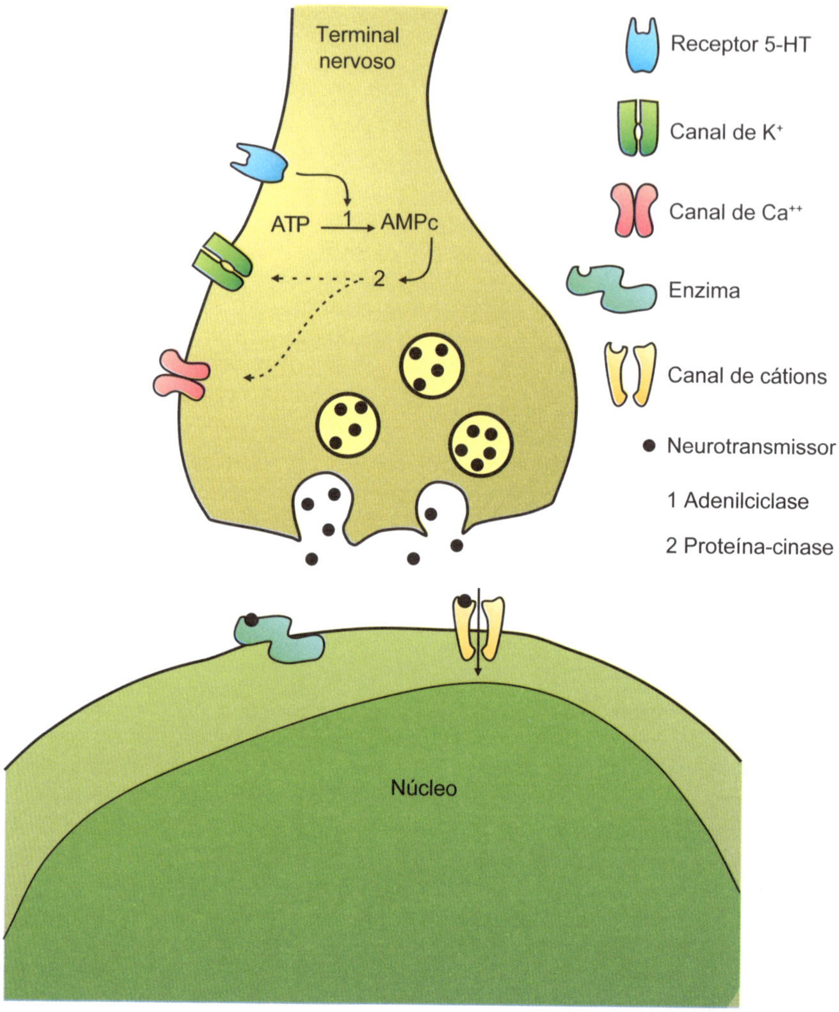

Fig. 4.7. Memória de curto prazo. Alterações plásticas em um neurônio sensorial durante o processo de formação de memória de curto prazo na aplísia. Durante o processo de sensibilização, a liberação continuada de serotonina por interneurônios facilitatórios ativa receptores na membrana da célula pré-sináptica (neurônio sensorial). A interação serotonina-receptor desencadeia uma série de eventos bioquímicos que resulta em um aumento da liberação de neurotransmissores na fenda sináptica.

mostra essencialmente as mesmas características (depressão homossináptica na habituação e facilitação heterossináptica na sensibilização) que são observadas no gânglio intacto.

Em resumo, parece que a memória de curto prazo resulta da modulação plástica dos canais iônicos e outros substratos proteicos pela ação de mensageiros citoplasmáticos que resultam na alteração da excitabilidade de neurônios específicos e na liberação de transmissores de seus terminais. Ao mesmo tempo, as evidências indicam que os mecanismos moleculares das alterações plásticas não dependem da síntese *de novo* de proteínas, mas de alterações covalentes nas proteínas preexistentes.

Memória de longa duração

Como em qualquer outro animal, quanto maior o número de treinos, mais prolongada será a retenção de informações na aplísia. Como visto anteriormente, repetidas sessões-treino com estímulos sensibilizantes produzem uma sensibilização de longa duração nesse molusco, que dura várias semanas. Na sensibilização, como na LTP, podem ocorrer modificações plásticas nas sinapses com alterações estruturais nas sinapses levando a modificações mais duradouras no cérebro. C. H. Bailey e M. Chen estudaram as alterações morfológicas nos neurônios sensoriais da aplísia utilizando a técnica do HRP *(horseradish peroxidase* – enzima de transporte axonal retrógrado que permite localizar os corpos celulares das aferências de uma determinada conexão neural) associada à microscopia eletrônica. Eles observaram que houve um aumento significativo no número de sinapses e de vesículas nos terminais sinápticos durante a sensibilização (Fig. 4.8). A habituação, ao contrário, reduziu substancialmente o número de sinapses e de vesículas em relação aos animais-controle. Em vista desses resultados admite-se que essas alterações podem representar um substrato anatômico para o processo de consolidação da memória. As descobertas desses autores também sugerem que as sinapses com suas vesículas não são estruturalmente imutáveis e que a aprendizagem pode modular esses sítios no sentido de uma maior eficiência do processo de transmissão. Além disso, as evidências obtidas mostrando que a memória de longa duração envolve uma modificação ou crescimento estrutural fornecem uma base racional para um possível papel da síntese de macromoléculas nessa condição. Nesse processo

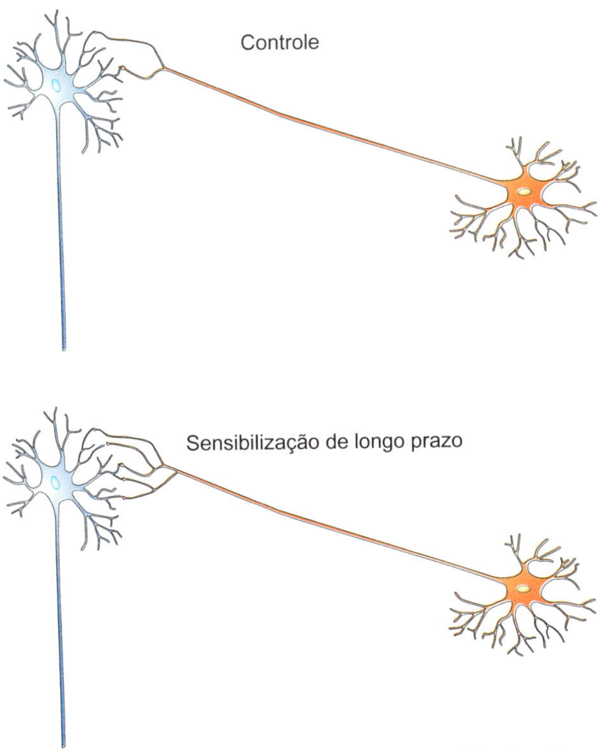

Fig. 4.8. Memória de longo prazo. Alterações estruturais nas sinapses de uma aplísia submetida a um processo de sensibilização de longo prazo, segundo Bailey e Chen, 1983.

há o aumento do metabolismo cerebral, da síntese de proteínas e outras macromoléculas imprescindíveis ao crescimento de membranas e mecanismos de transmissão química. O RNA está, assim, obviamente envolvido no crescimento das conexões sinápticas. As sinapses ativadas nesses processos crescem tanto para aumentar sua eficiência quanto para incrementar a formação de sinapses secundárias, que respondem progressivamente com maior eficiência aos estímulos de evocação da memória.

Embora pareça bem estabelecido que no processo de aprendizagem ocorre inicialmente um aumento da síntese de RNA que leva a alterações funcionais e estruturais, ainda não é bem conhecido como essa sucessão de eventos é desencadeada. Os experimentos com bloqueadores de síntese de proteínas demonstram que a memória de longo prazo só pode ocorrer se os mecanismos de formação de proteínas estão intactos. Os resultados desses estudos em animais de laboratório indicam que o processo de armazenamento da memória fica consolidado nas seis horas seguintes ao período de treinamento. Parece haver a necessidade da consecução de todo o processo de síntese e formação de novas sinapses. Fica claro que, durante esse período, a formação da memória é seriamente perturbada em presença de agentes bloqueadores de síntese de proteínas.

Essas alterações morfológicas foram também observadas em culturas de células. Esses estudos mostraram que existe um ponto em comum entre as memórias de curto e de longo prazo. Admite-se que a ponte entre os processos de curta e longa duração seja feita pelos sistemas de segundos mensageiros, como o AMPc, que também são potentes ativadores da síntese proteica, como já demonstrado em outros sistemas. A exposição repetida dessas células à serotonina resultou, 24 horas após, no fortalecimento das conexões sinápticas. Assim, uma única sinapse responde a estimulações repetidas de uma maneira gradual, da mesma forma que a aplísia intacta ou um indivíduo responde a treinos repetidos. Enquanto a memória de curta duração resulta de modificações covalentes em proteínas preexistentes, a memória de longa duração requer um incremento na síntese proteica. Suporte a essa ideia advém de experimentos que demonstram que inibidores da síntese proteica, como a actinomicina e a anisomicina, bloqueiam seletivamente o fortalecimento das conexões sinápticas induzidas por exposições repetidas à serotonina sem interferência na facilitação da memória de curto prazo, que resulta de uma única exposição à serotonina.

Vários outros estudos realizados com outras espécies, em maior ou menor grau, vieram apoiar essas descobertas descritas com a aplísia. Esses estudos demonstram de forma inequívoca que as cinases dependentes de AMP cíclico são necessárias para a manutenção da LTP no hipocampo. Nesse caso, essas cinases são cruciais para a consolidação da memória de longo prazo em dois períodos distintos; logo após o treino e depois de 3 horas de treino (Fig. 4.9).

O aumento do AMP cíclico que ocorre no segundo pico correlaciona-se com o aumento do CREB nuclear. Acredita-se que o aumento da atividade das cinases, AMP cíclico e CREB no segundo pico parece ser determinante para a consolidação da memória de longo prazo (Fig. 4.10).

A plasticidade é uma resposta adaptativa do cérebro frente às necessidades impostas pela vida e, em especial, pelas relações sociais. As evidências disso se acumulam com o progresso das pesquisas nesse campo. Os trabalhos de M. M. Merzenick e J. H. Kaas ilustram de forma elegante a ocorrência de mecanismos de plasticidade cerebral. Em um desses trabalhos, esses autores treinaram macacos que, para obterem alimento, deviam pressionar uma barra somente com os dedos médios. Após alguns milhares de pressões à barra, a área cortical correspondente ao dedo médio

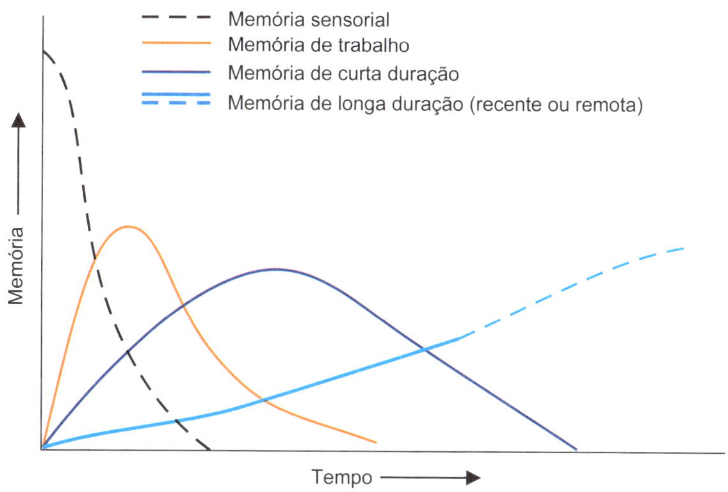

Fig. 4.9. Curso temporal dos diferentes tipos de memória. A memória sensorial é muito rápida, não dura mais que alguns segundos. Como os nomes indicam, as memórias de curto e longo prazo possuem cursos temporais diferentes e são dependentes de processos celulares distintos. A consolidação de longo prazo apresenta um pico de atividade no início da aprendizagem e outro tardio; cada um deles é susceptível a diferentes influências bioquímicas e farmacológicas.

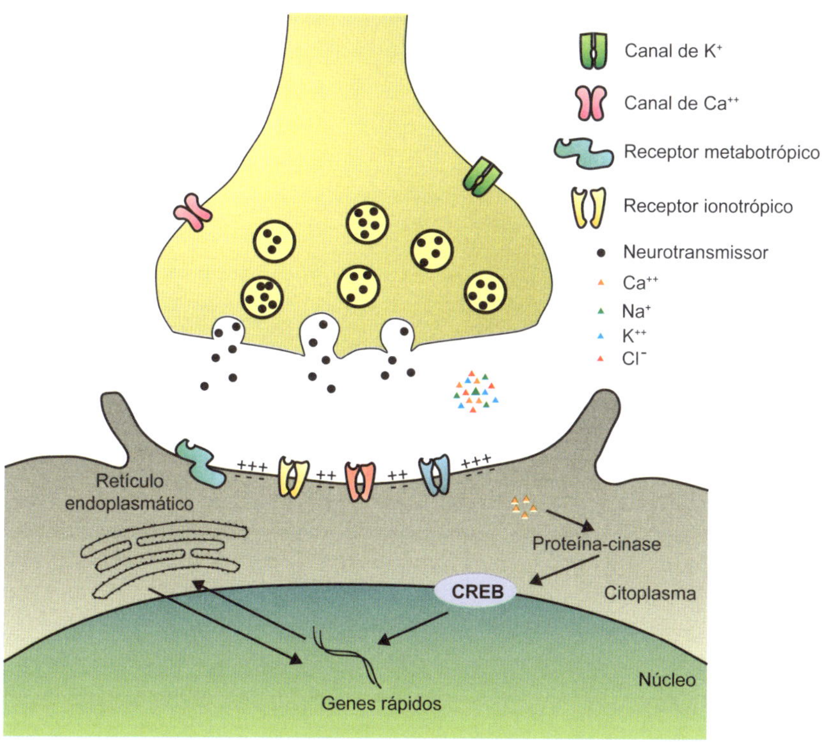

Fig. 4.10. Mecanismos neuroquímicos na aprendizagem e memória. Sucessão de eventos neuroquímicos durante a indução da memória de longa duração no hipocampo. Mais detalhes no texto.

expandiu-se consideravelmente em detrimento de áreas de representação dos outros dedos inativos. Outros experimentos também demonstraram que a organização anatômica do córtex visual pode ser modificada pela experiência na fase de desenvolvimento cerebral. Se um olho é fechado por um período superior a uma semana, as colunas de células no córtex occipital que são parte da representação desse olho sofrem uma retração, e as colunas representativas do olho que permaneceu aberto expandem-se, evidenciando um processo de reorganização anatômica em decorrência da experiência. Essas descobertas indicam que os mapas sensoriais no córtex não são estáticos, mas dinâmicos, e que existe uma competição das áreas somatossensoriais, em função de seu uso, pelos sítios de representação cortical.

Ao se considerar tudo o que foi discutido neste capítulo, mesmo se levando em conta a complexidade do cérebro humano, cujas sinapses não podem ser "etiquetadas" como se pode fazer na aplísia, parece bastante provável que a memória de curto prazo esteja associada a mecanismos que aumentem a eficiência sináptica, resultando em maior funcionalidade. Por outro lado, na memória de longo prazo, o processo de fortalecimento de conexões sinápticas, através da síntese de proteínas, pode implicar a ativação de sinapses previamente latentes. Depois de terem sido estabelecidas as diferenças quanto à duração e aos mecanismos bioquímicos nas memórias de curto e longo prazo, uma pergunta frequente nesse campo de estudo é se a memória de curto prazo é necessária para a formação da memória de longo prazo. Em outras palavras, pode existir memória de longo prazo sem passar pelo estágio de memória de curto prazo? A resposta a essa questão é sim, na medida em que é possível bloquear-se a memória de curto prazo mediante vários procedimentos farmacológicos (drogas dopaminérgicas, serotoninérgicas, etc.), *sem* alterar a memória de longo prazo. Portanto, as memórias de curto e longo prazo possuem mecanismos subjacentes distintos e podem ocorrer paralela ou sequencialmente (ver Izquierdo el al., 1998).

Circuitos e mecanismos neurais

Apesar da grande contribuição resultante do uso dos procedimentos comportamentais, já discutidos para o conhecimento atual da aprendizagem e da memória, esses estudos comportamentais necessitam associar-se a outras abordagens metodológicas laboratoriais se desejarmos mapear os circuitos neurais envolvidos nesses processos.

Os muitos estudos nesse campo têm mostrado que muitas – e provavelmente todas – regiões do SNC contêm neurônios com as propriedades necessárias para a atividade mnemônica e que os traços de memória para diferentes tipos de aprendizagem não estão localizados em uma única estrutura cerebral, mas distribuídos em diferentes partes do SNC, embora, como já frisado no início deste capítulo, algumas estruturas, tais como o hipocampo, possam estar envolvidas de forma mais fundamental que outras.

Vários estudos clínicos têm indicado o hipocampo como uma estrutura que desempenha um papel específico, embora complexo, nas funções de memória. Lesões cirúrgicas bilaterais do hipocampo ou de suas conexões em humanos causam uma síndrome amnéstica característica para eventos recentes com preservação da memória sensorial e terciária. Em vista disso, tem-se sugerido que uma função do hipocampo pode ser a de transferir informações da memória de curto prazo para a memória de longo prazo codificada de forma permanente. Outra função associada ao hipocampo seria a de atuar como um mapa cognitivo (provavelmente mais espacial do que temporal) do meio ambiente (Fig. 4.11). O hipocampo do hemisfério dominante parece estar relacionado às características visuais do ambiente, e o do hemisfério não dominante com as

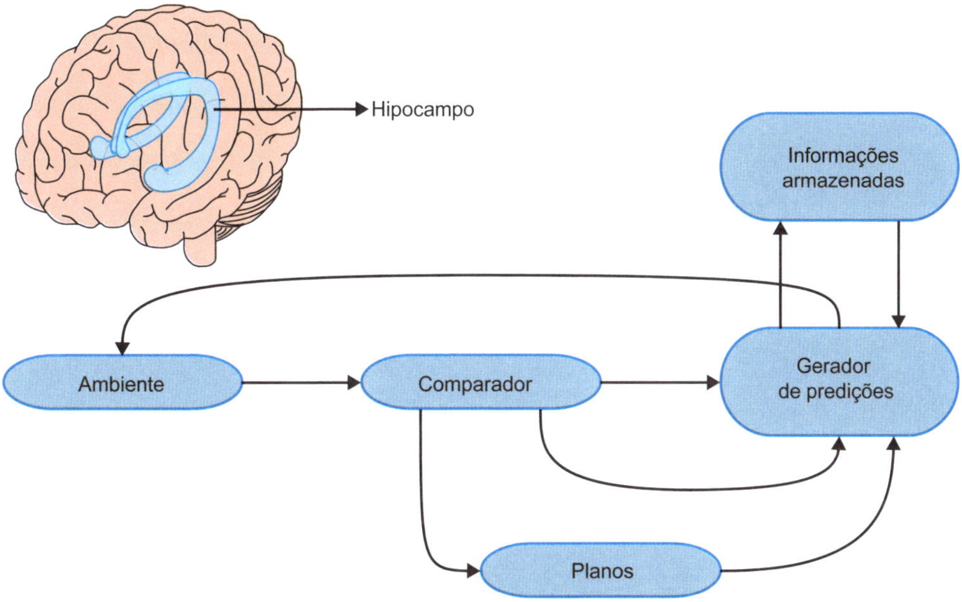

Fig. 4.11. Hipocampo. Integração dos estímulos do ambiente pelo hipocampo no processo de formação de memória. No processamento de informações, o hipocampo funciona comparando as informações armazenadas na memória com as informações que chegam provenientes do ambiente, de maneira a gerar predições através de suas conexões com o circuito de Papez, de onde derivam planos de ação decorrentes de suas ligações com os programas motores localizados no córtex frontal.

características espaciais. Nessa função, o hipocampo parece atuar como um detector ou sistema de avaliação de erro que compara os estímulos ambientais com aqueles anteriormente codificados, permitindo assim que as respostas sejam modificadas de acordo com as alterações ambientais. Em outras palavras, o hipocampo avalia e compara os eventos que ocorrem em um dado momento com a representação têmporo-espacial de eventos passados. Indivíduos que sofreram extirpação bilateral do lobo temporal e, consequentemente, do hipocampo não são capazes de reter informações por muito tempo. Em condições especiais, eles podem reter informações por algum tempo apenas à custa de um esforço persistente, como a repetição incessante de uma tarefa que ativaria os módulos neuronais envolvidos com a aprendizagem e a memória. A memória armazenada antes da ablação cirúrgica, entretanto, ainda permanece retida. Como veremos na próxima seção, esses pacientes apresentam uma amnésia anterógrada. Tais pacientes vivem inteiramente com a memória estabelecida antes da operação e com memórias de curto prazo, de pouco tempo de duração; vivem tanto no presente imediato quanto com as experiências armazenadas antes do ato cirúrgico. Com base em estudos de pacientes com lesões bilaterais do lobo temporal, L. R. Squire, da Universidade de Califórnia, em San Diego, postula que essas lesões reduzem primariamente a memória declarativa ou explícita. A memória não declarativa ou implícita permanece surpreendentemente intacta nos pacientes com lesão hipocampal. Se perguntarmos aos pacientes com lesão hipocampal a que atribuem a melhoria no seu desempenho após treinamento por uma semana de uma determinada tarefa, eles parecem não entender o sentido da pergunta. Em outras palavras, eles aparentam não possuir "consciência" desse aprendizado.

Apesar da grave deficiência de memória, indivíduos com lesão hipocampal não apresentam déficits significativos do intelecto ou da personalidade. Com base nisso, é sugerido que o hipocampo não é o local de armazenamento de informações, mas um canal essencial para o processo de acréscimo das mesmas aos sistemas de memória de longo prazo que estão, por sua vez, distribuídos por diversas áreas do córtex cerebral.

Um papel destacado do hipocampo tem sido relacionado ao armazenamento de informações de natureza aversiva. O hipocampo tem uma função de grande importância na codificação de informações durante a execução de tarefas ou consecução de objetivos. O hipocampo atua na detecção de conflito entre metas ou objetivos concorrentes. Se a avaliação é que não existe risco, ele não interfere na sua execução pelas áreas cerebrais executoras dessas tarefas. Se existe conflito, o hipocampo age aumentando a valência negativa das informações ou das associações de natureza afetiva. Assim, o aumento na valência negativa dessas associações, além de fazer com que os cenários sejam julgados como mais ameaçadores do que realmente são, também causa um maior armazenamento ou retenção das associações aversivas a eles associados. Em geral, associações aversivas complexas e polimodais passam pelo crivo da avaliação hipocampal enquanto a memorização de associações simples ou unimodais se dá através de outras estruturas. Efetivamente, o hipocampo é um local de armazenamento de informações relativas ao contexto – ambiente onde a experiência a ser memorizada ocorre –, mas não está envolvido, por exemplo, no armazenamento de informações auditivas de natureza aversiva. Os estímulos contextuais são por sua natureza polimodais, enquanto o som é, obviamente, unimodal. Uma demonstração nesse sentido foi feita em um experimento desenvolvido por M. Fanselow, da Universidade da Califórnia. Nesse estudo, ratos eram colocados, durante uma sessão-treino, em uma caixa experimental com características bem distintas; por isso chamada de ambiente-contexto. Após oito minutos, um som sinalizava a ocorrência de um choque elétrico nas patas. Os animais eram então separados em quatro grupos que sofriam lesão no hipocampo, um, sete, catorze ou vinte e oito dias depois do treinamento. Quando eles eram simplesmente recolocados no ambiente-contexto sem som nem choque na sessão-teste, todos os grupos, com exceção do grupo com um dia de lesão, apresentavam sinais característicos de medo (congelamento, defecação, micção, piloereção, etc.). Ao lado disso, todos os grupos, sem exceção, apresentavam essa reação emocional quando eram expostos ao som em uma caixa experimental diferente do ambiente-contexto. Esse experimento demonstra que o hipocampo é importante para a transferência de informações contextuais para outras áreas do cérebro, uma vez que os animais do grupo cuja lesão foi feita logo após o treino (um dia) não retiveram essas informações, ou seja, apresentaram um déficit de aprendizagem. O armazenamento é temporário, dura menos de uma semana, quando as informações contextuais são transferidas para outras áreas do córtex cerebral. Lembrar que, quando a lesão no hipocampo era feita após uma semana, os ratos demonstravam medo quando colocados no ambiente-contexto. Essa estrutura, por outro lado, não parece ser necessária para a transferência para o córtex de informações associadas ao estímulo auditivo condicionado, uma vez que todos os animais apresentavam a reação de medo em presença do som na sessão-teste em uma caixa experimental diferente do ambiente-contexto, independentemente do tempo entre o treino e a lesão do hipocampo.

Em razão da natureza multidisciplinar do campo de estudo em memória emocional, há um interesse crescente em estabelecer uma associação entre os sistemas de memória com os mecanismos neurais subjacentes à geração e elaboração das emoções. De fato, tem crescido bastante o nosso conhecimento atual dos substratos neurais da neuroanatomia funcional do sistema que interconecta o primeiro elo neuroanatômico das entradas sensoriais com o sistema permanente de memória passando pelas estruturas límbicas.

As três áreas do córtex temporal medial – para-hipocampal, perirrinal e entorrinal – mantêm estreitas conexões anatômicas recíprocas com o hipocampo, formando um módulo funcional, conhecido como "o sistema de memória do lobo temporal medial". As informações sensoriais que chegam do córtex sensorial (somestésico, visual, auditivo, olfativo) chegam primeiro no córtex para-hipocampal e perirrinal e, em seguida, se projetam para o córtex entorrinal, e daí alcançam o hipocampo. Esse percurso é de mão dupla de forma que, depois de processadas no hipocampo, essas informações sensoriais podem tomar o caminho inverso percorrendo todas as estruturas da formação hipocampal até alcançar a região sensorial inicial. Se estas informações passam a fazer parte do sistema de memória explícita, significa que áreas neocorticais foram acionadas, particularmente o córtex pré-frontal (Fig. 4.12). O neocórtex é uma área cerebral com grande capacidade para armazenar por um grande período as informações que se mantiveram temporariamente no domínio do lobo temporal medial. Sabemos hoje que o neocórtex é o grande provedor do sistema de armazenamento de informações permanentes, onde elas são integradas. Essas projeções podem ser responsáveis pela natureza consciente da memória explícita, na medida em que áreas neocorticais processam a atividade que está ocorrendo no hipocampo. Provavelmente no neocórtex são acionados os mecanismos que determinam

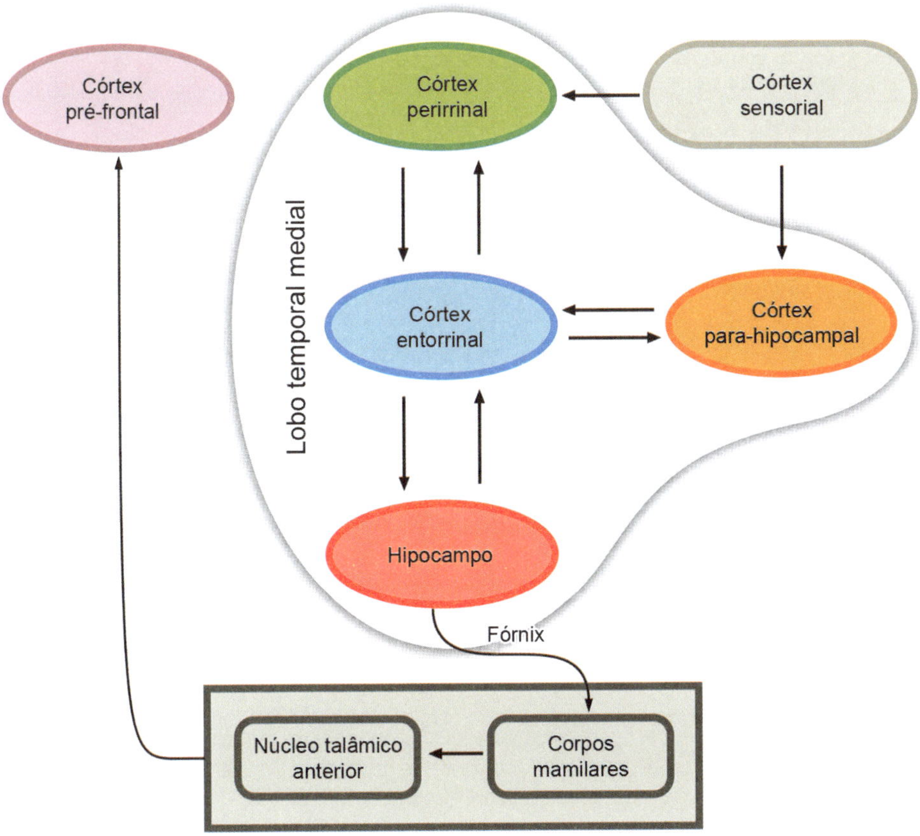

Fig. 4.12. Sistema de memória do lobo temporal medial. Mediação por estruturas do lobo temporal medial em associação com outras áreas límbicas do processo de armazenamento de informações no neocórtex.

a passagem dos eventos de memória episódica para o domínio do conhecimento da memória semântica. A análise dos prejuízos de memória ocorridos com HM dá bem a dimensão desse papel, do lobo temporal medial na formação da memória explícita.

Em resumo, o córtex cerebral, como não poderia deixar de ser, desempenha um importante papel na recepção das informações através de seus canais sensoriais, bem como na integração, análise e expressão das respostas às mesmas. Nesse sentido, o córtex de associação do lobo frontal parece servir como ponte entre as áreas corticais sensitivas primárias (somestésica, visual e auditiva) e as demais áreas corticais e o hipocampo. Por razões óbvias, o córtex pré-frontal está primariamente implicado na memória operacional ou *working memory*, descrita anteriormente, em virtude de sua relevância para o raciocínio e o planejamento de ações. O córtex frontal participa também de processos de memória com conteúdo emocional através de sua associação com o circuito de Papez. Do hipocampo, as fibras alcançam o núcleo talâmico anterior e, em seguida, o giro do cíngulo. A partir daí, as fibras se dirigem para as grandes áreas do neocórtex através das fibras de associação. Conjectura-se que, nas áreas sensoriais de associação, os mecanismos neurais envolvidos na retenção de informações por curtos períodos estariam relacionados às conexões sinápticas das áreas corticais com aferentes não límbicos ao passo que as sinapses de aferentes originários do sistema límbico são essenciais para a formação da memória de longo prazo. Essa constatação pode estar associada ao conhecimento comum de que as experiências às quais damos pouca importância não são armazenadas na memória, ao passo que as experiências com forte conotação emocional são facilmente relembradas.

Transtornos de memória

Dado que a aprendizagem depende do armazenamento de informações e, por conseguinte, da memória, vários autores sustentam que ambas são parte de um mesmo processo. Esse processo de aquisição, armazenamento e evocação de informações é passível de ser afetado por distúrbios no funcionamento cerebral. Vamos comentar aqui um desses distúrbios: as amnésias.

Amnésias

As amnésias podem decorrer de perturbação do funcionamento cerebral que resultam em perda da consciência. Clinicamente, esses distúrbios podem gerar uma amnésia anterógrada ou uma amnésia retrógrada.

Na *amnésia anterógrada* ocorre perda seletiva da memória para eventos ocorridos após a recuperação da consciência. Resulta da incapacidade de aprender novas informações, isto é, de armazená-las duradouramente e poder a elas recorrer prontamente. Essa interrupção do fluxo de informações é comumente observada em pacientes alcoólatras, portadores da síndrome de Korsakoff. O prejuízo parece ocorrer no sistema de acréscimo de informações ao sistema de memória, dado que esses pacientes ainda conseguem reter o conteúdo da memória a longo prazo que já estava armazenada antes do distúrbio, como também não há prejuízo da memória primária, ou seja, eles conseguem reter informações por curtos períodos. O hipocampo parece exercer um papel crítico nessa transferência de informações, uma vez que a lesão bilateral dessa estrutura ocasiona uma amnésia com características similares.

Na *amnésia retrógrada* ocorre perda seletiva da memória para eventos ocorridos antes do distúrbio que gerou a perda da consciência. Pode ocorrer após convulsões, traumatismos crânio-encefálicos, apoplexia (acidentes vasculares cerebrais), choques elétricos (terapêuticos ou acidentais) e anestesia. Em geral, essa amnésia expressa-se de forma plena para eventos que ocorreram imediatamente antes do trauma e é progressivamente menos severa quanto mais distantes estiverem os eventos a serem relembrados. É lógico que a gravidade da amnésia depende da extensão do traumatismo, podendo durar minutos, horas, dias ou semanas. Na amnésia decorrente de traumas moderados, parte da interferência pode ser devida a problemas nos mecanismos de busca e leitura. Essa conclusão é baseada no fato de que após esses traumas ocorre um retorno gradual da memória aparentemente perdida. Se a interferência ocorresse no sistema primário de armazenamento da memória, um retorno da memória não seria mais possível.

Essas amnésias são reproduzidas nos estudos com animais de laboratório pelo uso de agentes bloqueadores ou mesmo fatores traumáticos, como o choque eletroconvulsivo, ou drogas bloqueadoras da síntese proteica, como a puromicina e a ciclo-heximida, que deprimem a atividade neuronal. O tempo de comprometimento da memória varia de vários segundos ao tempo de vida do animal, dependendo da associação de vários fatores, tais como a espécie do animal utilizado, o tipo de memória estudado e o nível de aprendizagem requerido, bem como do agente escolhido para induzir o déficit na memória. Por exemplo, o uso de drogas inibidoras da síntese de proteínas, como as já citadas, só afeta o período de consolidação se sua ação ocorrer nas primeiras horas do processo de consolidação. Após algumas horas, esses compostos não mais interferem no processo de retenção de traços.

BOXE

As vias do medo condicionado

Torna-se cada vez mais evidente que há no SNC uma segregação dos circuitos neurais responsáveis pelo processamento dos diferentes estímulos ambientais de natureza aversiva, condicionados ou não, embora eles possam se sobrepor parcialmente. Já vimos que o hipocampo é uma dessas estruturas segregacionistas na medida em que processa preferencialmente estímulos condicionados contextuais e não está envolvido no processamento dos chamados estímulos condicionados explícitos, particularmente o som. Recentemente, desenvolvemos um estudo nessa linha de pesquisa em nosso laboratório de Neuropsicofarmacologia em Ribeirão Preto, procurando por evidências que mostrassem que isso também ocorre no núcleo mediano da rafe (NMR) que é a principal fonte de inervação serotoninérgica para o hipocampo e que também está envolvido no armazenamento de informações aversivas contextuais. O experimento consistia em submeter ratos a diferentes tipos de medo, usando luz, som ou o próprio ambiente da caixa experimental como estímulos condicionados. Antes das sessões-teste, esses animais ou recebiam lesões irreversíveis do NMR, ou tinham o funcionamento de suas vias serotoninérgicas inativadas pela injeção local de 8-OH-DPAT, que ao atuarem nos autorreceptores desses neurônios promoviam uma redução da liberação de serotonina nos seus terminais nervosos, principalmente hipocampo e amígdala. Os resultados mostraram que ocorre também uma segregação do processamento de informações aversivas associadas ao contexto no NMR e que as vias serotoninérgicas que se projetam dessa estrutura para o hipocampo parecem ser as principais mediadoras desse processo de aprendizagem. Ainda em conformidade com as nossas expectativas o condicionamento aversivo com estímulos neutros unimodais, como a luz ou o som, não aciona os substratos neurais do hipocampo diretamente. As evidências obtidas nesse estudo mostraram que esse condicionamento é mediado pela amígdala através de vias que nela se projetam a partir do NMR passando pelo tálamo (Fig. 4.13).

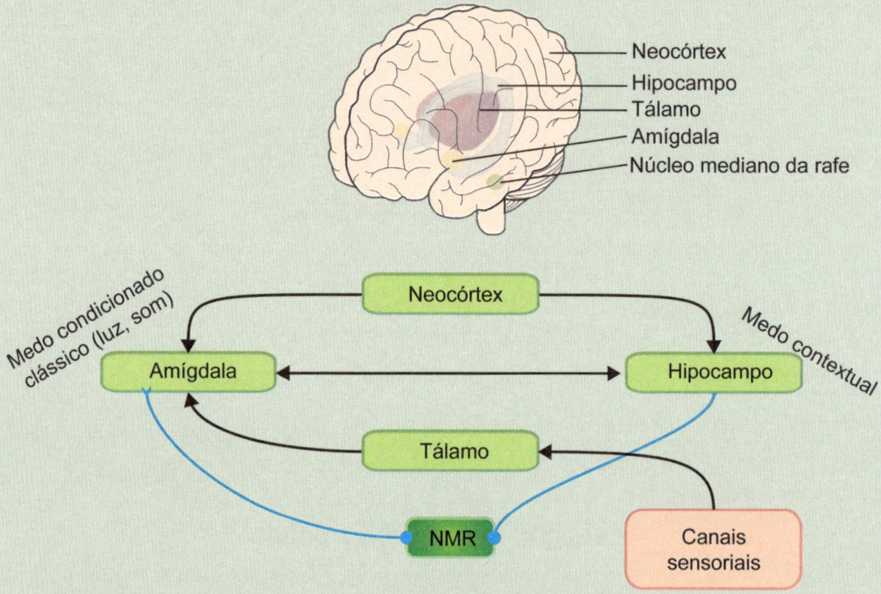

Fig. 4.13. Medo condicionado ao contexto e a estímulos explícitos. Diagrama esquemático com algumas vias neurais envolvidas no processamento do medo condicionado contextual (estímulos condicionados polimodais) e do medo condicionado a estímulos unimodais (luz ou som). A principal inervação serotoninérgica do hipocampo provém do núcleo mediano da rafe (NMR). Essa via medeia o medo condicionado contextual. Associações aversivas com estímulos neutros, como o som, se formam na amígdala a partir de vias sensoriais que passam pelo tálamo. Embora a principal inervação serotoninérgica da amígdala tenha origem no núcleo dorsal da rafe, o NMR também envia projeções para ela. A via NMR-amígdala pode mediar associações aversivas com estímulos neutros como a luz, que se formam rapidamente na amígdala.

Bibliografia

Ashton H. Brain systems disorder and psychotropic drugs. New York: Oxford Medical Publications, 1987.

Avanzi V, Brandão ML. Activation of somatodendritic 5-HT_{1A} autoreceptors in the median raphe nucleus disrupts the contextual conditioning in rats. Behavioural Brain Research 126:175-184, 2001.

Baddeley AD & Hitch G (1974) Working Memory. Psychology of Learning and Motivation Volume 8, Pages 47-89.

Bailey CH, Chen M. Morphological basis of long-term habituation and sensitization in aplysia. Science 220:91-93, 1983.

Bliss TVP, Collingridge GL. A synaptic model of memory: long term potentiation. Nature 361: 31-39, 1993.

Changeux J P. L'homme neuronal. Paris: Librairie Arthème Fayard, 1983.
Cohen NJ, Eichenbaum H, Deacedo BS, Corkin S. Different memory systems underlying acquisition of procedural and declarative knowledge. Annals of the New York Academy of Sciences 444:54-71, 1985.
Gray JA, McNaughton N. The neuropsychology of anxiety: an enquiry into the functions of the septo-hippocampal system. Oxford: Oxford University Press, 2000.
Izquierdo I. Consolidation redefined. Em: Brandão ML (Ed). Neurosciences and Behavior. Vitória: Gráfica Ufes, 153-174, 1987.
Izquierdo I, Barros DM, Mello e Souza T, de Souza MM, Izquierdo LA, Medina JH. Mechanisms for memory types differ. Nature 393(6686):635-636, 1998.
Izquierdo I, McGaugh JL. Behavioural pharmacology and its contribution to the molecular basis of memory consolidation. Behavioural Pharmacology 11: 517-534, 2000.
Kandel FR, Schwartz JH, Jessell TM. Principles of neural science. New York: McGraw-Hill, 2000.
Kaplan HL, Sadock BJ. Compêndio de psiquiatria. Porto Alegre: Editora Artes Médicas, 1990.
Kim JJ, Fanselow MS. Modality specific retrograde amnesia of fear following hippocampal lesions. Science 256: 675-677, 1992.
Kolb B. Fundamentals of human neuropsychology. New York: W. H. Freeman and Company, 1981.
LeDoux J. Synaptic cleft: How our brain become who we are. New York: Penguim Putnam Inc., 2002.
Lent R. Pessoas com história: As bases neurais da memória e aprendizagem. Em: Lent R (Ed). Cem bilhões de neurônios: Conceitos Fundamentais de Neurociência. Rio de Janeiro: Editora Atheneu, 588-617, 2001.
McGaugh JL. Time-dependent processes in memory storage. Science 153:1351-1358, 1974.
Merzenick MM, Kaas JH. Reorganization of mammalian somatosensory cortex following peripheral nerve injury. Trends in Neurosciences 5:434-436, 1982.
Mishkin M, Appenzeller T. The anatomy of memory. Scientific American 256: 80-89, 1987.
Netto CA, Izquierdo I (1985). On how passive is inhibitory avoidance. Behav Neural Biol 43(3): 327-330.
Quillfeldt JA. (2016) Behavioral Methods to Study Learning and Memory in Rats. Em: Andersen M., Tufik S. (Eds) Rodent Model as Tools in Ethical Biomedical Research. Springer, Cham.
Rosenzweig MR, Breedlove SM, Leiman AL. Biological Psychology: An introduction to behavioral, cognitive, and clinical neuroscience. Massachusetts: Sinauer Associates, 537-605, 2002.
Scoville WB, Milner B. Loss of recent memory after bilateral hippocampal lesions. Journal Neurology Neurosurgery Psychiatry, 20:11-21, 1957.
Squire LR, Kandel ER. Memory: From mind to molecules. New York: Scientific American Library, pp. 69-109, 2003.
Zigmond MJ, Bloom FE, Landis SC, Roberts JL, Squire LR. Fundamental Neuroscience. San Diego: Academic Press, p. 1438-1454, 1999.

Capítulo 5

Comportamento Emocional

Marcus Lira Brandão

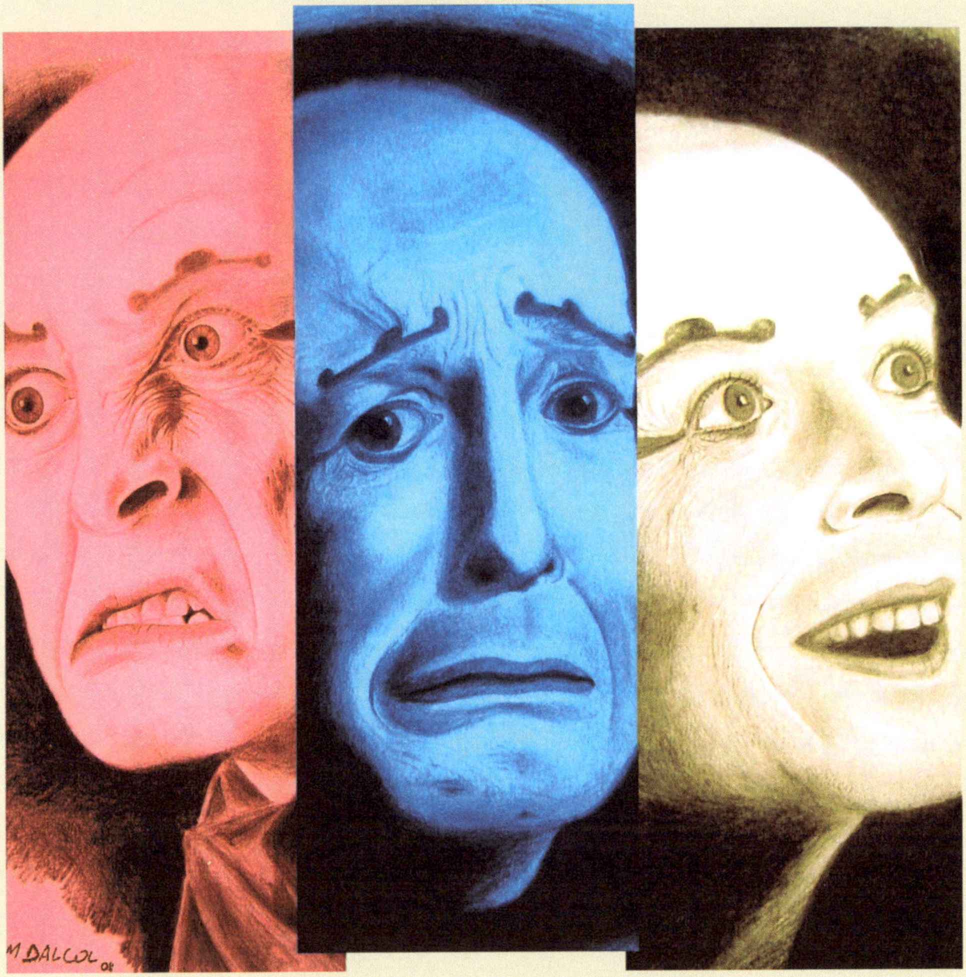

Considerações gerais

As emoções são determinadas pela percepção que o indivíduo tem das alterações fisiológicas que ocorrem quando ele se encontra diante de um perigo ou outro estímulo de conteúdo emocional ou são elas elaboradas diretamente pelo cérebro sem que haja uma leitura prévia do que está ocorrendo no seu organismo? Como veremos neste capítulo, essa foi uma das maiores contendas científicas no campo da fisiologia do comportamento emocional no início do século passado. Nunca houve, entretanto, discordância quanto a que a emoção é distinta das demais atividades mentais exatamente pelas respostas corporais que lhes são peculiares. De fato, o cérebro processa o estímulo de natureza emocional e envia comandos aos efetores somáticos e autonômicos responsáveis pela expressão das emoções. Disso decorre que uma das definições de emoção mais comuns a relaciona à manifestação de reações psicomotoras, geralmente acompanhadas de alterações neurovegetativas em resposta a um estímulo ambiental. Assim, o medo é um estado psicológico associado a um conjunto de respostas corporais em resposta a uma ameaça do meio. Genericamente, é uma resposta com claro valor adaptativo da mesma forma que o estresse é uma reação a modificações no meio interno do indivíduo associadas a um conjunto de alterações comportamentais, endócrinas e autonômicas que visam à autopreservação e à sobrevivência do indivíduo.

A qualidade específica de uma emoção particular resulta de dois fatores: o tipo particular do evento reforçador envolvido e o conhecimento prévio pelos indivíduos desses eventos. Com base nisso, o medo, por exemplo, pode ser um estado decorrente de um processo punitivo ou, ainda, um estado que leve um indivíduo ou animal a executar uma tarefa para terminar, escapar ou evitar um determinado estímulo aversivo. O medo também pode ser uma forma de reação emocional à ameaça de punição, em que a punição pode ser operacionalmente definida como uma redução da probabilidade futura de ocorrência de uma resposta específica como resultado da apresentação de um estímulo para aquela resposta.

Existe grande concordância na proposição de que emoção e motivação estão estreitamente relacionadas. Assim, se definirmos estado motivacional por um impulso ou "drive" que impele o organismo a alguma ação que visa à satisfação de objetivos ou resulta em aumento ou diminuição de um conflito, a emoção seria a consequência de um comportamento motivado, quer tenha ou não cumprido sua finalidade. Na visão de alguns autores, entretanto, a motivação é apenas mais um dos componentes da emoção, ao lado dos componentes endócrino, autonômico, sensorial e motor. De fato, a experiência emocional não é um fenômeno unitário, varia de pessoa para pessoa e é o resultado de vários eventos. No caso mais simples, a emoção se expressa por um ato motor, de natureza motivacional, desencadeado por sensações provocadas por estímulos sensoriais do meio onde se encontra o indivíduo. A emoção, entretanto, pode incluir um conjunto de pensamentos e planos sobre um evento que já ocorreu, está ocorrendo ou que vai acontecer e manifestar-se através de expressões faciais características. Ao lado disso podem ocorrer alterações endócrinas e autonômicas importantes, tais como garganta e boca secas, sudorese nas mãos e axilas, aumento dos batimentos cardíacos e da respiração, rubor facial, tremor das extremidades e, dependendo da intensidade da experiência emocional, incontinência urinária e intestinal.

Aspectos evolutivos

A evolução dotou cada espécie com um conjunto de mecanismos instintivos de defesa para ajudar os indivíduos a lidar com as ameaças ambientais e outros desafios à proteção e ao bem-estar do indivíduo. Os gambás exalam odores ofensivos, os baiacus inflam para que pareçam maiores do que realmente o são, as baratas escondem-se nas frestas para maior proteção. Embora nas sociedades modernas não necessitemos de se defender de predadores, a sensação de medo e os comportamentos defensivos associados nos ajudam a nos proteger do perigo nas situações do dia a dia como também em condições arriscadas; nos agachamos para nos abrigar, pisamos nos freios, corremos ou gritamos por socorro. Segundo Darwin, dado o caráter evolutivo do comportamento emocional, a sua compreensão no homem depende, em grande parte, do estudo do comportamento de outros animais (Fig. 5.1). Os fundamentos do estudo científico da biologia das emoções estão delineados no livro *A expressão das emoções no homem e animais* publicado em 1872, onde Darwin aborda a origem e o desenvolvimento dos principais comportamentos emocionais

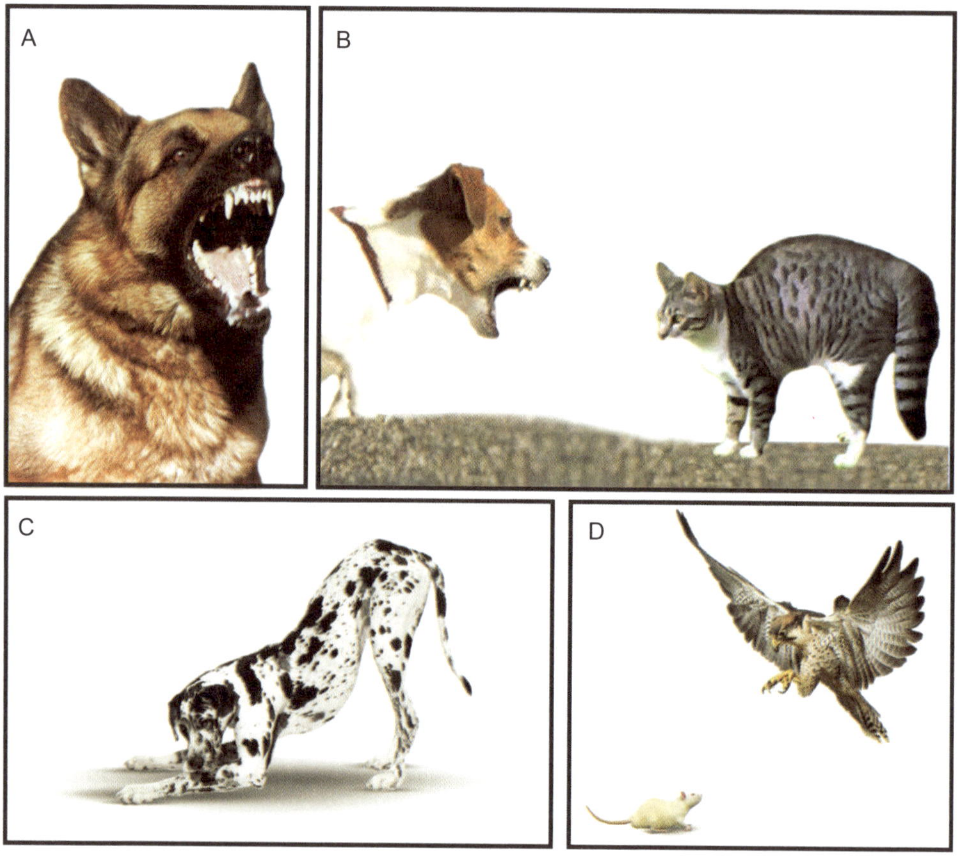

Fig. 5.1. Expressão de emoções em animais segundo Darwin. A e B: posturas de ameaça representadas por pelos eriçados, cauda levantada e exposição dos dentes (princípio da utilidade dos hábitos). C e D: Postura submissa e de defesa contrastando com a postura de ameaça (antítese).

em homens e animais. Para Darwin, as expressões emocionais podem ser compreendidas com base em três princípios:

1) *Princípio da utilidade dos hábitos* – Os animais expressam o significado de suas emoções aos outros animais através de alterações comportamentais características. São inúmeros os exemplos dessa situação. Ranger dos dentes e exibição das garras acompanham o ataque às presas. Retração das orelhas na iminência de um ataque defensivo expressa autopreservação. Os chimpanzés e os homens franzem as sobrancelhas indicando desagrado. O bocejo pode indicar tensão, e um meio-sorriso sustentado pode representar temor em resposta a um constrangimento. Existe obviamente um componente genético no curso da evolução das expressões faciais derivando um significado para os outros indivíduos. Assim, a retração do lábio sobre os dentes pode indicar medo, enquanto a exposição dos dentes pode expressar raiva. A seguir, reproduzimos um relato impressionante sobre o medo, feito por Darwin, que se constitui numa das mais completas descrições psicobiológicas de um estado emocional existentes na literatura:

   "O medo é frequentemente precedido pelo espanto, e se assemelha tanto a este, que ambos despertam instintivamente os sentidos da visão e da audição. Em ambos os casos, os olhos e a boca ficam totalmente abertos e as sobrancelhas se levantam. O homem amedrontado, a princípio, fica como uma estátua, imóvel e sem respirar, ou instintivamente abaixa-se para escapar à observação. O coração bate rápida e violentamente, de modo que palpita ou bate contra as costelas; mas é bastante duvidoso se ele trabalha mais eficientemente do que o habitual para enviar maior quantidade de sangue a todas as partes do corpo, uma vez que a pele torna-se instantaneamente pálida, como durante uma vertigem incipiente. Entretanto, esta palidez da superfície do corpo é provavelmente devida, em grande parte ou exclusivamente, ao fato de o centro vasomotor ser afetado de modo a causar a contração das arteríolas da pele. A maneira como a pele é influenciada pela sensação de medo intenso se reflete na forma impressionante e inexplicável com que a transpiração imediatamente brota dela. Esta exsudação é ainda mais surpreendente, na medida que a pele permanece fria, daí o termo suor frio, mas a seguir as glândulas sudoríparas são convenientemente excitadas para a ação e a superfície torna-se aquecida, os pelos da pele ficam eretos e os músculos superficiais tremem; juntamente com a ação alterada do coração a respiração se acelera. As glândulas salivares funcionam irregularmente; a boca torna-se seca, abre e fecha com frequência. Tenho também observado que sob medo leve há uma forte tendência a bocejar. Um dos sintomas mais marcantes é o tremor de todos os músculos do corpo, sendo este frequentemente visto primeiro nos lábios. Por este motivo, e pela secura da boca, a voz torna-se rouca ou indistinta ou pode falhar completamente ..."

2) *Antítese* – Nessa condição, dois estados motivacionais opostos em princípio (por exemplo, comportamento agressivo/cordialidade) também se expressam de forma oposta. Uma situação comum em várias espécies, incluindo o homem, é a oposição entre o olhar fixo (significando dominância e iminência de um ataque) e o olhar para baixo (significando submissão).
3) *Ação direta do sistema nervoso central* – Diz respeito aos ajustes fisiológicos que estão envolvidos em um determinado estado emocional, que são prepa-

ratórios para o estabelecimento de um curso apropriado de ação. A maioria dos ajustes envolve o sistema nervoso autônomo e o sistema endócrino.

Uma vez estabelecida a memória de um evento aversivo, ela se torna relativamente permanente. As memórias emocionais associadas ao medo condicionado são observadas em muitas espécies animais. Os genes determinam expressões comportamentais defensivas similares dentro das espécies e funções defensivas parecidas através das espécies porque os sistemas neurais de defesa estão preservados ao longo da evolução. Assim, comportamentos espécie-específicos para fugir ou evitar o predador ou os estímulos que ameacem a sobrevivência do animal apresentam certas características comuns ao longo da escala evolutiva. Sem dúvida, a identificação dessas respostas em vertebrados sugere que os circuitos cerebrais para essa forma de medo são similares em diversas espécies animais. Em razão disso, sabemos hoje que comportamentos de medo são mais eficazmente modificados através da caracterização e do controle das respostas emocionais aos estímulos aversivos do que através de procedimentos voltados para a eliminação da memória emocional. Portanto, respeitadas as características das espécies, os resultados de estudos desses comportamentos em animais inferiores podem ser úteis para a compreensão da neurobiologia do medo no homem. Nesse contexto, a biologia molecular torna-se muito importante na medida em que precisamos conhecer como os genes contribuem para as diferenças das reações de defesa entre indivíduos aos mesmos estímulos aversivos. Algumas pessoas são excelentes em detectar perigos à sua volta enquanto outras não lhes dão importância. Diferenças de comportamentos de medo entre indivíduos são, em larga medida, devidas à variação genética. Uma melhor compreensão dos mecanismos cerebrais em estudos com animais pode levar os pesquisadores à descoberta de novos tratamentos de distúrbios da ansiedade em homens, tais como pânico e fobias.

Ajustes fisiológicos das emoções

Os ajustes fisiológicos das emoções serão aqui descritos de forma pormenorizada porque a compreensão desses fatores será muito importante para o entendimento de algumas teorias propostas para as emoções, particularmente a teoria da adaptação geral de Hans Selye, como veremos mais tarde neste capítulo.

Respostas imediatas

Os principais sinais fisiológicos das emoções são decorrentes da estimulação do sistema simpático, particularmente da medula da glândula suprarrenal. O simpático é ativado em todas as situações de alerta e prepara o organismo para uma ação de emergência, como fuga ou luta. Essas alterações caracterizam-se pelo aumento da pressão arterial e frequência cardíaca, permitindo que o oxigênio seja bombeado mais rapidamente; contração do baço, liberando hemácias para o transporte de oxigênio; redistribuição do suprimento sanguíneo da pele e vísceras para o cérebro e músculos; dilatação dos brônquios e aumento da ventilação pulmonar; dilatação das pupilas para aumentar a acuidade visual e estimulação do sistema linfático a fim de aumentar os linfócitos circulantes com vistas a reparar danos aos tecidos. Outras respostas que compõem essa reação de defesa são o aumento da tensão muscular, a piloereção e a sudorese, que determinam o aumento da condutividade da pele em decorrência da queda da resistência da pele. A liberação de adrenalina da medula adrenal mimetiza todos os efeitos da estimulação simpática e também resulta em um aumento do metabolismo e da liberação dos estoques de energia. Tudo isso ocorre em um tempo de segundos a minutos (Fig. 5.2).

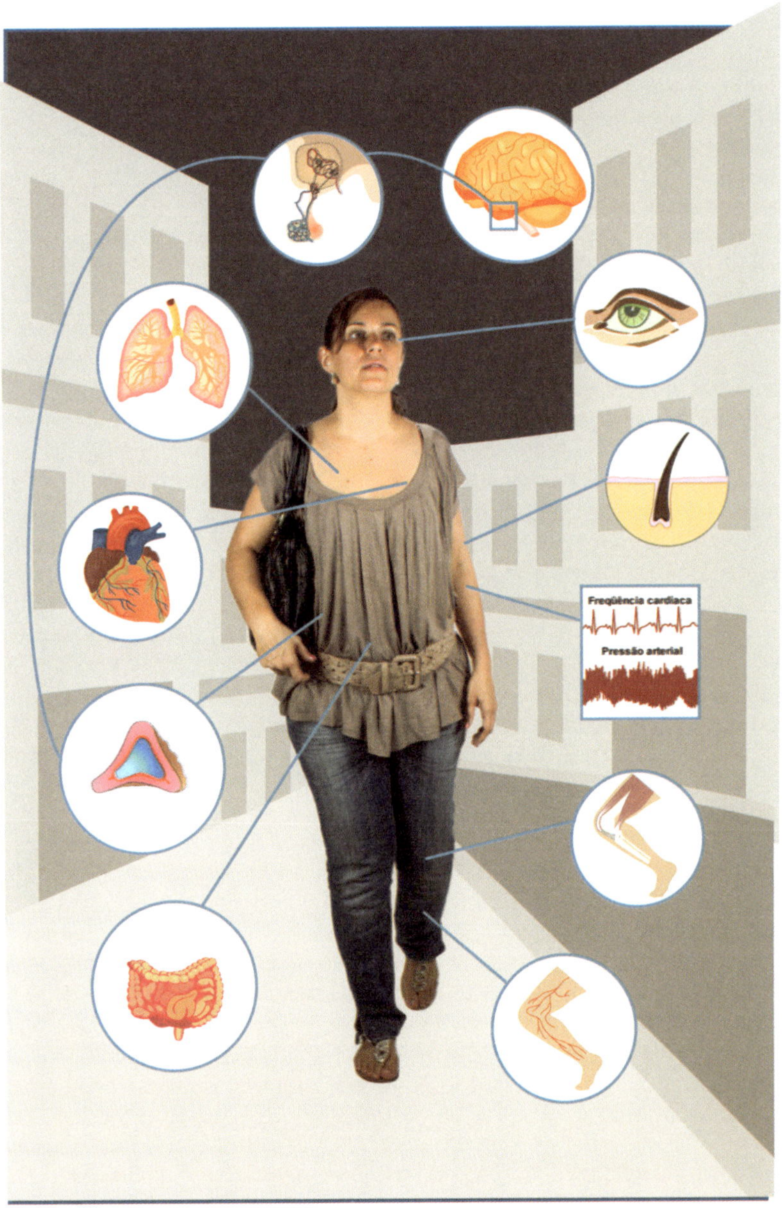

Fig. 5.2. Alterações fisiológicas produzidas pelos estímulos estressantes. Os sinais fisiológicos das emoções são decorrentes de uma ação coordenada entre ações no SNC, glândulas e sistema nervoso autônomo. As respostas comportamentais, hormonais e alterações no funcionamento dos órgãos constituem a chamada reação de defesa. A estimulação do sistema simpático, particularmente da medula da glândula supra-renal, prepara o organismo para uma ação de emergência como fuga ou luta com aumento da pressão arterial e frequência cardíaca, permitindo que o oxigênio seja bombeado mais rapidamente; contração do baço, liberando hemácias para o transporte de oxigênio; redistribuição do suprimento sanguíneo da pele e vísceras para o cérebro e músculos; dilatação dos brônquios e aumento da ventilação pulmonar; dilatação das pupilas para aumentar a acuidade visual e estimulação do sistema linfático a fim de aumentar os linfócitos circulantes com vistas a reparar danos aos tecidos. A exposição a estímulos estressantes prolongados pode ter consequências importantes no funcionamento dos órgãos com consideráveis implicações para a adaptação do indivíduo ao meio.

Respostas prolongadas

Nas condições de vida moderna, os processos fisiológicos já relatados podem ser mais prolongados, uma vez que as situações de perigo não estão sempre associadas à fuga ou luta e sempre levamos algum tempo para raciocinar sobre as possíveis consequências decorrentes da situação de perigo pela qual passamos. Na exposição crônica a estímulos estressantes, a ação passa da medula adrenal para o córtex adrenal e para a pituitária anterior, que é a responsável pela ativação do córtex adrenal. A liberação de glicocorticoides do córtex adrenal, que ocorre nessas situações, está sob o controle do ACTH (hormônio adrenocorticotrófico ou corticotrofina), que, por sua vez, é controlado por fatores liberadores do hipotálamo. O fator liberador de corticotrofina também promove a liberação de um dos principais ligantes opioides endógenos, a betaendorfina. Isso pode explicar a analgesia induzida pelo estresse (ver Capítulo 6) ou por estímulos condicionados de medo.

A regulação da liberação de ACTH no hipotálamo é extremamente complexa e envolve a interação de vários fatores diferentes, incluindo os fatores hipotalâmicos que facilitam ou inibem sua liberação, a adrenalina e a noradrenalina (ambas estimulam a liberação de ACTH da pituitária) e vários neuro-hormônios hipotalâmicos, como a vasopressina (secretada por neurônios hipotalâmicos e pela hipófise posterior) (Fig. 5.3).

Controles adicionais de centros superiores envolvem o hipocampo. Essa estrutura contém grande número de receptores glicocorticoides e parece fazer parte da alça de retroalimentação negativa na qual níveis elevados de glicocorticoides circulantes inibem a liberação de ACTH. Existem evidências de que modificações no funcionamento desse mecanismo podem estar subjacentes a alguns dos efeitos da experiência com estressores nos estágios iniciais da vida sobre o comportamento emocional adulto.

Os glicocorticoides constituem-se da hidrocortisona, corticosterona e cortisol. Eles promovem a transformação de não açúcares em glicogênio e aumentam a deposição desse último no fígado. Assim, eles continuam o trabalho iniciado no estágio de alarme, de prover o organismo de fontes rapidamente mobilizáveis de energia. Os glicocorticoides também facilitam a reação dos vasos sanguíneos à adrenalina e à noradrenalina, aumentando ainda mais sua ação constritora, se fatores estressantes adicionais ocorrem, o que pode gerar quadros hipertensivos. Outro fator complicador dos efeitos dos glicocorticoides reside na queda da resistência às infecções, associada a seus efeitos anti-inflamatórios. Soma-se a isso o fato de que esses hormônios retardam a formação de tecido cicatricial nas feridas, inibem a formação de anticorpos e diminuem o número de leucócitos envolvidos na luta contra o agente infeccioso. Uma observação frequente é a produção de úlceras no estômago e duodeno, em face do papel permissivo dos glicocorticoides aos efeitos corrosivos do ácido clorídrico na mucosa gástrica.

Outras alterações hormonais que ocorrem durante o estresse prolongado dizem respeito ao crescimento corporal e ao metabolismo. Existe uma redução do hormônio somatotrófico e da depressão da atividade da glândula tireoide, provavelmente resultante da diminuição da secreção do hormônio estimulante da tireoide. Destaca-se, ainda, a redução de várias funções orgânicas associadas ao comportamento sexual e reprodutivo. Como já vimos no Capítulo 2, ocorre uma queda na produção de androgênios, bem como na produção de espermatozoides pelos testículos nos machos. Nas fêmeas, ocorre perturbação ou completa supressão do ciclo menstrual, redução do peso do útero, aumento do número de abortos espontâneos e alterações na lactação. Essas alterações sobre as funções reprodutivas podem ser consequência da redução da secreção pela hipófise anterior dos hormônios gonadotróficos; o FSH (hormônio foliculoestimulante) e o LH (hormônio luteinizante), que estimulam os ovários a secreta estrógenos e progesterona e os testículos a produzir espermatozoides e testosterona.

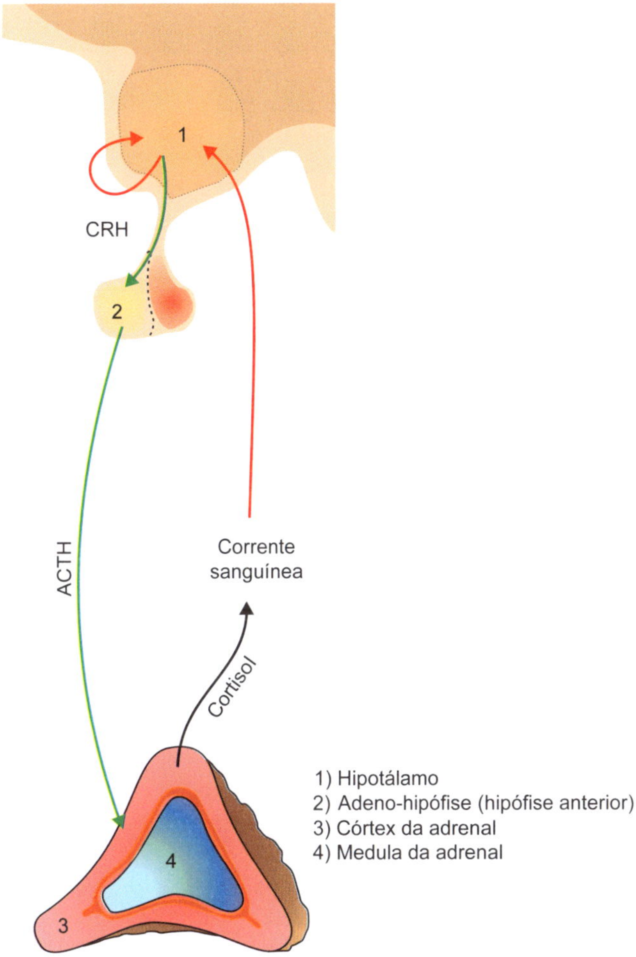

Fig. 5.3. O eixo hipotálamo-hipófise-adrenal. O hipotálamo é estimulado a secretar o hormônio liberador de corticotrofina (CRH) no sistema porta-hipofisário. O CRH estimula a hipófise a secretar hormônio adrenocorticotrófico (ACTH) na corrente sanguínea. O ACTH estimula o córtex das glândulas supra-renais a liberar cortisol, que possui diversas funções fisiológicas importantes no organismo e inibe a liberação continuada de CRH no hipotálamo. Por outro lado, a adrenalina é liberada da medula adrenal em condições estressantes agudas. No estresse crônico, o cortisol além de diminuir a resistência geral do organismo a estímulos aversivos prolongados pode também reduzir a capacidade imunológica do organismo.

Assim, o comportamento emocional influencia decisivamente o desempenho reprodutivo do indivíduo, podendo determinar redução da libido ou mesmo infertilidade (ver Comportamento Reprodutivo, Capítulo 2).

Registro de indicadores das emoções

Dado que vários eventos fisiológicos ocorrem durante a expressão do comportamento emocional, o registro desses sinais pode se constituir em um índice do estado emocional do indivíduo, conforme vemos a seguir:

- *Resposta galvânica da pele* – Registro das alterações da resistência da pele na ponta dos dedos. Durante a excitação emocional, as glândulas sudoríparas das mãos estão ativas, e os eletrodos detectam a queda da resistência elétrica (ou o aumento da condutividade) na extremidade dos dedos, em decorrência da produção de suor.
- *Xerostomia (secura da boca)* – Conta-se que os chineses usavam esse índice para detectar mentiras. Eles faziam perguntas a pessoas suspeitas de haver cometido algum crime, ao mesmo tempo em que lhes faziam comer biscoitos. A dificuldade em engoli-los durante um determinado tempo servia como prova de sua culpa.
- *Registro poligráfico de respostas cardiovasculares e respiratórias* – É sabido que durante estados emocionais existem aumento da pressão arterial, frequência cardíaca, respiração e fluxo sanguíneo muscular que podem ser registrados simultaneamente através dos canais de um polígrafo ou de uma interface de um computador.
- *Teste do campo aberto* – O campo aberto foi um dos primeiros meios utilizados na tentativa de selecionar animais com diferentes níveis de medo (Carl Hall, década de 30). O campo aberto consiste em uma arena circular acima da qual é montada uma bateria de lâmpadas e alto-falantes de forma que o animal é exposto simultaneamente à luz e a ruídos fortes. Na situação mais comum, é medido o número de bolos fecais do animal numa relação direta com o seu estado emocional. A ambulação, por outro lado, é reduzida nesse teste.
- *Condicionamento Pavloviano* – Medo condicionado é um paradigma comportamental largamente usado para estudar os mecanismos neurais subjacentes à aquisição, expressão, consolidação e extinção de memórias emocionais. As informações obtidas com esses paradigmas ajudam a esclarecer os eventos comportamentais e celulares que participam dos mecanismos neurais que constituem ou que controlam as redes neurais que medeiam os estados de estresse, medo e ansiedade, bem como suas interações no cérebro. O congelamento (*freezing*) tem se tornado um dos índices de medo mais comumente utilizados atualmente em laboratórios de neurociência comportamental voltados para o estudo da ansiedade. É medido o tempo que os animais permanecem imóveis quanto expostos a estímulos neutros (como um som, uma luz ou o próprio contexto experimental) que se tornam condicionados após pareamento prévio com um estímulo aversivo incondicionado (um choque moderado nas patas, por exemplo). Nesse caso, o som e a luz são considerados estímulos explícitos, discretos devido a sua natureza unimodal, ao contrário do contexto, que é, obviamente, polimodal.
- *Condicionamento instrumental de respostas autonômicas* – Evidências têm se acumulado, mostrando que os animais são capazes de controlar eventos autonômicos durante estados emocionais. Experimentalmente, essa técnica tem sido utilizada para treinar coelhos a aumentar ou diminuir o fluxo sanguíneo em suas orelhas através da aplicação de uma estimulação intracraniana reforçadora toda vez que o fluxo sanguíneo na orelha varia na direção desejada pelo experimentador. Em homens, essa técnica é chamada de *biofeedback*, visto que ao indivíduo é dada a possibilidade de monitorar suas respostas fisiológicas. Por exemplo, quando o indivíduo está aprendendo a controlar sua resposta galvânica, ele observa um medidor que lhe sinaliza o nível de suas respostas. A técnica de *biofeedback* tem sido útil para tratamento de indivíduos com cefaleia tensional ou outras doenças resultantes de distúrbios do funcionamento do sistema nervoso simpático.

- *Labirinto em cruz elevado* – Esse aparelho, construído em madeira ou em acrílico, é suspenso a 50 cm do assoalho (Fig. 5.4). Consiste em dois braços abertos e dois fechados dispostos de forma que os fechados se opõem aos abertos. A medida da atividade exploratória dos animais no labirinto demonstra que eles preferem os braços fechados. A inibição em entrar nos braços abertos reflete o medo que os animais demonstram por espaços abertos e pela altura, e pode estar relacionado ao nível de "ansiedade", vivenciado pelos mesmos. Drogas ansiolíticas, como os benzodiazepínicos, reduzem o conflito gerado pela necessidade de explorar ambientes novos e a esquiva de espaços abertos. O resultado disso é o aumento do número de entradas e do tempo de permanência nos braços abertos, enquanto drogas ansiogênicas, como o pen-

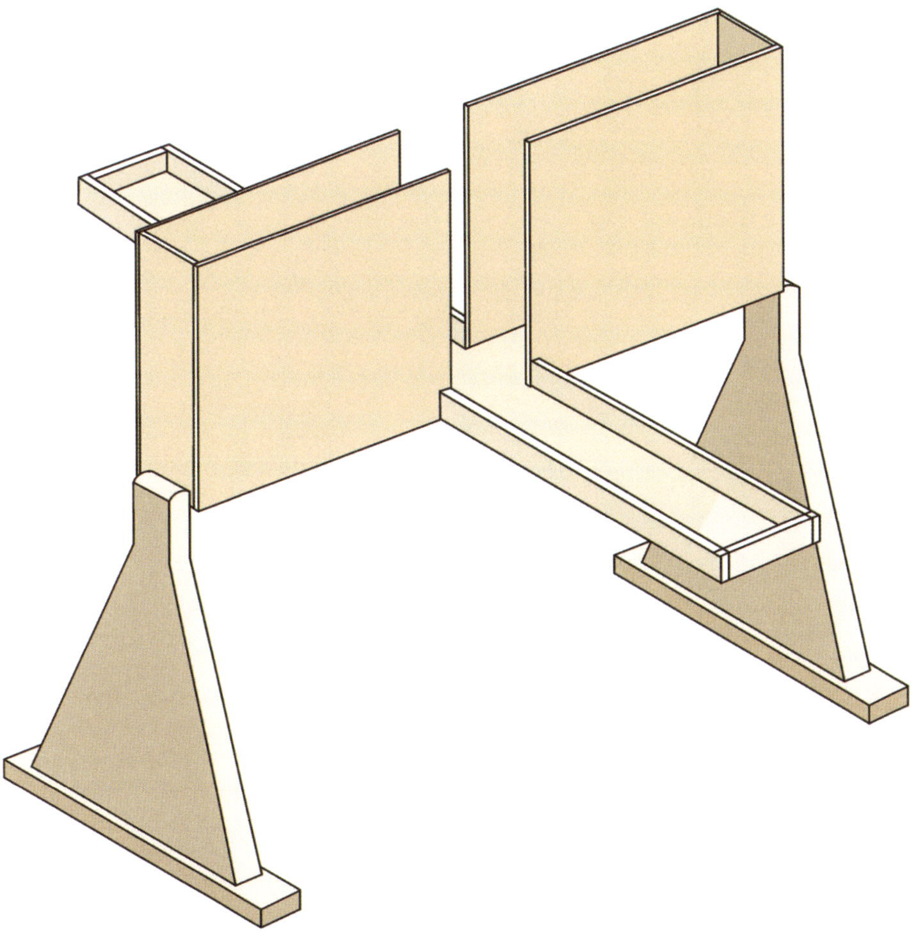

Fig. 5.4. O teste do labirinto em cruz elevado tornou-se um dos modelos animais de medo e ansiedade de grande popularidade atualmente. A sua utilização nos laboratórios de psicobiologia tem permitido selecionar (*screening*) drogas ansiolíticas e estudar seus mecanismos de ação. Além disso, o seu uso associado a procedimentos de lesão de vias ou estruturas cerebrais, bem como a procedimentos de microinjeção de drogas em regiões específicas do SNC, tem sido uma ferramenta valiosa no estudo da neurobiologia da ansiedade.

tilenotetrazol, reduzem esses parâmetros porque aumentam o conflito. Atualmente, esse teste tem se tornado mais refinado com a inclusão de medidas etológicas complementares, como o "mergulho da cabeça", "exploração da extremidade do braço aberto", "esticamento" e outros itens comportamentais que medem aspectos específicos da "ansiedade", como a avaliação de risco.

Teorias das emoções

A emoção tem sido objeto de várias teorias que vêm sendo formuladas desde o início do século passado. Compreensivelmente, nenhuma aborda todos os aspectos das emoções. Em geral, elas foram desenvolvidas com base em um ou alguns aspectos das emoções de forma que estudar estas teorias pode nos oferecer elementos importantes para o estudo da neurobiologia da ansiedade. Vejamos as principais teorias:

Teoria de James-Lange

No início do século passado, William James, psicólogo americano, e Carl Lange, dinamarquês, propuseram independentemente uma teoria relacionando eventos fisiológicos a estados emocionais. Segundo eles, as emoções consistem na percepção das alterações fisiológicas desencadeadas pelo estímulo emocional. O ponto básico dessa teoria estabelece que a resposta emocional precede a experiência emocional, ou seja, o cérebro necessita primeiro ler a reação do organismo ao estímulo antes de expressar o comportamento emocional. Assim, por exemplo, sentir medo é perceber as alterações autonômicas (taquicardia, piloerecão, etc.) provocadas pelo estímulo emocional. Na época, pouco era conhecido das interações entre eventos neurais e comportamento, de forma que se acreditava que o comportamento emocional pudesse ser integrado perifericamente ou no plano somático. Assim, se incluirmos no escopo dessa teoria os eventos fisiológicos controlados pelo sistema nervoso somático, essa teoria pode ser vista como um paradoxo: "nós sentimos medo porque corremos, e não corremos porque estamos com medo". Ainda seguindo essa interpretação poderíamos dizer que estamos tristes porque choramos. Assim, segundo essa teoria, a cada emoção particular (medo, raiva, prazer, etc.) devem corresponder diferentes respostas fisiológicas. Em certa medida é provável que a percepção das respostas autonômicas possa acentuar a sensação de ansiedade, uma vez que drogas bloqueadoras autonômicas (por exemplo, o propranolol, uma droga bloqueadora de receptores beta-adrenérgicos usada como droga anti-hipertensiva) aliviam a ansiedade. Além disso, manifestações neurovegetativas exageradas e persistentes podem provocar, em certas pessoas susceptíveis, distúrbios em funções e órgãos periféricos, resultando em doenças psicossomáticas, tais como a asma brônquica, hipertensão arterial, isquemia do miocárdio, úlcera duodenal e colite ulcerativa (Fig. 5.5). A título de informação adicional os efeitos ansiolíticos do propranolol têm também sido atribuídos a uma ação facilitadora da atividade serotoninérgica em estruturas do tronco encefálico envolvidas com a organização do comportamento defensivo, como veremos com detalhes no final deste capítulo.

Teoria de Cannon-Bard

Em 1928, Walter Cannon e Phillip Bard discordaram da teoria de James-Lange com base no fato de que os animais com lesões da medula espinal e vagotomizados ainda manifestavam reações emocionais. Além disso, segundo suas observações, as alterações fisiológicas são similares, independentemente do tipo de emoção que o indivíduo experimenta, seja raiva, medo ou comportamento agressivo. Esses autores

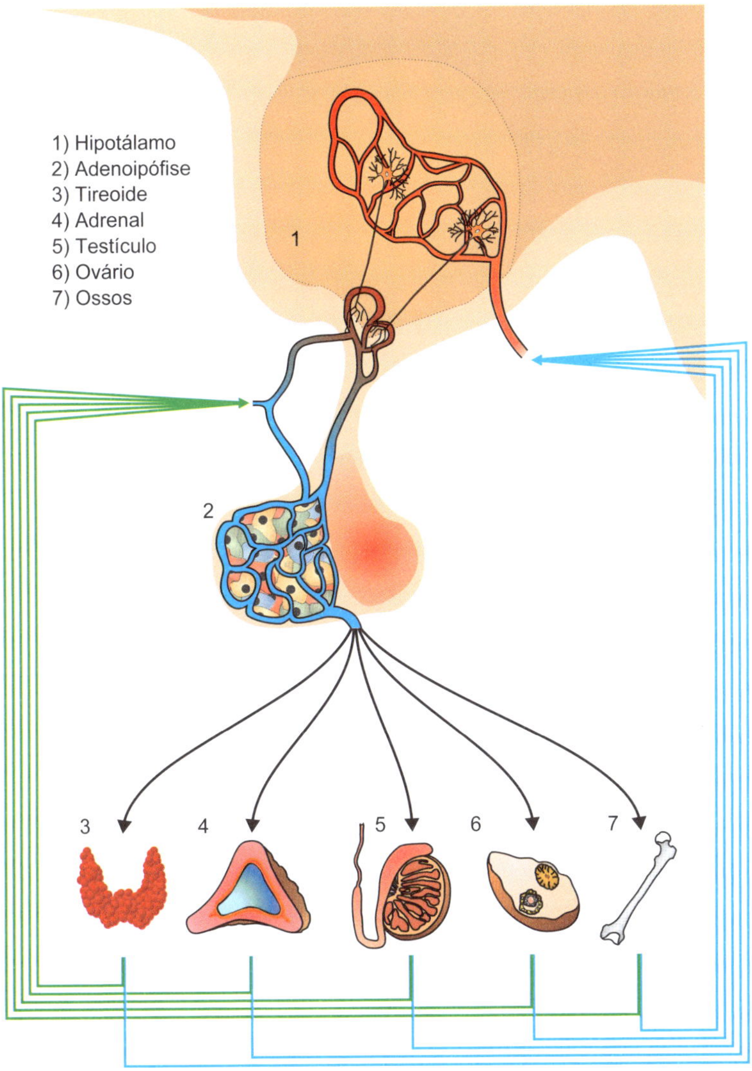

Fig. 5.5. Estresse e regulação humoral. A regulação hormonal do funcionamento da tireoide, glândulas sexuais, supra-renal ou do crescimento dos ossos está sob influência direta do eixo hipotálamo-hipofisário. O estresse pode determinar alterações nessa regulação ocasionando prejuízos na homeostasia e no crescimento. O tratamento farmacológico de certos distúrbios psicossomáticos decorrentes do estresse prolongado, por exemplo, com o agente anti-hipertensivo propranolol, causa secundariamente redução dos níveis de ansiedade do indivíduo. Essa constatação apoia, em certa medida, a teoria de James-Lange.

admitiam, portanto, que a experiência emocional resulta da ativação de circuitos no SNC. Associado aos estados emocionais ocorre a reação de emergência (também chamada de reação de fuga ou luta) como resultado da ativação do sistema nervoso simpático. A ativação desse sistema ocorre como resultado de comandos originados no cérebro e de maneira uniforme, independentemente do tipo de estímulo emocional. A reação de emergência é, portanto, uma resposta adaptativa dirigida para dar o suporte

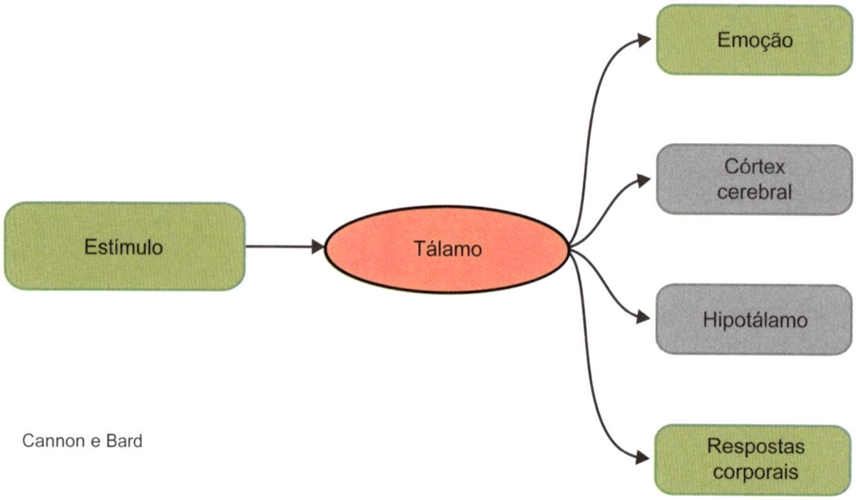

Fig. 5.6. Teoria de Cannon-Bard. O comportamento emocional é elaborado inteiramente no cérebro e não requer que as respostas corporais sejam primeiro "lidas" pelo cérebro antes da expressão da emoção, como sugerido por James-Lange. Essa teoria traz o conceito de "reação de emergência", que é uma resposta fisiológica corporal que resulta da ativação do sistema nervoso simpático e que acompanha todo estado emocional.

necessário ao dispêndio energético das respostas corporais associadas aos estados emocionais. Em razão disso, as respostas fisiológicas aos diferentes estímulos emocionais deveriam ser as mesmas de forma que as alterações fisiológicas não poderiam determinar as emoções como propunha a teoria de James-Lange.

Na sequência de seus estudos, Cannon propôs a *teoria talâmica das emoções*, segundo a qual as emoções seriam coordenadas ao nível do tálamo e se manifestariam através do hipotálamo (Fig. 5.6). O córtex também receberia as informações dos estímulos via tálamo. A importância dessa teoria residia no fato de implicar os mecanismos diencefálicos na elaboração de processos emocionais. Entretanto, à luz do conhecimento atual, faltam evidências concretas que associem a experiência emocional à exceção da dor, com substratos neurais localizados no tálamo. Por outro lado, deve ser observado que implicar o hipotálamo no processamento do comportamento emocional na época em que a teoria foi formulada já representava um grande avanço.

Teoria da ativação de Lindsley

Essa teoria procura explicar as reações emocionais através de uma ativação cortical seletiva. Essa ativação seria originada no sistema ativador reticular ascendente (SARA), onde os impulsos somáticos e viscerais que chegam ao SNC seriam integrados (Fig. 7.2, Capítulo 7). O hipotálamo, segundo Lindsley, seria a sede primária da organização da expressão emocional, mas destaca o papel essencial do SARA no reconhecimento dos impulsos geradores das emoções. Um papel regulador desse sistema sobre o comportamento emocional não pode ser descartado, uma vez que, como veremos no Capítulo 7, animais com lesões do SARA tornam-se sonolentos, apáticos e não emotivos. Uma falha dessa teoria foi a de conferir um papel exagerado ao SARA como regulador do comportamento emocional. Hoje sabemos que estruturas como o hipotálamo contêm seus próprios sistemas de ativação.

Teoria de Papez

Em 1937, J. W. Papez levantou a hipótese de que as estruturas do lobo límbico constituiriam o substrato neural das emoções. O conceito de sistema límbico deriva da ideia de um lobo límbico (do latim *limbus*, margem), um termo introduzido por Pierre Broca para caracterizar os giros corticais filogeneticamente primitivos que formam um anel em torno do tronco cerebral. Nessa época, o conceito de lobo límbico incluía o giro para-hipocampal, o giro do cíngulo, o giro subcaloso (continuação anterior e inferior do giro do cíngulo) e o córtex subjacente à formação hipocampal. Mais tarde, Papez foi influenciado por experimentos que sugeriam que o hipotálamo desempenha um papel crítico nas emoções e pela noção de que as emoções têm um componente cognitivo e, portanto, a experiência subjetiva da emoção requer a participação do córtex, enquanto a expressão das emoções recruta circuitos hipotalâmicos.

A ideia de um circuito neural no cérebro como base anatômica das emoções ganhou fácil aceitação, sobretudo devido à predominância do pensamento freudiano na década de 30, que já sinalizava a importância de processos cerebrais na expressão do comportamento emocional. Assim, a noção de que as emoções e os instintos eram gerados em estruturas mais primitivas do sistema límbico e que a experiência subjetiva e a consciência dependiam do córtex casava-se bem com a psicologia freudiana. Processos emocionais inconscientes podem assim tornar-se conscientes ou não. O *Circuito de Papez*, de certo modo, abriu a perspectiva de se estudarem os mecanismos neurobiológicos que o cérebro utiliza para traduzir um processo emocional elaborado em estruturas límbicas primitivas em um estado emocional consciente que ocorre no plano telencefálico.

O *Circuito de Papez* foi a resposta à pergunta de como os centros corticais superiores comunicam-se com o hipotálamo. De acordo com esse esquema, as influências corticais são enviadas para o hipotálamo através de projeções do giro do cíngulo para a formação hipocampal (Fig. 5.7). O hipocampo processa a informação que chega e a projeta via fórnix para os corpos mamilares do hipotálamo. O hipotálamo, por sua vez, fornece informações ao tálamo (núcleo talâmico anterior) através do trato mamilotalâmico e daí ao giro

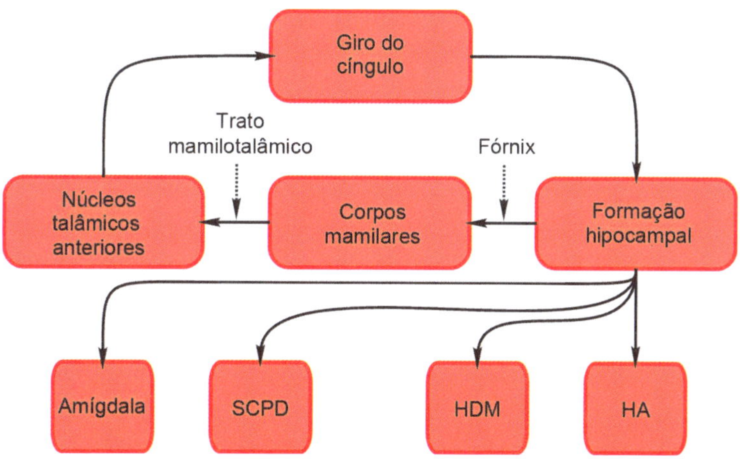

Fig. 5.7. Circuito de Papez. As influências corticais são dirigidas para o hipotálamo através de conexões do giro do cíngulo à formação hipocampal. A informação processada pelo hipocampo desce pelo fórnix aos corpos mamilares do hipotálamo. O hipotálamo informa o giro do cíngulo da integração do comportamento emocional através de projeções que formam sinapses nos núcleos talâmicos anteriores. Conhecidas conexões anátomo-funcionais, como a amígdala, substância cinzenta periaquedutal dorsal (SCPD), hipotálamo dorsomedial (HDM) e hipotálamo anterior (HA), estão também indicadas.

do cíngulo. Do giro do cíngulo, a atividade neural representando os processos emocionais passaria a outras regiões corticais onde "acrescentaria um colorido emocional a outros processos psíquicos". O conceito de sistema límbico foi ulteriormente expandido por Paul McLean para incluir outras regiões do hipotálamo, a área septal, o núcleo *accumbens* (parte do estriado) e áreas neocorticais como o córtex orbitofrontal. Ainda incluídos no sistema límbico estão a amígdala e o subículo (estrutura de matéria cinzenta interposta entre o córtex primitivo do hipocampo e o tecido neocortical do córtex temporal). Sabe-se, hoje, que o subículo constitui a origem das fibras do fórnix que inervam o hipotálamo (Fig. 5.8).

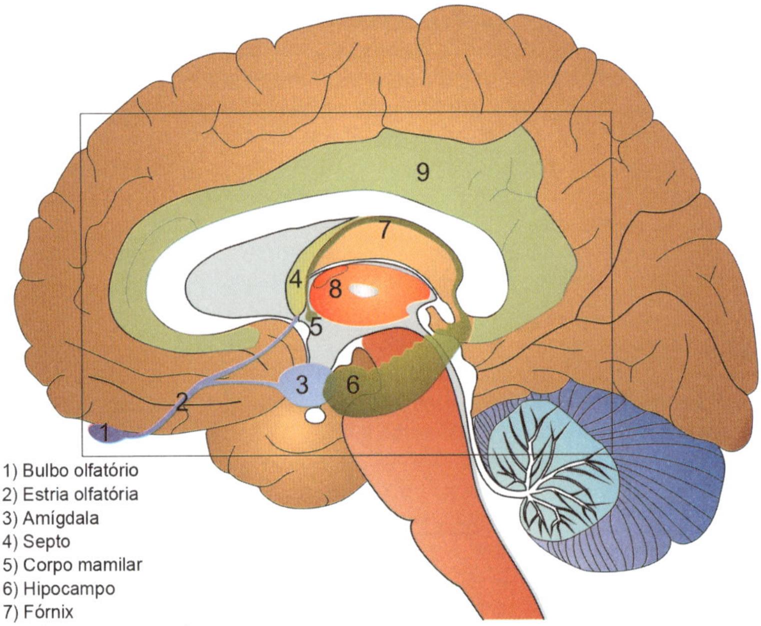

1) Bulbo olfatório
2) Estria olfatória
3) Amígdala
4) Septo
5) Corpo mamilar
6) Hipocampo
7) Fórnix
8) Núcleo anterior do tálamo
9) Giro do cíngulo

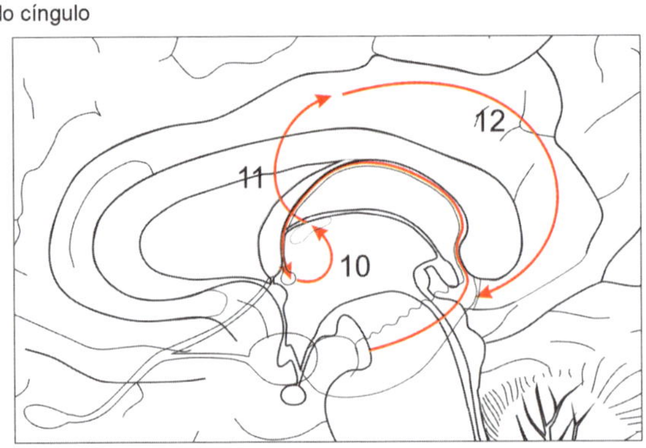

10) Trato mamilotalâmico
11) Conexões talamocorticais
12) Conexões córtico-hipocampais

Fig. 5.8. As múltiplas conexões entre as estruturas que compõem o sistema límbico.

Para McLean, o funcionamento do sistema límbico não ocorre independentemente da atividade das demais partes do cérebro. Para compreender a organização neural do cérebro responsável pelos diversos comportamentos, ele propôs três divisões do cérebro com base na anatomia comparativa, na neuroquímica e na teoria evolutiva. Esse modelo considera que existem três tipos de sistemas no cérebro dos mamíferos (cérebro triuno): cérebro protorreptílico, cérebro paleomamífero e o cérebro neomamífero (Fig. 5.9).

- *Cérebro protorreptílico:* eixo fundamental do sistema nervoso central: medula espinal, tronco encefálico, diencéfalo e núcleos da base. Responsável por comportamentos estereotipados baseados em memórias e aprendizagem ancestrais e funções básicas associadas à sobrevivência do indivíduo.
- *Cérebro paleomamífero:* sistema límbico (substrato neural das emoções): hipocampo, amígdala, hipotálamo, estruturas periventriculares. Responsável por mecanismos básicos associados ao autoconhecimento das emoções e homeostasia.
- *Cérebro neomamífero:* córtex cerebral (principalmente o córtex frontal), proeminente em primatas. Responsável pelas funções cognitivas, análise do meio externo.

Essa divisão funcional do encéfalo é, na realidade, a base de um modelo conceitual que nos permite analisar as atividades do sistema límbico e das demais estruturas do encéfalo de maneira integrada.

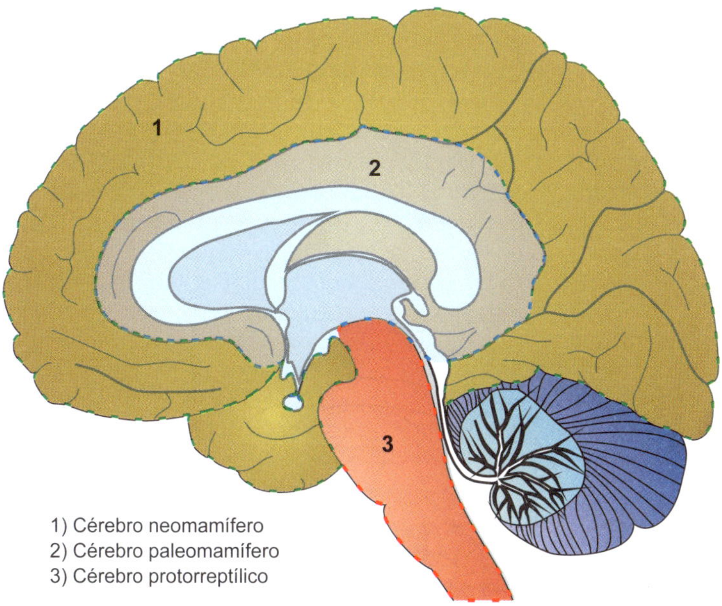

Fig. 5.9. O cérebro triuno. Esse modelo considera a existência de sistemas neurais hierarquicamente organizados no cérebro dos mamíferos. O sistema límbico (cérebro paleomamífero, representado em *azul*) atua de forma organizada com os outros dois sistemas neurais do cérebro; além de elaborar o comportamento emocional, ele modula a atuação do cérebro protorreptílico, voltado para funções comportamentais primitivas como busca de alimento, abrigo, cuidados com a prole e dominância social. Por sua vez, o sistema límbico está sob a influência do cérebro neomamífero, que realiza uma análise não emocional do meio externo, faz cálculos e gera expectativas e abstrações.

Com a expansão estrutural do sistema límbico e o estudo integrativo das emoções que passou também a considerar a forma como as informações emocionais são processadas ainda na base do sistema emocional encefálico, o conhecimento gerado em outros campos da neurociência, como o da memória e da consciência, começou a ser também importante para o entendimento da neurobiologia das emoções. Daí deriva o conceito de que as experiências emocionais conscientes são provavelmente criadas como representação em estruturas encefálicas do processamento das informações de conteúdo emocional em curso nas estruturas mais caudais do tronco encefálico.

Síndrome da adaptação geral

Sabemos hoje que o medo é um estado psicológico associado a um conjunto de respostas corporais em resposta a uma ameaça. O estado de medo é iniciado por uma ameaça do meio que leva a uma ativação da resposta de estresse. O estresse é um estado de alarme que promove um conjunto de alterações comportamentais, endócrinas e autonômicas que visam à autopreservação e à sobrevivência do indivíduo. A resposta de estresse inclui a liberação de glicocorticoides do córtex adrenal e catecolaminas da medula adrenal e dos terminais nervosos simpáticos. Esses hormônios do estresse por seu turno fornecem sinais de *feedback* ao cérebro e influenciam estruturas neurais que controlam a emoção e a cognição. Para que esse arrazoado seja parte de nosso conhecimento atual sobre a neurobiologia das emoções, a teoria proposta por H. Selye nos anos 40 do século passado cumpriu um papel de grande importância. Essa teoria pressupõe que a reação de estresse consiste em uma fase inicial, denominada "reação de alarme", seguida de um "estágio de resistência", quando a resistência ao estímulo desencadeador ou inicial é aumentada, mas a resistência a qualquer outro estímulo subsequente é reduzida. Como vimos antes, na seção sobre *ajustes fisiológicos das emoções,* o eixo hipotálamo-hipófise-adrenal (HPA) exerce um papel essencial na reação dos indivíduos aos estímulos emocionais. Na fase de resistência, o processo conduzido pela medula adrenal passa ou é transferido para o córtex adrenal e para a pituitária anterior com a liberação de glicocorticoides, hormônios que favorecem o metabolismo glicídico e que apresentam propriedades anti-inflamatórias (Fig. 5.10). Os animais mantidos sob estresse continuado possuem as glândulas suprarrenais bastante desenvolvidas. Uma secreção cortical excessiva pode causar ou agravar doenças como hipertensão e distúrbios cardíacos. Úlceras gástricas também podem ser produzidas por influência de fatores psicológicos, como conflitos, emoções e estresse. Experimentalmente, úlceras psicogênicas podem resultar da exposição de animais de laboratório a paradigmas de conflito. Se o estresse continua, o estágio de resistência é substituído pelo estágio final de "exaustão", quando as secreções corticais da suprarrenal caem abaixo do normal, causando ou agravando doenças como o reumatismo e a artrite. Nessa fase ocorre um declínio dramático da resistência do organismo a todas as formas de estresse.

Uma nova interpretação da teoria de Selye foi recentemente formulada por Bruce McEwen, da Universidade Rockfeller em Nova York, com base em evidências que mostram que nem todos os tipos de estressores provocam a mesma resposta estereotipada. Em outras palavras, as respostas do eixo HPA variam em função do tipo de estressor a que o indivíduo é exposto. Assim, diferentes estressores promovem respostas fisiológicas distintas quanto à regulação neuroquímica, bem como na reatividade do organismo conforme o sexo do indivíduo. Além disso, sabemos atualmente que os mediadores do estresse podem ter efeitos protetores ou prejudiciais ao indivíduo, dependendo do seu curso temporal, de maneira que em vez de uma exaustão de neurotransmissores é a exposição prolongada a eventos aversivos que pode ser deletéria ao organismo.

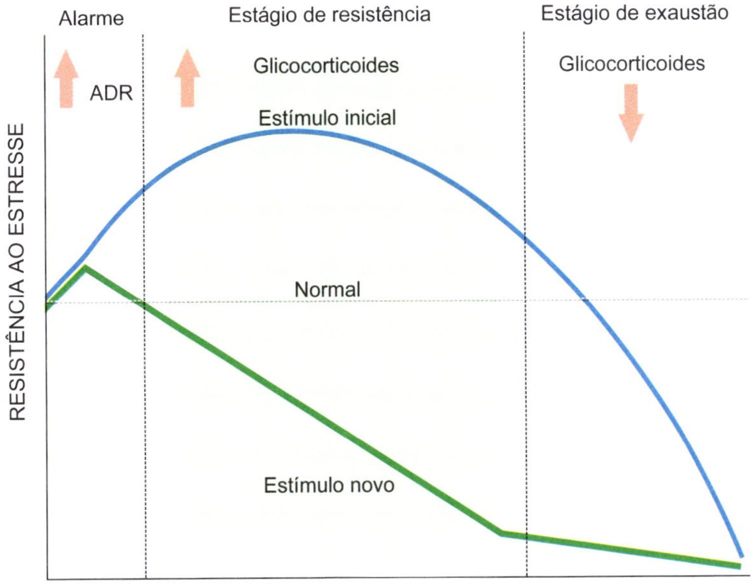

Fig. 5.10. Síndrome da adaptação geral de Selye. Durante o estágio de resistência, a oposição aos efeitos do estímulo que desencadeou o estresse provoca uma queda da resistência a qualquer outro estímulo estressante que venha a ocorrer. A exposição prolongada ao estresse resulta, numa fase tardia, na queda da resistência a todo e qualquer estímulo.

Em conformidade com essa abordagem cunharam-se os termos *alostasia* e *sobrecarga alostática* com o intuito de prover uma definição menos genérica para a palavra *estresse*. Ao mesmo tempo, permite uma melhor compreensão de como os efeitos protetores e adaptativos essenciais dos mediadores fisiológicos que mantêm a homeostasia também estão envolvidos nos efeitos cumulativos da exposição aos eventos rotineiros do dia a dia quando não se lida adequadamente com eles. O conceito de alostasia implica a alteração, dentro de certos limites, de variáveis fisiológicas de forma a permitir a adaptação do indivíduo a seu meio. É necessário distinguir os parâmetros fisiológicos de sistemas essenciais que devem se manter estáveis, como a tensão de oxigênio, pH, níveis de glicose e temperatura corporal das variáveis fisiológicas de sistemas que alcançam a estabilidade através de mudanças, que variam em função das condições do meio. Esses últimos não podem ser explicados apenas pela noção de homeostasia. O termo *alostasia* foi criado para denotar sistemas diferenciados, como a produção de energia, regulação hormonal, liberação de neurotransmissores e respostas defensivas que alcançam a estabilidade através da mudança. Essa categorização permite a distinção entre sistemas que são essenciais à vida – homeostasia – dos sistemas que se adaptam às condições do meio – alostasia. Os *estados alostáticos* resultam da produção excessiva de certos mediadores para equilibrar a produção inadequada de outros. Algumas condições que resultam desses estados são hipertensão crônica, desequilíbrio na ritmicidade da liberação de cortisol, privação de sono ou produção de citocinas em processos inflamatórios. Esses estados alostáticos, portanto, referem-se a alterações adaptativas de mediadores primários (glicocorticoides ou aminas biogênicas, por exemplo) que integram processos energéticos e comportamentais em resposta a desafios ambientais, tais como interação social, desequilíbrios climáticos, poluição e predadores. Eles são mantidos por curtos períodos. Essas alterações servem mesmo para manter os parâmetros homeostáticos estabilizados, como é o caso de aumento da ingestão de alimentos ou do estoque de energia por ursos que entram na hibernação. Se estão presentes outros fatores que perturbam a fisiologia do organismo, ocorre a sobrecarga alostática, que coloca em risco a vida do indivíduo ou do animal. É o que pode acontecer, por exemplo, com animais que estão em cativeiro e, portanto, possuem reservas adequadas de energia. Entretanto, o aumento do comportamento alimentar nessas condições determina uma sobrecarga alostática. Portanto, a persistência dessas alterações por períodos longos ou a ocorrência de fatores imprevisíveis pode precipitar a sobrecarga alostática que se confunde com a fase de exaustão do modelo de Selye.

Teoria cognitivo-fisiológica

Essa teoria concilia as teorias de James e Cannon na medida em que reconhece que tanto a leitura das respostas fisiológicas (aumento da pressão arterial, sudorese, tensão muscular, etc.) proposta por James quanto a experiência emocional proposta por Cannon são determinantes das emoções. A ativação decorrente das respostas fisiológicas funciona como uma espécie de sinalização para o cérebro ou um aviso de que alguma coisa diferente está em curso. Essa ativação do meio interno não possui especificidade dado que ela ocorre com todas as emoções. O elemento diferencial dessa teoria é, na realidade, o fator cognitivo que permeia a inespecificidade do alerta emocional e a especificidade do estado emocional. Dependendo do contexto físico e social em que o sistema de alerta é ativado e também da nossa experiência em lidar com essas situações, rotulamos esse estado emocional como medo, amor, alegria, raiva ou tristeza.

A interpretação cognitiva do que está ocorrendo nos meios interno e externo durante uma situação particular que vivenciamos, associada a mecanismos de memória e aos indicadores sociais, é determinante do rótulo que daremos àquela condição emocional naquele momento. A interpretação cognitiva refere-se à avaliação mental ou análise que fazemos do prejuízo ou benefício que uma determinada situação que vivenciamos pode gerar. Assim, as emoções têm sido definidas como sendo o sentimento que expressamos ao se aproximar do que é benéfico ou que vai nos causar prazer ou, então, a tendência de se afastar do que pode nos aportar prejuízo ou perigo. Nesse sentido, as emoções diferenciam-se de outros estados mentais porque necessitam do *evento* ou *estímulo* de natureza emocional – objeto da avaliação cognitiva do indivíduo. A compreensão do cérebro emocional passa por uma abordagem abrangente que leve em conta os mecanismos subjacentes ao binômio evento aversivo-reação de defesa em vez da tentativa de entender o comportamento defensivo de forma isolada. As implicações clínicas dessa abordagem são evidentes na medida em que interpretações mais realistas do meio em que o indivíduo vive tendem a aliviar suas reações emocionais alteradas que estão subjacentes à sua psicopatologia. De qualquer forma, embora a influência da cognição sobre os estados emocionais seja reconhecida, o comportamento emocional possui particularidades claramente distintas de qualquer outra função mental, como veremos ao longo deste livro, a começar pelas peculiaridades de seu substrato neural.

Substrato neural

Os gregos antigos distinguiam quatro temperamentos básicos na natureza humana: colérico, sanguíneo, melancólico e fleumático. Os médicos chineses da Antiguidade também acreditavam que os seres humanos experimentam quatro emoções básicas – felicidade, raiva, tristeza e medo –, as quais estariam associadas às atividades do coração,

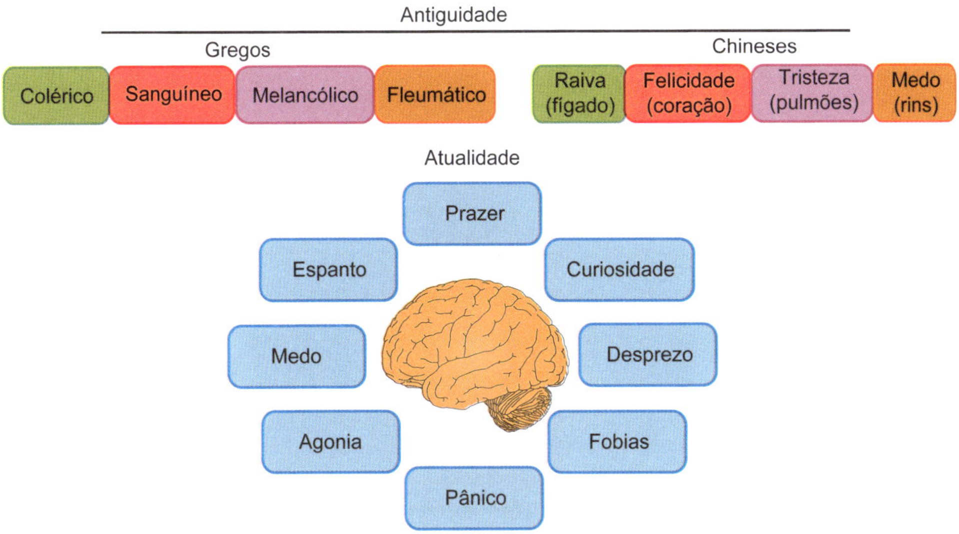

Fig. 5.11. Tipos de emoções segundo os gregos e chineses da Antiguidade (acima). Atualmente, dentro do amplo espectro das emoções reconhecidas no homem, os estudos da representação neural no SNC avançaram bastante, como as que estão indicadas abaixo.

fígado, pulmões e rins, respectivamente. As taxonomias mais modernas das emoções humanas consideram um espectro bem mais amplo, incluindo prazer, surpresa, agonia, curiosidade, desprezo e pânico. Com as pesquisas psiconeurais atuais é possível delinear circuitos emocionais no cérebro para pelo menos algumas delas, tais como medo, raiva, prazer (recompensa) e pânico. De qualquer forma, está claro que as emoções podem ser representadas coerentemente em um nível neural, e a compreensão científica de todas elas virá naturalmente com o desenvolvimento das pesquisas psicobiológicas (Fig. 5.11).

As bases anatômicas do comportamento emocional estão localizadas no sistema límbico, onde se destaca o papel do hipotálamo (Figuras 5.6 e 5.7). De fato, inúmeras são as evidências indicando que a estimulação do hipotálamo produz efeitos autonômicos, endócrinos e motores que se assemelham àqueles observados em vários estados emocionais, sugerindo que essa estrutura coordena e integra as emoções. Realmente, tem sido demonstrado em estudos com lesão que diferentes núcleos hipotalâmicos podem estar associados a comportamentos emocionais específicos. Enquanto a lesão do núcleo hipotalâmico lateral provoca amansamento, a sua estimulação induz raiva. Por outro lado, animais com lesão do hipotálamo medial tornam-se bastante excitáveis e apresentam respostas agressivas com facilidade. Lembre-se de que, como comentamos nos Capítulos 2 e 3, animais com esse tipo de lesão apresentam também alteração no comportamento sexual e obesidade. Neste capítulo, vamos analisar as bases neurais do comportamento emocional como manifestação do medo (por extensão, da ansiedade e do pânico), da agressão (e seus correlatos da raiva) e do prazer (associado à recompensa).

Medo

Já vimos que muito do que sabemos hoje sobre a neurobiologia do medo deve-se aos trabalhos clássicos de Cannon, Bard e Papez realizados no início do século passado. De grande importância nesse campo também estão os experimentos pioneiros de W. R.

Hess e M. Brugger, em 1943, mostrando que a estimulação elétrica do hipotálamo medial possui propriedades aversivas, uma vez que animais com eletrodos implantados nessa região aprendem a desligar a estimulação elétrica da mesma. Avanços significativos ocorreram no final da década de 70 e início da década de 80, com estudos sobre a organização do medo incondicionado em resposta ao perigo iminente que leva o animal à fuga ou à luta. Nesse período, inúmeras evidências foram obtidas, muitas delas oriundas de pesquisas realizadas em laboratórios brasileiros, indicando que existe no SNC um sistema neural de aversão que pode ser acionado por choques, sons intensos ou estímulos ameaçadores. Além do hipotálamo medial, esses trabalhos mostraram que a estimulação elétrica da substância cinzenta periaquedutal dorsal (SCPD) também produzia comportamento de fuga. Observou-se ainda que a estimulação dessas estruturas causava comportamento de fuga ou de agressão defensiva, dependendo das condições ambientais; quando a fuga é possível, essa resposta prevalece sobre as demais. Se, por outro lado, existe condição para uma defesa ativa, a agressão defensiva é a resposta predominante. Os mecanismos associados à resposta de defesa incondicionada estão associados ao chamado sistema de fuga/luta ou sistema cerebral aversivo, que é representado pelo hipotálamo medial, pela SCPD e pela amígdala. A estimulação elétrica dessas estruturas produz um padrão típico de respostas caracterizado por uma atividade motora intensa acompanhada de saltos junto de reações neurovegetativas, como aumento da pressão arterial, da frequência cardíaca, da respiração, piloereção, micção, defecação e exoftalmia.

O conjunto dessas respostas descritas caracteriza o que conhecemos como uma reação de defesa que normalmente acompanha os estados aversivos característicos do medo e, por extensão, da ansiedade. O funcionamento do sistema cerebral aversivo pode também estar relacionado aos ataques de pânico. As primeiras evidências nessa direção vieram de estudos clínicos que mostravam que a estimulação elétrica da SCPD em pacientes neurocirúrgicos provocava fortes sensações de medo, pavor e morte iminente. As respostas incondicionadas de medo são, em geral, resistentes à ação ansiolítica dos tranquilizantes menores da mesma forma que os distúrbios de pânico. Entretanto, altas doses de drogas ansiolíticas, como os benzodiazepínicos, injetadas através de microinjeções cerebrais na SCPD, deprimem o funcionamento do sistema cerebral aversivo, inibindo as consequências aversivas da estimulação elétrica dessas estruturas. Em apoio disso estão as evidências de que a microinjeção de clordiazepóxido no interior da SCPD aumenta o limiar de intensidade de corrente elétrica necessária para produzir fuga quando aplicada a essa região. O mesmo efeito foi produzido pela injeção local de pentobarbital e de GABA (o principal neurotransmissor inibitório do SNC), enquanto a microinjeção de antagonistas de GABA, como a bicuculina e a picrotoxina, desencadeava um comportamento de fuga similar àquele produzido pela estimulação elétrica, sugerindo que esse sistema está sob a influência inibitória tônica do GABA. Ao lado disso, mecanismos serotoninérgicos e opioides também modulam o funcionamento do sistema cerebral aversivo, só que de uma maneira fásica, uma vez que a microinjeção de antagonistas de receptores serotoninérgicos ou opioides não induz o comportamento de fuga, como o fazem os antagonistas de receptores GABAérgicos. Vale lembrar que um controle é fásico quando só se manifesta na presença do estímulo aversivo ou do estressor enquanto a inibição tônica mantém o sistema neural da aversão sob controle em condições fisiológicas.

Além da substância cinzenta periaquedutal, hipotálamo e amígdala, há evidências de que também o colículo superior – que processa informações visuais – e o colículo inferior – que é uma plataforma importante de vias auditivas que se projetam para o tálamo e córtex temporal – também participem do sistema cerebral aversivo (Fig. 5.12). Essa possibilidade parece bastante plausível se considerarmos a descrição de Darwin reproduzida no início deste capítulo, destacando a ativação dos sentidos da visão e da audição

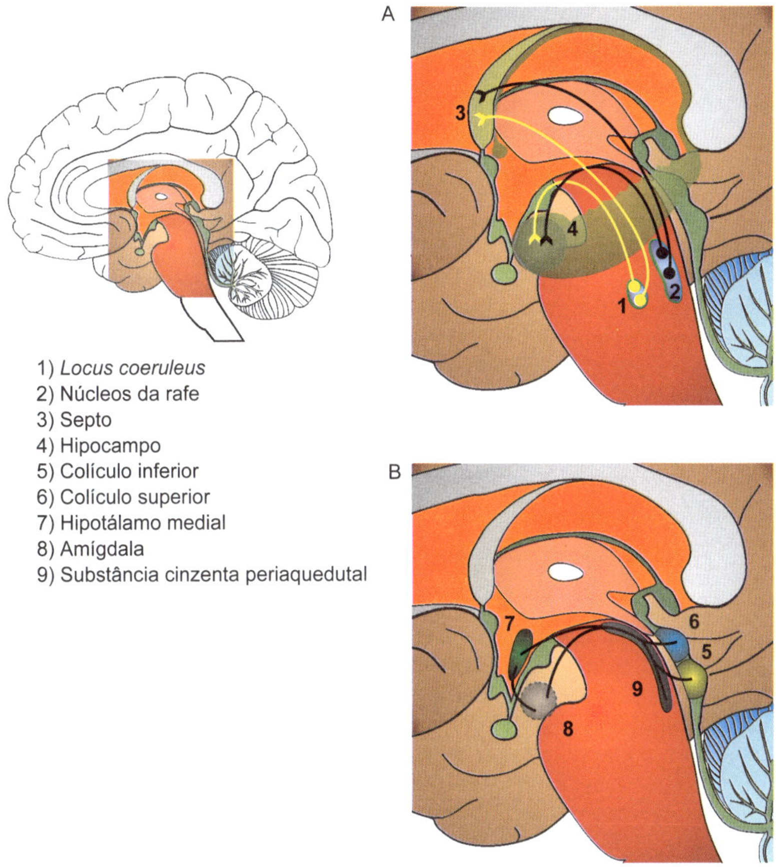

Fig. 5.12. Sistema cerebral aversivo e sistema de inibição comportamental. O sistema cerebral aversivo responde a estímulos incondicionados de medo com o comportamento de fuga ou luta acompanhado de respostas neurovegetativas, como aumento da pressão arterial, da frequência cardíaca e sudorese. (SCPD = substância cinzenta periaquedutal dorsal.)

durante a expressão de estados aversivos. Evidências obtidas em nosso laboratório indicam que o substrato neural da aversão no colículo inferior está sujeito a influências inibitórias por mecanismos GABAérgicos, serotoninérgicos e opioides e influências excitatórias mediadas pelo glutamato e aspartato similares às que observamos em outras estruturas do sistema cerebral aversivo. Além disso, o colículo inferior mantém estreitas conexões anatômicas com a substância cinzenta periaquedutal e a amígdala.

Além desse sistema neural descrito que organiza respostas de medo inato devemos também considerar os mecanismos encefálicos voltados para a geração e elaboração das respostas condicionadas de medo. Como já vimos, os comportamentos incondicionados de medo são resistentes à ação ansiolítica dos benzodiazepínicos, enquanto os comportamentos condicionados de medo são sensíveis à ação ansiolítica dos tranquilizantes menores. Essa polaridade na sensibilidade às drogas ansiolíticas também se verifica com a ansiedade na clínica. Certos tipos de ansiedade, como a ansiedade generalizada, são sensíveis enquanto outros tipos, como o pânico e as fobias, são resistentes à ação dos agentes ansiolíticos.

Grande parte dos estudos comportamentais sobre a ação ansiolítica dos tranquilizantes menores tem utilizado o teste de conflito em animais de laboratório. Nesse modelo experimental de ansiedade, uma resposta instrumental do animal, como a de pressionar uma barra, é mantida pela apresentação contínua ou intermitente de uma recompensa (água ou alimento), mas ao mesmo tempo suprimida pela aplicação de um estímulo nocivo, em geral um choque elétrico. Tanto a recompensa como a punição ocorrem logo em seguida da emissão da resposta. Nessa situação, os ansiolíticos reduzem a supressão comportamental em uma ampla faixa de doses, enquanto outros compostos psicotrópicos como os antidepressivos, analgésicos opioides, antipsicóticos ou psicoestimulantes não afetam o comportamento punido. Em vista disso, o teste de conflito tem sido utilizado na investigação dos mecanismos neurais envolvidos na ação ansiolítica de drogas. Assim, utilizando-se o teste de punição, várias evidências foram obtidas sugerindo que a ação dos tranquilizantes menores poderia envolver vias nervosas que utilizam a serotonina (5-HT) como neurotransmissor. Nesse sentido, observou-se que drogas ou lesões que diminuíam a atividade de neurônios contendo 5-HT reduzem o comportamento punido, ou seja, os animais apresentavam menos medo. Enquanto isso, tratamentos farmacológicos que aumentavam a atividade desses neurônios tendem a acentuar a supressão das respostas punidas, ou seja, os animais exibiam mais medo.

Estudos em animais com inativação seletiva de neurônios serotoninérgicos do núcleo mediano da rafe do mesencéfalo mostram uma significativa diminuição nas respostas de medo condicionado. Esses resultados indicam que a via serotoninérgica ascendente que se projeta para o septo e o hipocampo pode estar implicada na gênese da inibição comportamental verificada em situações de perigo. De fato, destruição seletiva do hipocampo causa uma redução significativa da resposta de congelamento condicionado ao contexto. O septo e o hipocampo também recebem aferências noradrenérgicas provenientes do *locus coeruleus* na ponte. Jeffrey Gray, do Instituto de Psiquiatria de Londres, denominou o conjunto dessas estruturas de sistema de inibição comportamental (SInC) (Fig. 5.12). Assim, utilizando-se o teste de punição, várias evidências foram obtidas sugerindo que a ação dos tranquilizantes menores poderia envolver esse sistema e suas vias que utilizam a 5-HT como neurotransmissor. Desse modo, quando se verificou que os benzodiazepínicos diminuíam a taxa de renovação de 5-HT no tronco cerebral do rato aventou-se a hipótese de que a ação ansiolítica desses compostos era devida à redução da atividade serotoninérgica nas vias neurais ativadas pela punição. Esse sistema responde a eventos punitivos, estímulos novos e frustração condicionada através da supressão do comportamento operante mantido por recompensa ou, então, pela esquiva da punição (Fig.5.13). O hipocampo, como sabemos, tem importantes conexões anatômicas com o córtex entorrinal e faz parte do circuito de Papez. Essa disposição particular lhe permite atuar como um *conferidor* que compara as informações sensoriais que recebe do córtex

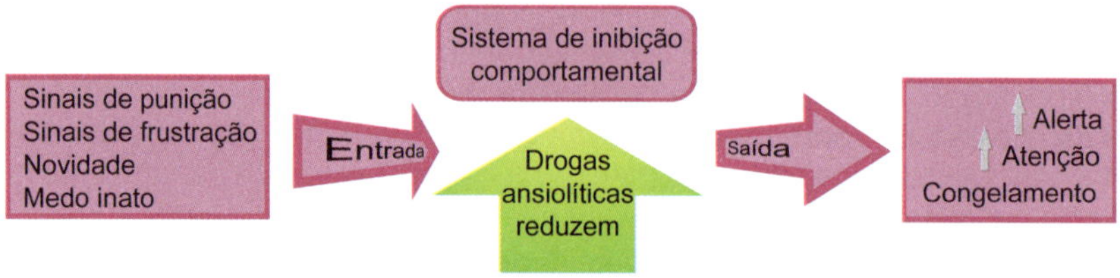

Fig. 5.13. O sistema de inibição comportamental proposto por Gray (1987). A inibição comportamental pode ser consequência da ativação de mecanismos serotoninérgicos, provenientes dos núcleos da rafe, enquanto o alerta e a atenção exacerbados podem resultar da estimulação de vias noradrenérgicas, provenientes do *locus coeruleus*. As drogas ansiolíticas reduzem o funcionamento do sistema de inibição comportamental

entorrinal com as predições geradas ao nível do circuito de Papez, que, por sua vez, integra informações de outras partes do cérebro, incluindo o córtex pré-frontal, onde são dados o planejamento e os programas de ação. Quando há coerência entre as informações recebidas e aquelas previamente armazenadas, as atividades comportamentais seguem seu curso normal. Entretanto, quando ocorre qualquer incompatibilidade entre os eventos ambientais e o que está armazenado, o hipocampo passa a funcionar na modalidade *controle* que gera a inibição comportamental, acompanhada do aumento da atenção ao meio e do aumento da vigilância em direção a estímulos potencialmente perigosos ou distais.

Boa parte de nosso conhecimento sobre a neurobiologia do medo e da ansiedade tem sido organizada em modelos cognitivo-emocionais, como o modelo proposto por Gray e McNaughton (2000). Esse modelo tem sido periodicamente revisto e tornou-se um referencial teórico importante nesse campo de estudo. Em sua última formulação recentemente publicada, esse modelo incorpora as últimas descobertas relatadas na literatura e torna-se mais abrangente à medida que aspectos mnemônicos, cognitivos e emocionais ganham relevância equivalente na gênese e elaboração dos estados de medo e ansiedade.

A compreensão do funcionamento do sistema septo-hipocampal é um passo importante para o entendimento da neurobiologia da ansiedade. Para se iniciar uma abordagem genérica sobre o assunto devemos lembrar que a execução de objetivos não relacionados ou incongruentes pode interferir nos processos de armazenamento de informações. O sistema septo-hipocampal desempenha papel importante na detecção e avaliação dos estímulos que nos chegam, conferindo a sua natureza e estabelecendo o grau de conflito quando as informações são concorrentes e geram, consequentemente, objetivos e planos de ação diferentes. A função desse sistema consiste em resolver eventuais conflitos gerados nessas condições, o que requer uma tomada de decisão, dado seu valor adaptativo na relação do indivíduo e seu meio. A ação do sistema septo-hipocampal visa reduzir os efeitos da interferência e impedir o controle da memória por situações ou estímulos novos, sinalizando para as regiões executoras do comportamento emocional as respostas mais apropriadas aos diferentes estímulos aversivos. Quando a predição e a situação real não se harmonizam (*mismatch*), os mecanismos de memória passam a ser controlados pelo sistema septo-hipocampal que resolve esse conflito aumentando a valência negativa dos estímulos de forma que eles são percebidos como sendo mais ameaçadores do que realmente são, ao mesmo tempo em que favorece o armazenamento dessas associações nos bancos de memória localizados nas áreas corticais. A atribuição excessiva pelo SInC de valências negativas ao conflito resultante do cotejamento entre predição e realidade gera alterações mnemônicas, emocionais e cognitivas características da ansiedade. Como essas propriedades do SInC são atenuadas pelos tranquilizantes menores é possível que os efeitos ansiolíticos desses compostos sejam consequência da sua capacidade de reduzir a atividade dos neurônios serotoninérgicos, provenientes do núcleo mediano da rafe, e dos neurônios noradrenérgicos, provenientes do *locus coeruleus*, que se projetam no septo e hipocampo. Deve ser ainda destacado que a ação dos benzodiazepínicos no sistema de inibição comportamental reduzindo a atividade dos sistemas serotoninérgico e noradrenérgico é provavelmente secundária à intensificação da neurotransmissão efetuada pelo GABA, o principal neurotransmissor inibitório do SNC.

Segundo Joseph LeDoux, da Universidade de Nova York, a amígdala parece exercer um papel de interface entre as sensações e as emoções. Nela é avaliado o nível de ameaça representado pelos sinais de perigo e é onde eles ganham colorido afetivo, o que resultaria na facilitação dos processos de armazenamento de informações. A constatação de que lesões da amígdala atenuam as reações a estímulos condicionados e incondicionados, aliada ao fato de que ela mantém importantes conexões anatômicas com o hipocampo – por conseguinte com o sistema de inibição comportamental – e com a SCPD – com a qual participa do sistema cerebral aversivo – apoia essa ideia. Ultimamente, esse sistema tem sido também denominado sistema encefálico aversivo por compreender estruturas que também se situam no tronco encefálico. Acredita-se que grande parte do papel desempenhado pela amígdala na expressão de muitos aspectos da ansiedade deve-se a suas conexões com o sistema septo-hipocampal.

Atualmente, avanços importantes têm sido conseguidos no estudo da neurobiologia do medo e da ansiedade com o uso de modelos etológicos, com os quais se analisa a topografia da resposta de defesa em função da distância ou da intensidade do estímulo aversivo. Por exemplo, a distância que a presa encontra-se do predador ou a intensidade dos sinais emitidos por ele podem determinar o padrão de respostas defensivas do animal. Com isso, observa-se que estímulos ameaçadores potenciais ou distantes induzem aumento das respostas de alerta, vigilância e congelamento. À medida que o predador se aproxima ou aumenta a intensidade dos sinais que indicam sua presença, o comportamento de defesa altera-se para um padrão de respostas caracterizado por um congelamento intenso seguido do comportamento de fuga ou luta (Fig. 5.14).

Estudos recentes demonstram que a substância cinzenta periaquedutal ventral possui um papel importante na organização das respostas de medo condicionado. Em particular, a resposta passiva de congelamento a estímulos condicionados contextuais de medo é elaborada nessa região mesencefálica. Por outro lado, pesquisadores brasileiros liderados pelo Professor Frederico Guilherme Graeff da USP – Ribeirão Preto demonstraram, com uma série de estudos a partir da década de 80, que a porção dorsal da SCP está envolvida com a geração e organização de comportamentos de medo

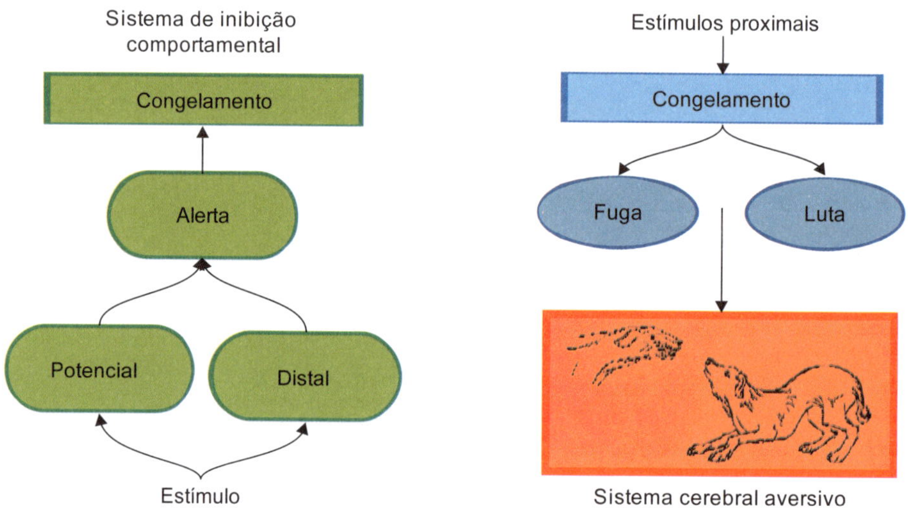

Fig. 5.14. Organização hierárquica das respostas emocionais. O tipo de resposta varia qualitativamente em função do estímulo aversivo, como ocorre com a percepção do predador pela presa. À medida que o estímulo ameaçador se aproxima, o animal responde com alerta, congelamento, fuga ou luta. Cada fase é controlada por diferentes níveis do sistema nervoso, com mediação química, padrões hormonais e somáticos distintos. Estudos recentes demonstram que o congelamento em resposta a estímulos condicionados de medo possui organização neural e mediação química diferente da resposta de congelamento a estímulos incondicionados de medo.

incondicionado, particularmente aqueles associados à fuga. Interessante notar que o comportamento de congelamento pode também ser induzido por estimulação elétrica e química dessa estrutura. Essa resposta de medo é decorrente da exposição dos animais a estímulos incondicionados de medo e possui, portanto, uma organização neural e mediação química diferente da resposta condicionada de congelamento. A dissociação dos substratos neurais do congelamento como parte do repertório de respostas de medo condicionado e incondicionado foi recentemente demonstrada em estudos realizados em nosso laboratório. Nesses trabalhos, os animais-controle eram submetidos a dois procedimentos: no primeiro se associavam choques nas patas com um contexto de características claramente distintivas; quando o animal era reexposto ao contexto aversivo 24 horas após (sem apresentação de choques), ele congelava. No outro procedimento eles eram submetidos à estimulação elétrica da SCPD, em intensidades crescentes, até que o animal exibisse a resposta de congelamento. Diferentemente dos controles, os animais do grupo experimental, com lesão eletrolítica da substância cinzenta periaquedutal ventral, não apresentavam o congelamento contextual quando submetidos ao procedimento de medo condicionado, mas exibiam normalmente a resposta de congelamento incondicionado à estimulação elétrica da SCPD, na mesma intensidade que os controles.

Várias evidências têm mostrado que esses tipos de medo estão representados nos dois sistemas neurais responsáveis pela geração e elaboração dos comportamentos emocionais já discutidos: o sistema de inibição comportamental e o sistema cerebral aversivo, que são acionados em situações de conflito ou de perigo iminente, respectivamente. A amígdala pode desempenhar um papel de interface entre os dois sistemas. As reações defensivas geradas nesses sistemas acompanhadas pelos componentes subjetivo e neurovegetativo têm um claro valor adaptativo, fundamental para a sobrevivência dos animais (Fig. 5.15).

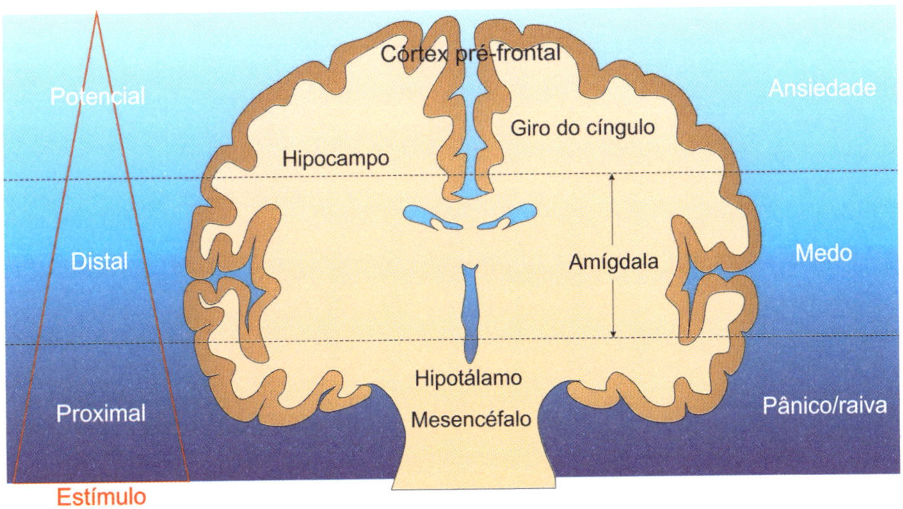

Fig. 5.15. Respostas emocionais em função da intensidade dos estímulos ameaçadores ou da distância do predador e estruturas envolvidas na organização de cada comportamento emocional associado. Estímulos próximos ou mais intensos que colocam em risco a vida do indivíduo ativam em primeiro lugar estruturas mais primitivas localizadas no tronco cerebral. Estímulos distais ou de perigo potencial ativam estruturas localizadas em um nível mais alto no cérebro e são responsáveis por reações de defesa mais organizadas como a ansiedade.

As evidências obtidas em laboratório sobre a base neural do comportamento emocional apontam para circuitos neurais específicos que respondem em conformidade com a natureza do tipo de estímulo a que o indivíduo é exposto. Estímulos condicionados de medo potenciais e distais acionam respostas de medo no sistema neural constituído pelo núcleo mediano da rafe, área septal, hipocampo e substância cinzenta periaquedutal ventral. Por outro lado, estímulos ameaçadores proximais e/ou intensos acionam respostas comportamentais incondicionadas de medo geradas no teto mesencefálico e hipotálamo e respostas endócrinas através do eixo hipotálamo-hipofisário. A amígdala funciona como uma interface importante entre esses dois sistemas. A ativação de um ou outro desses circuitos neurais resulta na experiência emocional à qual denominamos condições, como medo, ansiedade ou pânico. Finalmente, deve ser destacado o papel essencial das áreas límbicas corticais, tais como o córtex pré-frontal e o giro do cíngulo, na modulação da atividade desses circuitos. O comportamento de pacientes nos quais o córtex pré-frontal foi removido dá suporte a essa ideia. Esses pacientes não se importam com a dor crônica. Algumas vezes, eles percebem a dor e manifestam as suas características reações autonômicas, mas a percepção não está mais associada à experiência emocional que normalmente acompanha esse estado neuropatológico.

Agressão

Cannon, em 1925, já relatava que gatos descorticados (Fig. 1.3) exibiam grande irritabilidade caracterizada por arqueamento do dorso, protrusão das garras, ranger dos dentes, chicoteamento da cauda e respostas autonômicas, tais como piloereção, sudorese, micção, defecação e aumento da pressão arterial. Essa reação foi denominada falsa raiva porque parecia faltar alguns elementos conscientes que ocorrem na raiva natural. A falsa raiva ainda difere da raiva natural à medida que ocorre espontaneamente e por ser induzida por estímulos suaves (táteis, por exemplo). Mesmo quando evocadas por estímulos fortes, essas respostas desaparecem tão logo o estímulo é removido. Também as respostas agressivas não são dirigidas para o estímulo e, eventualmente, os animais se mordem. Alguns anos mais tarde, P. Bard analisando a falsa raiva por meio de transecções progressivas do cérebro observou que essa reação desaparecia quando o hipotálamo era incluído na ablação. Não obstante, nessa última condição, uma expressão fragmentada dessa resposta emocional conhecida como reação pseudoafetiva ainda era obtida quando estímulos muito fortes eram aplicados. Atualmente, sabemos que o aparecimento da falsa raiva está condicionado à remoção de estruturas corticais que mantêm influências inibitórias sobre os mecanismos subcorticais responsáveis pela raiva, particularmente no hipotálamo.

Em 1937, Klüver e Bucy descreveram uma síndrome na qual macacos selvagens apresentavam, após ablação bilateral do lobo temporal inferior (incluindo a amígdala), um embotamento emocional caracterizado por docilidade e redução do medo a estímulos ameaçadores biologicamente relevantes. Exibiam comportamento alimentar indiscriminado (comiam alimentos que normalmente rejeitavam), bem como mostravam um aumento pronunciado da atividade autoerótica, homossexual e heterossexual com escolha de objetos inapropriados, como mostrar interesse sexual por objetos inanimados. Apresentavam ainda uma tendência compulsiva a reagir a todo estímulo que aparecesse em seu campo visual, ao mesmo tempo em que não reconheciam objetos familiares (*agnosia visual*). Evidências recentemente obtidas mostram que danos à amígdala são particularmente importantes na indução a tendências orais, hipersexualidade e amansamento, enquanto lesões nas áreas de associação visuais do córtex temporal contribuem para o déficit visual. Essa última constatação não surpreende, uma vez que a informação visual relacionada ao reconhecimento de objetos que vai ser processada no córtex occipital segue uma via ventral através do lobo temporal, e aquela associada à localização espacial segue uma via dorsal através do lobo parietal. Deve ser mencionado que a síndrome de Klüver-Bucy foi também observada em homens com determinadas doenças neurológicas.

Entre as estruturas telencefálicas que regulam o comportamento agressivo há que destacar os bulbos olfatórios. Nas espécies macrosmáticas, como o camundongo e o rato, os bulbos olfatórios desempenham um papel importante, não só por serem necessários na percepção de sinais olfatórios que são essenciais ao desenvolvimento normal das interações sociais, mas também em razão da influência inibitória tônica que seus mecanismos neurais exercem sobre a reatividade do organismo. O comportamento do rato "bulbectomizado" caracteriza-se por uma irritabilidade pronunciada acompanhada de comportamento agressivo interespecífico. A probabilidade de aparecimento desses comportamentos é muito mais alta se os animais são mantidos isolados no pós-operatório. O agrupamento tem um efeito preventivo sobre a manifestação desse comportamento.

Em todas as espécies em que o comportamento agressivo foi estudado, incluindo a espécie humana, a lesão do septo provoca o aparecimento (em geral, transitório) de sinais de hiperatividade acentuada. No rato, essa hiperatividade é acompanhada de uma clara facilitação da agressão, tanto intraespecífica quanto interespecífica, contra o camundongo. Cabe lembrar que o comportamento de um animal portador de lesão septal depende, em grande parte, do significado que ele atribui à situação experimental em relação à sua experiência prévia. Assim, a destruição do septo não provoca o aparecimento de agressão interespecífica no rato previamente familiarizado com a presença de um camundongo na gaiola.

As fibras serotoninérgicas ascendentes, que se originam nos núcleos da rafe e projetam-se na amígdala, sistema septo-hipocampal e hipotálamo medial, desempenham um papel essencial na associação de significado aos dados objetivos da informação sensorial e na gênese da reação emocional. De um modo geral, o aumento da condução nervosa nessas vias tem o efeito de atenuar a responsividade do organismo às estimulações do meio ambiente e, em especial, aquelas associadas à experiência afetiva de natureza agressiva. A destruição dos núcleos da rafe provoca um aumento nítido na ocorrência do comportamento agressivo. Em consonância com essas evidências, sabemos que os níveis no fluido cerebroespinal do ácido 5-hidroxiindolacético (5-HIAA) – principal metabólito da serotonina – correlacionam-se negativamente com uma história de comportamento agressivo dirigido a outros ou a si mesmos, conforme atestam vários relatos clínicos de indivíduos com história de tentativas de suicídio.

A potencialização da transmissão GABAérgica pela microinjeção de agonistas GABAérgicos no seio dos bulbos olfatórios bloqueia o comportamento agressivo em ratos. O mesmo ocorre após administração de agonistas da serotonina (5-HT). Uma interação entre GABA e 5-HT no controle do comportamento agressivo encontra suporte em estudos que demonstram que o aumento da atividade GABAérgica no bulbo olfatório é acompanhado de um aumento na taxa de renovação da serotonina no hipotálamo lateral e amígdala.

As evidências de um controle neural da agressão no homem são ainda esparsas. Alguns neurocirurgiões relatam que a estimulação da amígdala e do córtex temporal induz violento comportamento agressivo. A autópsia de pacientes com episódios incontroláveis de raiva mostrou que eram portadores de neoplasias nas paredes do terceiro ventrículo associadas ao hipotálamo ventromedial. Finalmente, muito se tem falado na psicocirurgia como tratamento para o comportamento agressivo. Entretanto, as evidências obtidas relativas a esse procedimento são ainda controversas e não justificam a sua aplicação para esses casos.

Recompensa

O reconhecimento atual da existência de circuitos cerebrais de recompensa tem seu ponto de partida em 1954 nos experimentos de J. Olds e P. Milner, que mostraram que ratos são capazes de pressionar uma barra com uma persistência impressionante se a cada resposta corresponder uma estimulação elétrica no hipotálamo ventrolateral. Mais tarde, verificou-se que as áreas de estimulação que correspondiam às frequências mais altas de estimulação e, portanto, eram mais recompensadoras situavam-se ao longo do feixe prosencefálico medial. Esse feixe é uma via multissináptica complexa que contém axônios ascendentes e descendentes, que se estendem do mesencéfalo aos bulbos olfatórios. O sistema cerebral de recompensa passou a ser representado pelo próprio feixe. Em muitos aspectos, a estimulação cerebral parece atuar como um reforço comum como alimento ou água, mas com uma diferença fundamental: o reforço convencional só é eficaz se o animal se encontra em um estado motivacional particular (por exemplo, o alimento só reforça o animal faminto), enquanto a estimulação elétrica dessas estruturas ao longo do feixe prosencefálico medial promove os efeitos reforçadores positivos característicos. Essas evidências sugerem que a estimulação cerebral reforçadora, além de ativar os sistemas que são normalmente acionados pelos estímulos reforçadores comuns, ainda evoca um determinado estado motivacional. Estudos farmacológicos apontam para o envolvimento de catecolaminas na mediação da recompensa. As informações disponíveis na literatura indicam, ainda, que as vias que utilizam a dopamina (Fig. 5.16) estão envolvidas de alguma forma na manifestação desse comportamento,

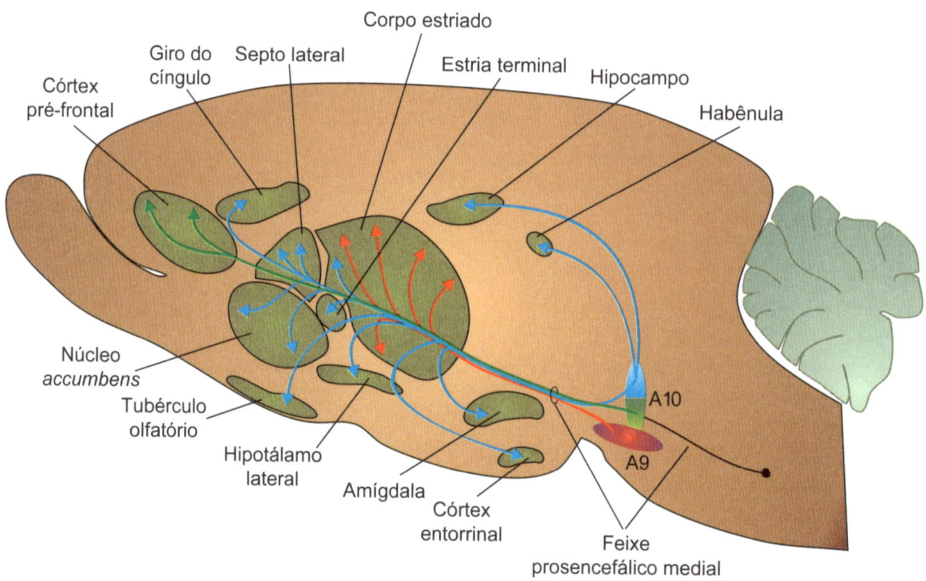

Fig. 5.16. Principais vias dopaminérgicas. Os neurônios originam-se na substância negra (A9, zona compacta) e projetam-se para o núcleo caudado e o putamen, onde participam da regulação da atividade motora. Outro conjunto de fibras dopaminérgicas se origina no tegmento mesencefálico (A10) e constitui o sistema mesolimbocortical. Esse sistema é subdividido em sistema mesolímbico e sistema mesocortical. O sistema mesolímbico é constituído de fibras que se projetam para a amígdala, hipocampo, tubérculo olfatório, núcleo *accumbens*, giro do cíngulo e córtex entorrinal. O sistema mesocortical é constituído de fibras que se projetam para o córtex pré-frontal. Não está representado o sistema túbero-infundibular, um pequeno grupo de neurônios dopaminérgicos presentes no núcleo arqueado e eminência média do hipotálamo envolvidos na regulação da secreção de hormônios adenoipofisários.

provavelmente junto com outros neurotransmissores, uma vez que fenômenos comportamentais complexos, como o prazer, não devam ser mediados por um único neurotransmissor. De qualquer forma, dentre as vias dopaminérgicas que compõem o feixe prosencefálico medial, as fibras que se projetam da área tegmental ventral para o núcleo *acumbens* são as que participam do chamado sistema cerebral de recompensa. Sem dúvida, animais implantados com eletrodos nessas áreas são capazes de pressionarem centenas de vezes uma barra conectada a esses eletrodos através de um procedimento chamado de autoestimulação.

Ansiedade

Existem tantas definições de ansiedade quanto as causas de sua manifestação. Porém, de modo geral, a ansiedade pode ser definida como um estado subjetivo de apreensão ou tensão, difuso ou vago, frequentemente acompanhado por uma ou mais sensações físicas – por exemplo, aumento da pressão arterial, da frequência cardíaca, da respiração, urgência de micção ou defecação –, induzido pela expectativa de perigo, dor ou necessidade de um esforço especial. A inquietação e o desejo de movimentar-se são também comuns.

A ansiedade é também um impulso motivacional fundamental em muitas formas de comportamento e, como o medo, tem importante significado adaptativo e evolutivo. O medo difere da ansiedade na medida em que é uma resposta a uma ameaça conhecida, externa, definida. A descoberta dessa diferença foi acidental, a partir do erro dos tradutores dos trabalhos de Freud que traduziram Angst, "medo em alemão", por "ansiedade". Ansiedade tem também sido descrita como medo não resolvido na medida em que pode resultar em perturbação que compromete o desempenho do indivíduo. Não é difícil verificar a diferença entre a emoção que sentimos quando nos deparamos com um animal perigoso com a que experimentamos no saguão de um aeroporto quando esperamos o avião que traz um parente muito próximo. É lógico que a ocorrência repetida do medo pode provocar uma reatividade neuroendócrina ou autônoma intensa e duradoura que, aliada ao conflito, pode resultar em ansiedade. Ao longo da história, tem-se reconhecido a ansiedade como uma resposta habitual do ser humano a seu meio. Ela adverte sobre perigos de dano físico, dor, impotência, possível punição ou frustração de necessidades sociais ou corporais, de separação de pessoas que se gostam e, finalmente, de ameaças à integridade da pessoa. Dessa forma, ela estimula o organismo a tomar as medidas necessárias para impedir a ameaça ou, no mínimo, reduzir suas consequências. Em certa medida, essa ansiedade pode ser considerada normal e parece mesmo ser necessária para motivar o desempenho em tarefas cognitivas, em contraste com a ansiedade patológica.

A ansiedade patológica é uma resposta inadequada a um determinado estímulo, em virtude de sua intensidade ou duração. Pode provocar confusão e distorções da percepção temporal, espacial, em relação a pessoas e ao significado dos acontecimentos. Essas distorções podem interferir no aprendizado pela diminuição da concentração, prejuízo da memória e da capacidade de associação. Ela pode aparecer como uma entidade nosológica independente (ansiedade primária) ou ser um componente de muitas condições clínicas, incluindo outras perturbações psiquiátricas (ansiedade secundária). Nos dias de hoje, dado o alto grau de estresse de origem pessoal, social e econômica, as prescrições de drogas antiansiedade ou ansiolíticas superam as de quaisquer outros agentes terapêuticos. Estima-se que a prevalência da ansiedade na população em geral se situa na faixa de 5%. A prevalência é maior no sexo feminino, com exceção da fobia social, que ocorre mais em homens.

Para Freud, a ansiedade seria o resultado de conflitos intrapsíquicos, e as neuroses decorreriam de mecanismos de defesa excessivos ou inapropriados (conversão, repressão, etc.) acionados pelo indivíduo contra a ansiedade, com a consequente manifestação de sintomas. Psiquiatras americanos na década de 50 avançaram esse conceito ao assumirem a noção de que todas as formas de psicopatologia seriam secundárias à ansiedade. Assim, a redução dos conflitos internos, através da psicoterapia, seria aplicável a todas as doenças mentais. Antes da introdução da classificação do DSM-III (*Diagnostic and Statistical Manual of Mental Disorders*, elaborada pela Associação Psiquiátrica Americana) em 1980, os distúrbios de pânico e o distúrbio de ansiedade generalizada eram agrupados em um único distúrbio denominado "neurose de ansiedade", e todos os distúrbios fóbicos eram combinados como "neuroses fóbicas". Pela classificação do DSM-IV, em vigor desde 1994, os vários tipos de ansiedade patológica passam a ser classificados como distúrbios de ansiedade (ansiedade generalizada, pânico e distúrbio obsessivo-compulsivo), fobias (agorafobia, social e simples), distúrbio do estresse pós-traumático e distúrbio de ansiedade atípica. Essa classificação, que adota critérios operacionais em vez de critérios subjetivos, como nas neuroses na escola freudiana, baseia-se em observações de que síndromes específicas têm diferentes cursos naturais, histórias familiares e diferentes respostas aos tratamentos.

Distúrbio de ansiedade generalizada

É uma perturbação crônica caracterizada por uma tensão ou apreensão excessiva sem causa aparente com relação a dois ou mais aspectos da vida cotidiana por um período de seis meses ou mais. Os fatores ambientais são preponderantes na etiologia desse distúrbio. Caracteriza-se por sintomas de tensão motora (tremores e fadiga fácil), hiperatividade autonômica (vertigem, suor nas mãos, palpitações), aumento da atenção e vigilância (inquietude, dificuldade de concentração, irritabilidade). Esses sintomas não ocorrem em resposta a estímulos específicos nem em períodos determinados. Muitos estudos têm sugerido que esse tipo de ansiedade ocorre em cerca de 5% da população em geral, embora apenas 1/3 dos pacientes busque tratamento psiquiátrico. A depressão acompanha boa parte dos casos e não há dúvida quanto a que alguns aspectos desses distúrbios tenham caráter hereditário. Essa condição tem sido denominada *ansiedade-traço* em contraposição à *ansiedade-estado* determinada pelo meio em que o indivíduo se encontra.

Pânico

Os distúrbios de pânico caracterizam-se pela ocorrência de súbitos episódios de terror, induzidos por estímulos interoceptivos (espontâneos e ocasionais), geralmente durando menos de uma hora. Os sintomas principais são medo extremo e uma sensação de morte e destruição iminentes, em geral acompanhados de respostas cardiovasculares, tremores e tonturas bastante acentuados. Os sintomas podem desaparecer rápida ou gradualmente e os pacientes podem desenvolver ansiedade antecipatória em relação a um novo ataque e geralmente preferem andar acompanhados e evitam espaços fechados (comportamento de esquiva). Os pacientes com distúrbios de pânico podem desenvolver agorafobia, isto é, o medo de lugares públicos, que é o mais incapacitante de todos os distúrbios fóbicos. Uma diferença importante entre a ansiedade generalizada e os distúrbios de pânico consiste na boa resposta dos pacientes com pânico aos antidepressivos tricíclicos e inibidores da monoaminoxidase, enquanto a ansiedade generalizada parece reagir menos a essas drogas. Os distúrbios de pânico acometem cerca de 2% da população.

Distúrbio obsessivo-compulsivo

Trata-se de uma síndrome rara, com uma prevalência de 1% na população em geral, caracterizada pela ocorrência de uma ideia ou impulso persistente (obsessão) que impele o indivíduo a um comportamento não usual, estereotipado e recorrente (compulsão). As obsessões ou compulsões recorrentes são suficientemente severas para causar angústia acentuada que interfere significativamente no cotidiano dos indivíduos, seja na atividade profissional ou social. A pessoa reconhece que seu comportamento é excessivo e irracional, e manifesta a vontade de resistir a ele. Os distúrbios mais comuns são a compulsão a tomar banhos seguidos por medo de contaminação, a dúvida em pessoas inseguras que leva à verificação compulsiva, como, por exemplo, de haver esquecido a porta da casa aberta ou o fogão aceso.

Fobias

As fobias são caracterizadas pelo medo infundado de objetos, atividades ou situações consideradas corriqueiras para a maioria das pessoas; 3% a 5% da população parecem manifestar algum tipo de fobia. O paciente tem consciência de que seu medo e comportamento não se justificam, mas não consegue evitá-los. As fobias simples são as mais comuns e manifestam-se, por exemplo, como medo de baratas, tempestades ou doenças. A fobia social é o medo de humilhação e embaraço em lugares públicos, de forma que o indivíduo evita frequentar restaurantes, falar em público ou ir a banheiros públicos. Algumas evidências apontam para um componente genético na manifestação desses distúrbios, haja vista a maior tendência de se manifestar em pessoas com parentes com o distúrbio.

Distúrbio do estresse pós-traumático

Desenvolve-se, em geral, em adultos jovens que experimentaram um estresse emocional ou físico bastante intenso no passado, como, por exemplo, experiência de combate, catástrofes naturais, agressões, estupro e desastres. Entre as principais características estão reviver os traumas através de sonhos e pensamentos, apatia emocional a outras experiências de vida, depressão e distúrbios cognitivos, como dificuldade de concentração. A gravidade do distúrbio é diretamente proporcional à severidade do estresse vivenciado.

BOXE

Estresse: um personagem em busca de um autor

Uma questão que vem sendo muito debatida ultimamente é o que é estresse? Um pesquisador húngaro chamado Hans Selye nos idos de 1940 acreditou que o organismo reagia de forma estereotipada a todos os estressores do meio com uma reação de alarme, seguida da ativação do eixo hipotálamo-pituitária-adrenal (HPA) e uma fase de exaustão. Chamou isso de síndrome de adaptação geral como vimos no início deste capítulo. Vários autores chegaram a definir o estresse como a própria ativação do eixo HPA associada a uma liberação de adrenalina da medula adrenal e de noradrenalina dos terminais nervosos do sistema nervoso simpático em situações de emergência. Hoje em dia, pesquisadores de escolas tão diferentes, como o americano Jaak Panksepp e como o pesquisador húngaro M. Palkovits, admitem que a resposta de estresse depende do tipo e da magnitude do agente estressor. Curiosamente,o próprio Selye admitiu, tempos depois de haver cunhado o termo *estresse*, que usou erroneamente essa palavra em razão de sua pouca fluência na língua inglesa na época. Recentemente, o Professor John Russel, editor-chefe do conceituado periódico internacional *Stress* ao ser indagado pelo Professor Frederico G. Graeff da USP-RP sobre qual a sua visão sobre a palavra-título de sua revista, respondeu que o estresse da maneira como era entendido é um conceito do passado. Atualmente, o conceito de estresse tem evoluído para um estado de homeostase ameaçada. Durante o estresse uma resposta específica, adaptativa ou compensatória do organismo é ativada para manter a *homeostase* (constância do meio interno). Essa abordagem evoluiu para o conceito de *alostasia* proposto pelo pesquisador Bruce McEwen da Rockefeller University, que admite variações dos parâmetros fisiológicos dentro de certos limites.

Como os estressores não nos dão trégua, continuamos buscando entender os mecanismos biológicos subjacentes não só ao estresse, mas também ao medo, à ansiedade, à depressão e outras disfunções mentais. Na ansiedade, três sistemas neurais são ativados como substratos para suas manifestações humorais, cognitivas e afetivas. O fator humoral está obviamente associado ao eixo HPA. As manifestações cognitivas da ansiedade, como a preocupação excessiva sobre futuras adversidades, estão associadas ao sistema septo-hipocampal que responde à novidade, a estímulos de perigo inato ou condicionado através da interrupção do comportamento que estamos executando no momento e com o aumento da atenção para melhor aferirmos o que está acontecendo em nosso meio. O córtex pré-frontal medial (CPFm) participa de forma importante do componente cognitivo, na medida em que é ativado durante a avaliação do risco à exposição a ameaças do meio e na tomada de decisão sobre esquivar-se do perigo ou aproximar-se do novo ou do desconhecido. Não é por acaso que uma das estruturas do CPFm – o córtex cingulado (Cg1) – é particularmente sensível à ação ansiolítica dos benzodiazepínicos. O componente afetivo da ansiedade é mediado principalmente pela amígdala, que está envolvida com as memórias ditas emocionais, aquisição de informações aversivas e na expressão do medo. Nesse último caso, destaque tem sido dado à substância cinzenta periaquedutal, que quando suas colunas dorsomedial e dorsolateral são ativadas, o resultado é o estado de medo intenso, que pode se expressar por uma reação de congelamento ou mesmo fuga como ocorre nos distúrbios de pânico.

Os neurocientistas têm a certeza de que quanto mais conhecermos o que nos aflige melhor será o nosso controle sobre suas manifestações.

Bibliografia

Brandão ML, Borelli KG, Nobre MJ, Santos JM, Albrechet-Souza L, Oliveira AE, Martinez RC. Gabaergic regulation of the neural organization of fear in the midbrain tectum. Neurosciences Biobehavioral Reviews, 29:1299-1311, 2005.

Brandão ML, Anseloni, VZ, Pandóssio JE, De Araújo JE, Castilho, VM. Neurochemical mechanisms of the defensive behavior in the dorsal midbrain. Neuroscience and Biobehavioral Reviews, 23:863-875, 1999.

Brandão ML, Troncoso AC, De Souza Silva MA, Huston JP. The relevance of neuronal substrates of defense in the midbrain tectum to anxiety and stress: empirical and conceptual considerations. European Journal of Pharmacology 463:225-235, 2003.

Graeff FG. On serotonin and experimental anxiety. Psychopharmacology, 163:467-476, 2002.

Graeff FG. Anxiety. Em: Neurobiology of mental disorders. Brandão ML & Graeff FG (Eds.). New York: Nova Science Publishers, p. 25-56, 2006.

Gray JA, McNaughton N. The neuropsychology of anxiety: an enquiry on the functions of the septo-hippocampal system. Oxford: Oxford University Press, 2000.

LeDoux JE. The emotional brain. New York, Simon & Schuster, 1996.

McEwen BS. Stressed or stressed out: What is the difference. Journal of Psychiatry Neuroscience 30: 315-318, 2005.

Kolb B. Fundamentals of human neuropsychology. New York, W. H. Freeman and Company, 1990.

McEwen BS. Stressed or stressed out: what is the difference? Journal of Psychiatry Neuroscience 30: 315-318, 2005.11. McEwen BS, Gianaros PJ. Central role of the brain in stress and adaptation: links to socioeconomic status, health, and disease. Annual New York Academy of Sciences 1186:190-222, 2010

Panksepp J. Emotional endophenotypes in evolutionary psychiatry. Progress in Neuropsychopharmacology and Biological Psychiatry 30:774-784, 2006.

Capítulo 6

Dor: Mecanismos Básicos e Aspectos Motivacionais

Marcus Lira Brandão
Joice Maria da Cunha

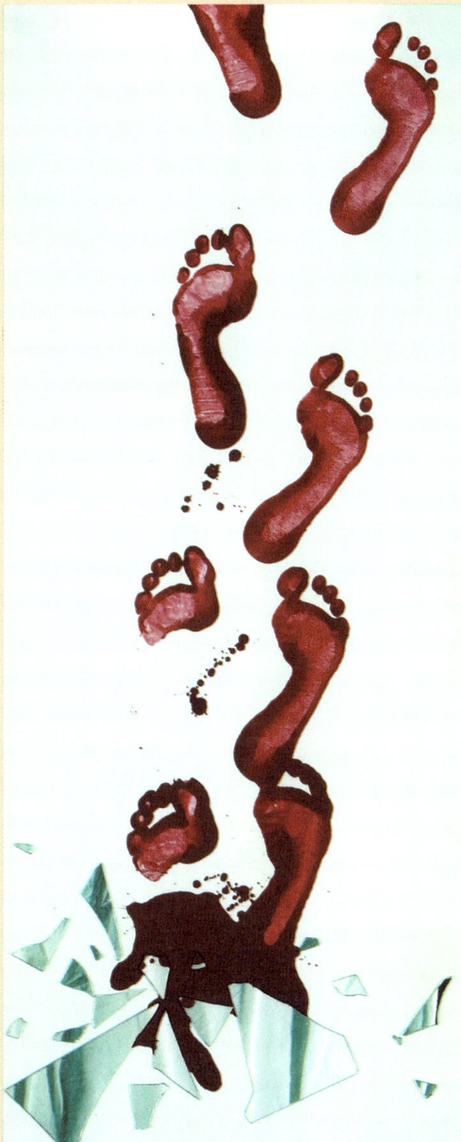

Considerações gerais

O termo *noxa* qualifica todo estímulo que causa dano ao tecido, estímulos esses traduzidos por terminações nervosas livres chamadas de nociceptores que atuam como receptores especializados da dor. Os nociceptores estão amplamente distribuídos pelo corpo, incluindo órgãos, músculos e articulações, e também superficialmente na pele, córnea e mucosas. Exceto nas meninges, no entanto, os nociceptores não são encontrados no tecido cerebral. Uma característica que define um *nociceptor* é a capacidade de resposta a estímulos que produzem ou que potencialmente podem causar injúria. Isso quer dizer que um estímulo pode causar dor quando a sua intensidade ou sua persistência ameaça causar dano ao tecido. A inclusão dessa última cláusula é importante porque muitos nociceptores podem ser ativados por estímulos intensos, mas que causam pouco ou nenhum dano tissular. Essa característica permite que os nociceptores sinalizem perigos iminentes; portanto, antes que eles ocorram.

Os nociceptores podem ser caracterizados de várias maneiras. Um aspecto importante é saber se o neurônio nociceptivo é ou não mielinizado, o que influencia diretamente na velocidade de condução dos estímulos. Os receptores nociceptivos transmitem os impulsos nervosos para a medula espinal através de dois tipos de fibras sensoriais classificadas tradicionalmente como fibras A-delta (A-δ), as quais são pequenas e que possuem axônios finamente mielinizados, e fibras C, pequenas e não mielinizadas. As fibras A-delta conduzem os estímulos nociceptivos a uma velocidade na faixa de 2 a 25 m/s, enquanto as fibras C possuem velocidade de condução mais lenta na faixa de 0,3 a 2 m/s. Para efeito de comparação, outras fibras mais mielinizadas e portanto com maior diâmetro, como as fibras A-beta (A-β), responsáveis pela propriocepção, têm velocidade de condução de cerca de 50 m/s. Em termos de prevalência, cerca de 60% a 70% das fibras aferentes sensoriais são do tipo C. Essas fibras se adaptam muito lentamente à estimulação repetitiva, determinando a dor surda e de longa duração.

Outra forma de distinguir os nociceptores é através de sua responsividade a várias modalidades de estimulação nociva. Os nociceptores A-δ chamados de mecanotérmicos são particularmente sensíveis a pressões intensas e a temperaturas extremas, ou seja, maiores de 45°C ou menores de 5°C. Já os nociceptores C chamados de polimodais são ativados por estímulos potencialmente nocivos de diferente natureza, incluindo mecânicos, térmicos ou substâncias químicas geradas pelo tecido lesado ou inflamado. A maioria dos nociceptores são polimodais, embora mostrem certa seletividade em suas respostas.

Tanto as fibras A-δ como as fibras C enviam suas projeções ao corno dorsal da medula, onde ocorre a primeira sinapse nociceptiva. Como regra geral, quanto mais grossa é a fibra, mais profundamente ela penetra na medula. Assim, as fibras C (não mielinizadas) não ultrapassam a lâmina II enquanto as fibras A-δ terminam, principalmente, nas lâminas I e II, mas algumas fibras também se projetam na lâmina V. Os neurônios de segunda ordem localizados nas lâminas I e II respondem particularmente aos estímulos nocivos e portanto são chamados de nociceptivos específicos, enquanto os neurônios mais profundos da lâmina V respondem a estímulos nocivos e a várias outras formas de estímulos não nocivos. Como essas células nervosas recebem grande influxo sensorial, elas são chamadas de neurônios convergentes ou de faixa dinâmica ampla (Fig. 6.1). A diferenciação funcional entre essas lâminas do corno dorsal da medula é de grande importância para o entendimento da *teoria da comporta da dor*, formulada, como veremos adiante, para explicar a dor como resultado da interação de vários fatores; sensoriais, autonômicos, cognitivos, etc. Ainda dentro do contexto dessa teoria sobre o controle

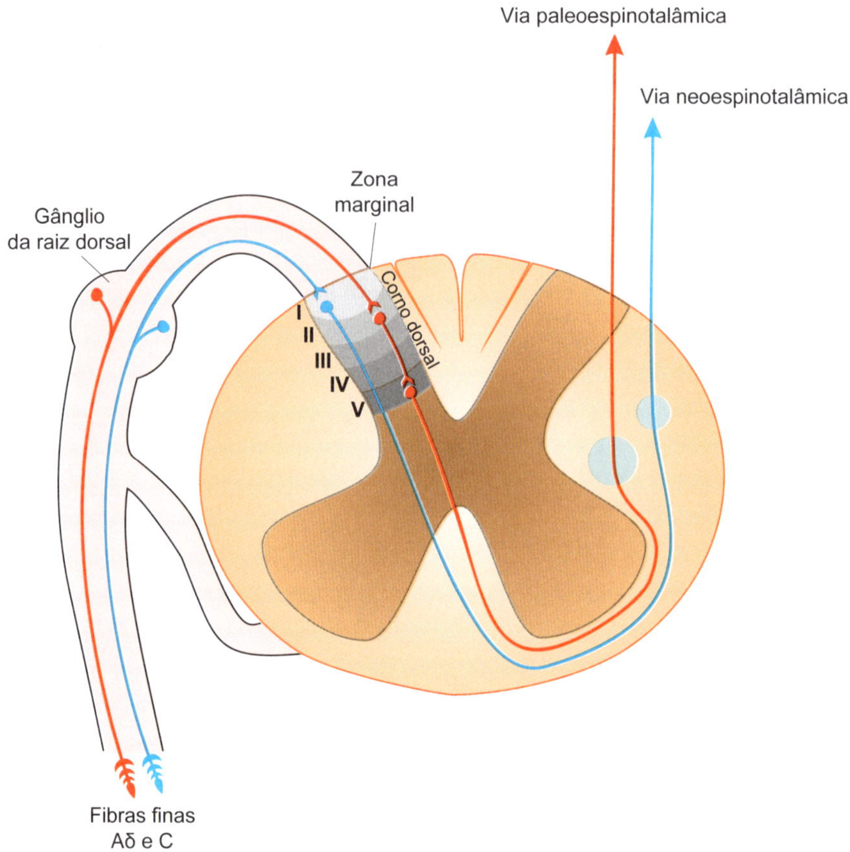

Fig. 6.1. Transmissão da dor pelo corno dorsal da medula espinal. Os axônios do sistema ântero-lateral (ou ventrolateral) ascendente são encontrados nas lâminas I e V do corno dorsal. A lâmina I recebe impulsos das fibras finas mielinizadas (A-delta) e não mielinizadas (C), enquanto a lâmina V recebe uma convergência maior de impulsos provenientes de fibras finas A-delta. As fibras que conduzem a informação nociceptiva para o cérebro formam o trato paleoespinotalâmico, mais antigo que cursa medialmente na medula, e o trato neoespinotalâmico, mais recente filogeneticamente que cursa lateralmente na medula.

da transmissão da dor deve ser ressaltada a importância das fibras A-β que respondem à estimulação tátil. Essas fibras projetam-se profundamente no corno dorsal da medula para terminarem nas células das lâminas III a V.

Tanto a dor como os comportamentos defensivos a ela associados têm primordial importância para a sobrevivência do indivíduo. Embora a dor e as reações de defesa tenham identidade própria, elas interagem fortemente nos planos evolutivo, neuroquímico e psicofisiológico. Essa interação fica evidente quando consideramos que uma das funções básicas da dor é a de ativar os circuitos neurais responsáveis pelos comportamentos de defesa dos organismos de modo a lhes preservar a vida evitando o contato com os estímulos que lhes possam causar dano ou injúria tissular.

O papel adaptativo da dor pode ser facilmente depreendido a partir da observação de indivíduos atípicos com analgesia congênita. Tem sido demonstrado que essa condição pode ser causada por um defeito genético em um receptor para o fator de crescimento do nervo, sugerindo que os receptores nociceptivos ou as fibras da dor não se desenvolveram nesses indivíduos em razão da falta de resposta ao sinal neurotrófico. Outra possível causa da insensibilidade congênita à dor está relacionada a defeitos em genes que expressam canais de sódio dependentes de voltagem, envolvidos na excitabilidade das fibras nociceptivas. Os portadores dessa síndrome vivem em perigo constante de autodestruição porque não se dão conta do quanto certos objetos ou situações são perigosas. Essas pessoas morrem jovens, frequentemente de traumatismo grave. Portanto, baixos níveis de atividade nociceptiva são importantes para que nos afastemos de situações que ameaçam nossa vida.

A dor é uma experiência universal da espécie humana. Todos sabem o que significa, mas não existe uma definição satisfatória de dor. Neste capítulo não nos deteremos na abordagem da dor aguda enquanto resposta imediata do organismo ao estímulo nocivo. Nosso interesse principal aqui está voltado para o estudo dos mecanismos básicos e motivacionais da dor no contexto psicofisiológico, como sendo uma experiência sensorial e emocional associada a um dano tissular real ou potencial.

A maior parte dos neurônios envolvidos no processamento da informação dolorosa pertence a áreas filogeneticamente antigas, como as paredes mediais e caudais dos ventrículos cerebrais; o tálamo, o hipotálamo e a substância ativadora reticular ascendente do tronco encefálico. Algumas dessas áreas também são dotadas de circuitos neurais responsáveis pelo alívio da dor. A participação dessas áreas antigas do ponto de vista evolutivo na recepção e condução da informação nociceptiva, bem como no controle ou inibição da dor, sugere que compartilhamos essa propriedade com muitas espécies animais. Portanto, as propriedades fisiológicas deste sistema podem ser estudadas experimentalmente em animais. Essa localização também sugere que a manutenção no homem desses sistemas – nociceptivo e analgésico – tem um valor evolutivo e adaptativo. O entendimento das bases neubiológicas desses sistemas com seus circuitos neurais, seus receptores e ligantes endógenos contribui sobremaneira para estabelecermos a melhor estratégia a utilizar para minorar o sofrimento humano.

Vias neurais da dor

Como comentado anteriormente, os sinais dolorosos são processados no encéfalo depois de serem captados por *receptores nociceptivos* ou *nociceptores* que são receptores morfologicamente diferenciados localizados nas terminações das fibras nervosas. Os nociceptores são as porções terminais dos axônios de neurônios sensoriais cujos corpos celulares situam-se nos gânglios sensitivos espinais ou do nervo trigêmeo. Eles respondem a diversas substâncias exógenas, a sinais físicos, como o calor, o frio e a pressão, mas também a substâncias químicas endógenas em resposta a uma irritação ou uma lesão. Uma dessas substâncias endógenas é a prostaglandina E_2. Essa substância adquiriu considerável importância depois que J. R. Vane e colaboradores, na Inglaterra, descobriram que a ação analgésica da aspirina, um dos medicamentos mais utilizados pelo homem, deve-se ao bloqueio da síntese de prostaglandina E_2.

Entre os vários neurotransmissores em potencial que têm sido identificados nos neurônios nociceptivos aferentes primários, grande atenção tem sido dada à substância P. A resposta da maioria dos neurônios do corno dorsal da medula à substância P é caracterizada por um aumento gradual na frequência de disparo que continua por um considerável período após o término de sua aplicação local nessa região. Isso tem levado alguns autores a sugerirem que a substância P antes de ser um neurotransmissor agiria como um modulador de longa duração dos processos sensoriais. Várias sugestões também têm sido feitas considerando o glutamato como o neurotransmissor da dor nessa região com base nas altas concentrações desse aminoácido excitatório nas raízes dorsais da medula espinal detectadas por estudos neuroquímicos.

Para o envio da informação dolorosa para os centros da dor no cérebro existem duas vias principais (Fig. 6.1). os tratos paleoespinotalâmico e neoespinotalâmico. O primeiro é filogeneticamente mais antigo, de condução lenta, e cursa medialmente no tronco encefálico. As vias de condução lenta têm importantes conexões na substância ativadora reticular ascendente (SARA, ver Capítulo 7) e substância cinzenta periaquedutal, e enviam projeções difusas para o tálamo, córtex e estruturas do sistema límbico. A sensação é pobremente localizada e, em geral, sua duração ultrapassa a do estímulo desencadeador. Um exemplo dessa condução é a dor tegmental profunda. O trato neoespinotalâmico é filogeneticamente mais novo, de condução rápida e cursa lateralmente no tronco encefálico. As vias de condução rápida enviam projeções principalmente para o tálamo ventrobasal e daí diretamente para o córtex sensorial. A sensação é bem localizada, isto é, existe uma relação estreita entre a área estimulada com sua representação no córtex somestésico (somatotopia) e ela não ultrapassa a duração do estímulo desencadeador. Um exemplo típico dessa condução é a dor cutânea superficial.

As vias de projeção da dor são coletivamente chamadas de sistema ou trato ântero-lateral da coluna (Fig. 6.2). O sistema ântero-lateral é primariamente cruzado no homem; no entanto, um componente ipsilateral pequeno, mas significativo, existe. Este componente ipsilateral pode explicar o retorno da dor em pacientes que sofreram uma secção dessas vias ântero-laterais. No tronco encefálico, o sistema ântero-lateral da medula espinal mostra grande divergência de terminações, o que presumivelmente dá o suporte neural para a ativação comportamental e o alerta induzidos pelo estímulo nocivo. As informações nociceptivas atingem o tálamo ventrobasal e então são enviadas para as áreas somestésicas (SI e SII) do córtex cerebral localizadas em uma faixa de tecido atrás do sulco cerebral (giro pós-central). Nessa região, as informações periféricas chegam a áreas topograficamente definidas, formando um mapa somestésico de representação de todo o corpo. A extensão da área de projeção de cada segmento do corpo é proporcional à sua importância funcional. Assim, as projeções do polegar e do indicador são mais densas que as projeções do tronco. A maioria das fibras é cruzada de modo que cada metade do corpo projeta-se no tálamo e no córtex do lado oposto. As áreas de projeção talâmica e cortical podem ser delimitadas com precisão por meio de potenciais evocados aí registrados no momento em que são feitas estimulações elétricas dos diversos segmentos do corpo. Todas as modalidades de sensibilidade somatovisceral projetam-se no tálamo e no córtex cerebral em áreas comuns; entretanto, as informações de cada modalidade atingem neurônios distintos de forma que na mesma área do córtex somestésico correspondente ao dedo indicador direito, por exemplo, existem colunas separadas para o tato, pressão, dor e temperatura. Assim, as projeções somestésicas das várias modalidades ocupam as mesmas áreas do córtex cerebral, mas os neurônios que as recebem são seletivos para cada modalidade.

Muitas das fibras ântero-laterais (ou ventrolaterais) ativadas pela dor terminam no teto mesencefálico. A importância do teto mesencefálico no processamento da informação dolorosa fica ainda mais evidente quando observamos que, nos répteis, essa área atua como um relê sensorial bastante desenvolvido, similar ao tálamo dos mamíferos. Essas informações tornam-se muito relevantes do ponto de vista adaptativo, uma vez que nessa região encefálica existem também substratos neurais do medo. De qualquer forma, as evidências até então obtidas apontam para uma dissociação entre os circuitos neurais da dor e do medo no mesencéfalo.

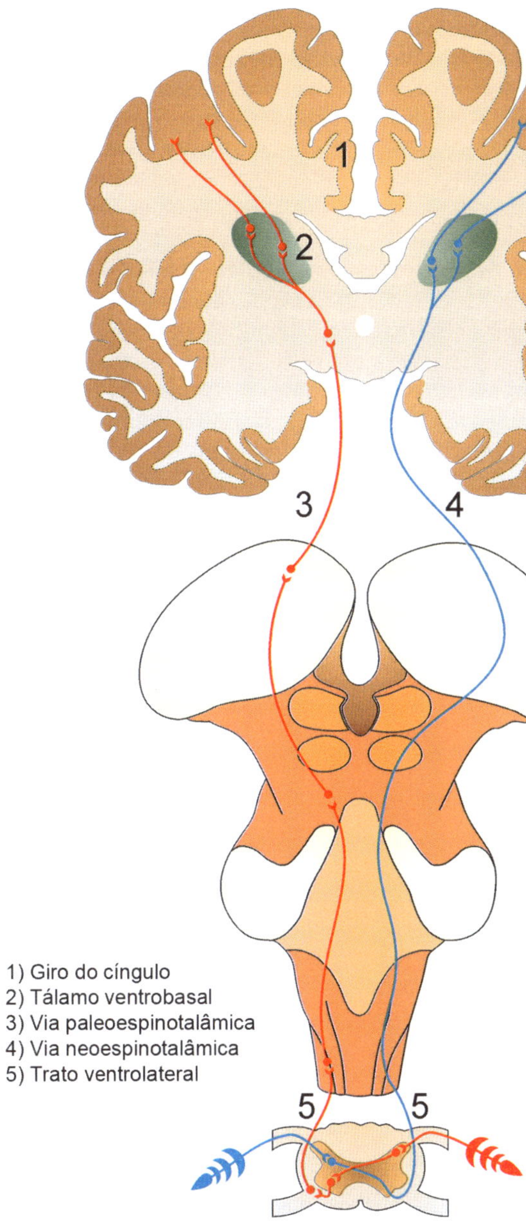

Fig. 6.2. Vias de condução da dor. À esquerda está representado o feixe somatossensorial de condução lenta, a via paleoespinotalâmica, multissináptica. À direita está representado o feixe somatossensorial de condução rápida, a via neoespinotalâmica, com poucas conexões sinápticas. Essas vias ascendem pelo trato ventrolateral, fazem sinapses no tálamo e alcançam o córtex somatossensorial (áreas SI e SII). Observe as múltiplas conexões da via paleoespinotalâmica com a formação reticular e áreas límbicas, como a substância cinzenta periaquedutal (SCP) e giro do cíngulo.

Componentes da dor

O fenômeno da dor tem sido considerado como sendo composto por dois componentes: o componente perceptivo-discriminativo e o componente aversivo-cognitivo-motivacional. Esse último é também chamado de reacional por alguns autores. Mecanismos neurofisiológicos distintos parecem existir para cada um dos componentes da dor.

O componente perceptivo-discriminativo é similar a qualquer outro processo sensorial. É discriminável no tempo, espaço e quanto à intensidade (o organismo identifica o estímulo como doloroso). O componente aversivo-cognitivo-motivacional compreende uma série de comportamentos defensivos que vão desde a retirada reflexa do membro até respostas emocionais complexas do tipo fuga/luta. Tais comportamentos são, em geral, acompanhados de fortes sensações subjetivas de desconforto e de intensa motivação para aliviar ou terminar a dor. O indivíduo avalia o estímulo físico em um contexto que envolve sua experiência de forma a estabelecer o real significado da injúria e determinar a resposta mais apropriada para ele. Assim, a resposta à injúria não é determinada apenas pelas propriedades do estímulo doloroso. Os aspectos motivacionais da dor determinam o impulso (drive) que leva o indivíduo a reduzir, terminar ou mesmo fugir do estímulo nocivo. Determinados comportamentos, como fome, sede e necessidade de satisfação dos desejos sexuais, também estão sujeitos a determinantes motivacionais. A forma, a intensidade e o contexto em que o componente motivacional se expressa são decisivos na expressão da dor. Assim, injúrias traumáticas sofridas durante competições esportivas ou em combate são frequentemente relatadas como relativamente não dolorosas. Ao contrário, as mesmas injúrias produzidas em outras circunstâncias podem provocar muita dor.

Quanto aos substratos neurais envolvidos no componente motivacional da dor, merecem destaque: a amígdala, a qual está relacionada à antecipação da dor e à percepção de potenciais ameaças; a ínsula, que integra estados emocionais, sensoriais e cognitivos e que está estritamente relacionada a manifestações de empatia pela dor dos outros; córtex anterior cingulado, que acrescenta a dimensão de desagradabilidade (física e mental) à percepção de estímulos nocivos; o córtex pré-frontal, que processa os sinais nociceptivos racionalmente e planeja ações; o giro pré-frontal medial, que acrescenta implicações negativas à percepção dolorosa e a via integrada pelo hipocampo, amígdala e ínsula que é responsável pela aversão e pela memória afetiva na percepção de dor. Estudos utilizando análise de imagens em humanos têm revelado como essas estruturas são diferentemente moduladas frente a estímulos nocivos de diferentes naturezas ou intensidade aplicados ao sujeito submetido à experimentação (*self*) ou a outros (empatia). Exemplo disso está na demonstração de que pessoas naturalmente mais sensíveis a estímulos de calor nocivo têm atividade aumentada no córtex anterior cingulado. Essa implicação motivou inclusive estudos clínicos investigando o efeito da cingulotomia para o tratamento de dores extremamente severas e intratáveis em pacientes com câncer (Tal Gonen et al., 2017). Os resultados demonstraram significativa redução da intensidade da dor, com pequeno déficit de atenção e da memória espacial. Essa estrutura parece também estar relacionada à empatia pela dor dos outros. De forma muito interessante, um estudo com humanos caucasianos e orientais revelou que há aumento significativo de atividade nessa estrutura quando observavam cenas de humanos da mesma raça sendo submetidos a estímulos nocivos. Outro estudo realizado em humanos encarcerados com graus diferentes de psicopatia submetidos à análise de imagens enquanto assistiam cenas de dor causadas intencionalmente revelou que os escores de psicopatia estão estritamente relacionados ao aumento da atividade na ínsula. Mais ainda, essa estrutura parece ser ativada diferencialmente quando os estímulos nocivos são aplicados no próprio paciente ou em algum ente querido, i.e., quando o estímulo de dor era aplicado no próprio paciente, as imagens revelam atividade no circuito neural sensorial-discriminativo (tálamo e córtex sensório-motor) e também em estruturas relacionadas ao componente motivacional como córtex anterior cingulado (parte caudal) e ínsula (parte posterior). No entanto, quando as imagens eram analisadas enquanto o paciente assistia aos seus entes queridos recebendo o estímulo nociceptivo, as estruturas ativadas eram o córtex anterior cingulado (parte rostral) e ínsula (parte anterior) sem atividade no circuito sensório-discriminativo da dor. Estudos ainda apontam que esse aumento da atividade da ínsula a estímulos de natureza vicária parece ser modulado diferencialmente quanto ao sexo (maior nas mulheres) e ao julgamento social (maior quando os sujeitos eram submetidos à observação de cenas de aplicação de estímulos de dor em supostos pacientes portadores de SIDA por transfusão sanguínea quando comparado aos supostos pacientes portadores de SIDA por compartilhamento de agulhas por abuso de drogas). Curiosamente, um estudo conduzido em pacientes com insensibilidade congênita à dor revelou que algumas dessas estruturas como o córtex anterior cingulado são igualmente ativadas quando os sujeitos são submetidos à observação de cenas de dor causadas intencionalmente. As implicações dessas observações estão no fato de que muitos tratamentos não farmacológicos como a meditação e a distração diminuem a percepção da dor, alterando a atividade em algumas dessas estruturas. Por outro lado, a observação de que pacientes portadores de ansiedade possuem aumento na atividade no giro pré-frontal medial pode explicar o maior impacto negativo da dor nesses pacientes.

Outra forma de classificar a dor foi proposta por Ronald Melzack, que enfatiza as diferenças entre dor aguda e dor crônica. Na dor aguda existe uma causa bem definida com um curso temporal característico, e a dor desaparece tão logo a injúria desaparece. O rápido início da dor é referido como componente fásico, enquanto a fase insidiosa, persistente, é referida como componente tônico. O componente tônico serve como meio de propiciar o repouso, cuidados e proteção da área lesada a fim de promover a cura. Entretanto, com a dor crônica, o componente tônico pode persistir mesmo após ter ocorrido a cura da injúria. Segundo Melzack, isso se deve a impulsos de pequena magnitude que produzem uma atividade neural anormal. Geralmente, esses impulsos anormais são inibidos por mecanismos descendentes ativados por impulsos somáticos, viscerais e autonômicos, como também por impulsos ligados à personalidade ou emocionais que ativam mecanismos inibitórios descendentes. Quando ocorre um dano neuronal, após uma lesão de nervo periférico ou central ou uma amputação (essa condição pode determinar a conhecida dor do membro fantasma), as influências centrais inibitórias são diminuídas, determinando que a atividade neural anormal seja induzida mesmo por estímulos não nocivos, de forma sustentada (Fig. 6.3).

Teoria da comporta

Grande parte do nosso conhecimento sobre a dor tem sido organizada no chamado "modelo da comporta" da percepção da dor, proposto pelo pesquisador americano Ronald Melzack e pelo pesquisador inglês Patrick Wall, em 1965. Esse modelo continua sendo periodicamente revisto e tornou-se um referencial teórico importante no estudo da dor (Fig. 6.4). Esses pesquisadores destacam dois aspectos na percepção da dor: primeiro, a dor depende do somatório da estimulação sensorial e não apenas da descarga de receptores especializados da dor; segundo, a sensação da dor está sujeita a um intenso controle central que influencia a entrada de impulsos dolorosos no corno dorsal da medula. De acordo com essa teoria, a área que sofre uma injúria envia dois

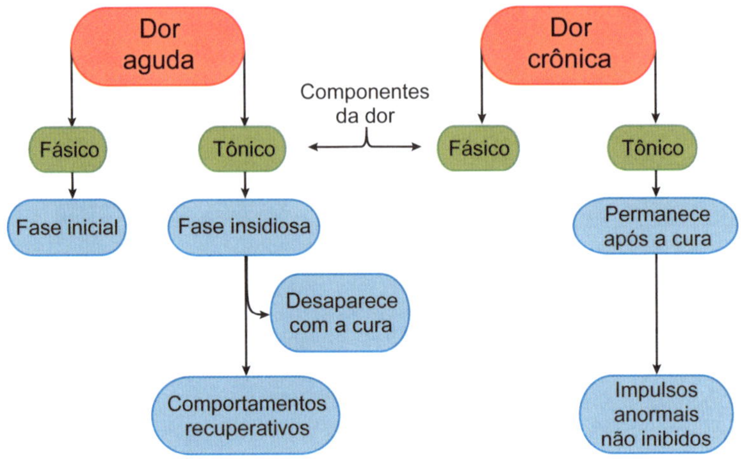

Fig. 6.3. Componentes da dor. Diagrama ilustrativo da dor aguda e crônica com seus componentes fásico e tônico.

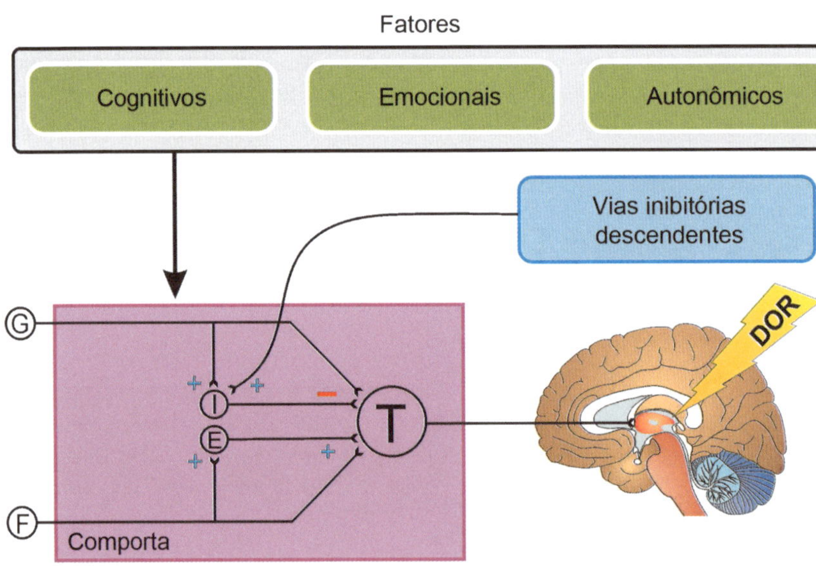

Fig. 6.4. Sistema de comporta da dor. Estão representadas conexões excitatórias e inibitórias e sistemas inibitórios descendentes que incidem sobre a célula transmissora da dor (T). A substância P e o glutamato são candidatos a neurotransmissor liberado das fibras finas (F). G = fibras grossas.

tipos de informação para a medula espinal: um determinado pelas características específicas do estímulo aplicado (tátil, térmico ou pressão), que chega ao corno dorsal pelas fibras grossas, e outro determinado pela intensidade do estímulo, que chega ao corno dorsal pelas fibras finas. Ambos os tipos de estímulos excitam células transmissoras da dor nas camadas superficiais do corno dorsal, bem como células localizadas na lâmina II da substância gelatinosa. A diferença fundamental entre os dois tipos de estimulação se dá na substância gelatinosa, onde as fibras finas estimulam células que potencializam a atividade das células transmissoras da dor (abrindo a comporta) e as fibras grossas excitam um tipo de célula que, ao contrário, tem um papel inibitório sobre as células transmissoras da dor (fechando, portanto, a comporta).

As células transmissoras da dor no corno dorsal da medula estão sujeitas às influências dos impulsos nociceptivos provenientes da periferia – que a elas chegam diretamente ou via substância gelatinosa – e também estão sob o controle inibitório descendente do cérebro. Esse último mecanismo é disparado retroativamente por impulsos transportados pelas fibras A-delta de condução rápida, que levam à informação ao cérebro bem antes das vias espinais ascendentes de condução lenta. Esse mecanismo explica os efeitos benéficos da acupuntura no tratamento da dor, como veremos um pouco mais adiante.

Atualmente, grande importância tem sido dada aos mecanismos cerebrais de controle da dor. Mais que uma simples abordagem teórica, a teoria da comporta destaca o papel primordial das variáveis psicológicas e como elas afetam a reação à dor. Isso se dá através da avaliação cognitiva e pelas informações de experiências armazenadas nas áreas corticais superiores relacionadas aos componentes discriminativo e motivacional da dor. Com base nessas avaliações (cognitiva e da experiência prévia), as reações ao estímulo nociceptivo são constantemente modificadas. Particularmente em relação à dor crônica, o controle bem-sucedido da dor pode resultar da inibição de seu componente cognitivo-motivacional sem que haja modificação do seu componente sensorial. Como comentaremos no fim deste capítulo é comum pacientes com câncer e em tratamento com morfina relatarem que a dor persiste, mas não se importam mais com ela. Portanto, o componente discriminativo-perceptivo da dor que resulta da ativação do córtex somestésico associa-se a outros processos centrais na determinação do que sentimos como dor, mas pode ser dissociado dos fatores motivacionais, afetivos e cognitivos através de procedimentos adequados e específicos (Fig. 6.5).

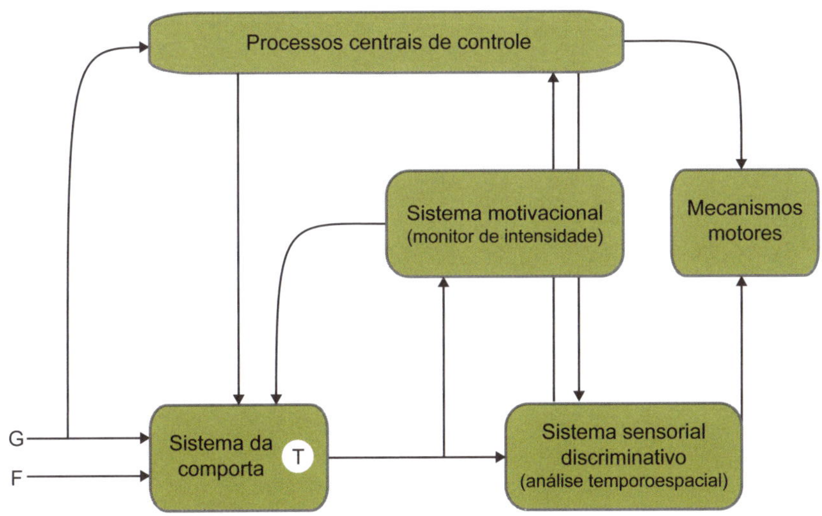

Fig. 6.5. Determinantes multifatoriais da dor. A dor não é apenas o resultado da ativação das fibras sensoriais de condução da informação nociceptiva. Fatores motivacionais, cognitivos e afetivos incidem sobre os mecanismos de condução nociceptiva no corno dorsal da medula, mais especificamente sobre as células transmissoras da dor, influenciando sua discriminação sensorial. Os impulsos conduzidos por essas células para o cérebro serão determinantes do grau da resposta motora ao agente nocivo. (G = Fibras grossas. F = Fibras finas. T = Células transmissoras da dor.)

Embora alguns estudos tenham falhado em fornecer suporte à teoria da comporta, existem fortes evidências que a sustentam. Por exemplo, está bem demonstrado que a estimulação das fibras de grande diâmetro do corno dorsal da medula fecha a comporta e promove alívio da dor. Além disso, a estimulação transcutânea ou direta de nervos sensoriais (acupuntura) promove alívio da dor por longos períodos. A hipnose, redução da ansiedade, dessensibilização, distração da atenção e outras abordagens comportamentais têm resultado em alternativas eficazes e suplementares à farmacologia e cirurgia no controle da dor. Os efeitos benéficos dessas estratégias se dão principalmente no plano cognitivo-motivacional da dor.

A dor também perturba o comportamento finalístico, requer atenção imediata e serve como reforçador negativo primário em uma variedade de situações. Suprime o comportamento com o qual é contingente e mantém um amplo repertório de respostas de esquiva e fuga. A teoria da comporta reverteu a ênfase histórica dada à pesquisa da dor na ótica de uma experiência sensorial aferente e única. Enfatizar somente as características sensoriais da dor no estudo de suas bases neurais é ignorar suas propriedades motivacionais e afetivas e confrontar somente parte do problema. Da mesma forma, é necessário considerar as várias formas de tratamento existentes para a dor e não apenas bloquear o impulso sensorial por procedimentos cirúrgicos ou farmacológicos.

Aspectos motivacionais da dor

Os estímulos sensoriais que dão origem à percepção da dor servem como estímulos primários para o comportamento de fuga/luta. Assim, é de interesse saber como os mecanismos sensoriais da percepção da dor estabelecem contato com os processos neurais subjacentes ao comportamento defensivo. Já vimos que, do ponto de vista anatômico, existe uma superposição considerável entre os substratos neurais que subservem à dor e ao medo no teto mesencefálico. Além disso, existem evidências de que o medo inibe a dor ou, pelo menos, aquelas reações pelas quais a avaliamos.

Um modelo denominado perceptivo-defensivo-recuperativo (PDR) preconiza que comportamentos distintos são induzidos pelo medo e pela dor, isto é, a injúria de um lado e a expectativa da dor de outro ativam sistemas motivacionais inteiramente diferentes que servem a funções distintas (Fig. 6.6). A ativação do sistema motivacional da dor induzida pela lesão promove comportamentos recuperativos, tais como o repouso e cuidados com o organismo, visando acelerar o restabelecimento do indivíduo. Por outro lado, o medo produzido por estímulos dolorosos induz o comportamento defensivo, ao mesmo tempo em que inibe a dor e os comportamentos que a acompanham. A ativação do sistema motivacional do medo, expressa pelo aparecimento da reação de congelamento ou comportamento de fuga, tem como função organizar a percepção dos eventos ambientais que sinalizam perigo e defender o animal contra as ameaças naturais, como a predação. Os sistemas motivacionais do medo e da dor servem a funções competitivas e diferentes, de forma a gerar processos de inibição mútua. O medo ativa mecanismos opioides endógenos que inibem o sistema motivacional da dor cuja expressão pode competir e até mesmo ser incompatível com o comportamento defensivo.

Uma descrição mais detalhada do modelo perceptivo-defensivo-recuperativo é aqui feita com a finalidade de aprofundar a compreensão da inter-relação entre os mecanismos motivacionais do medo e da dor.

Fase perceptiva

É uma fase muito breve e compreende o período em que o estímulo traumático é detectado, codificado e memorizado (fase de aprendizagem). A aprendizagem é

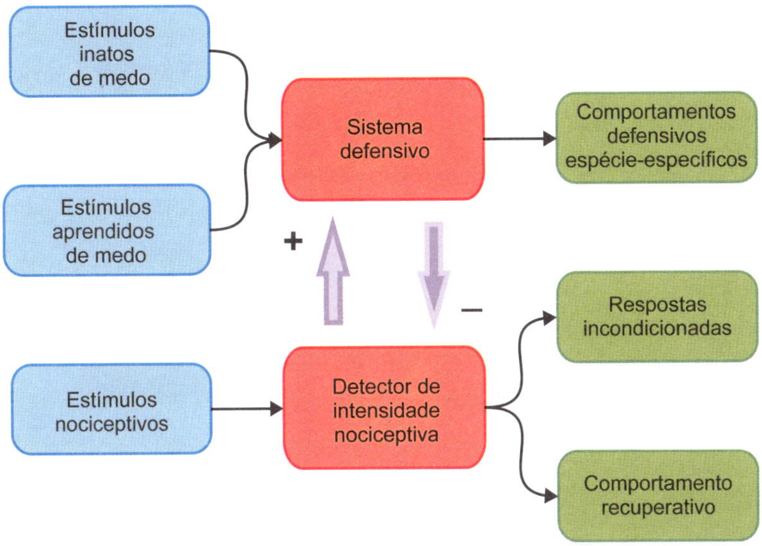

Fig. 6.6. A interação dor e medo. Todas as conexões são excitatórias, exceto a conexão entre o sistema defensivo e o detector de intensidade nociceptiva, que é inibitória. Essa inibição corresponde à analgesia. Diante da necessidade do indivíduo de se defender dos estímulos nocivos, a dor não favorece a reação do indivíduo e é mesmo prejudicial à expressão do comportamento defensivo e, portanto, deve ser suprimida.

primariamente Pavloviana, de forma que outros estímulos que servem como sinais contextuais para o estímulo traumático tendem a evocar comportamento defensivo no futuro (Fig. 6.7*A*). Imagine a dor provocada, por exemplo, por uma injeção intravenosa administrada em uma determinada farmácia. O simples fato de voltar mais tarde ao mesmo local já provoca reações desagradáveis, como calafrio, medo e vontade de se afastar o mais rapidamente possível do local. O papel da aprendizagem é o de fazer com que o estímulo condicionado induza uma expectativa do estímulo incondicionado. Se o estímulo incondicionado ocorre novamente, as suas características reais são confrontadas com as características esperadas. Quaisquer discrepâncias entre os sinais percebidos e esperados geram correções pelo sistema de aprendizagem e memória de forma a evitar expectativas errôneas no futuro. É a expectativa do estímulo incondicionado que gera o comportamento defensivo. Na conversão da nocicepção em dor estão envolvidos fatores, como experiência prévia, cognitivos, contexto cultural e social.

Fase defensiva

É a fase em que o animal reage ao trauma, e o comportamento defensivo é mobilizado para a autopreservação imediata (Fig. 6.7*B*). Essa fase é caracterizada por medo intenso e reduzida sensibilidade à dor. A dor é vista como uma fonte potente de comportamento defensivo, seja porque induz com facilidade resposta condicionada, seja porque reforça o medo ou motiva o comportamento defensivo diretamente. A dor não serve a qualquer finalidade no momento em que os animais podem usar todos os seus recursos para a defesa. Sistemas analgésicos endógenos inibem a dor nessa fase, favorecendo os comportamentos defensivos.

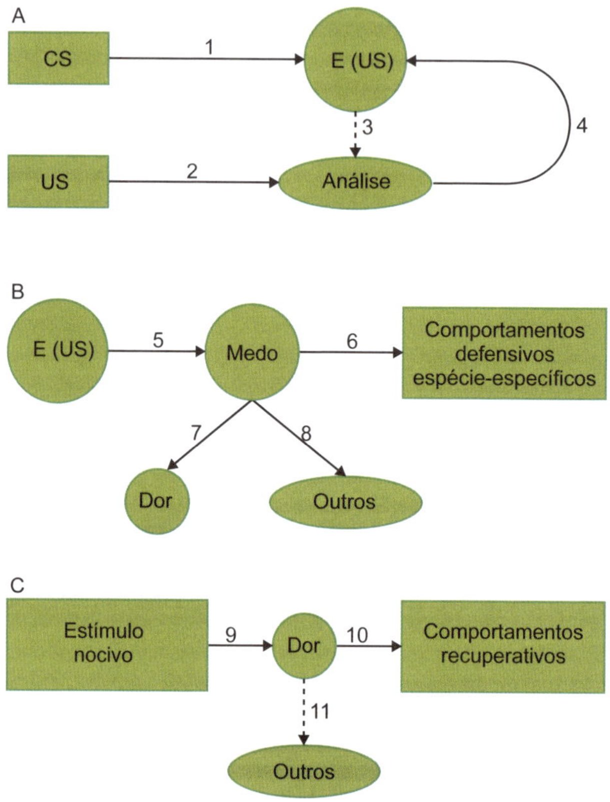

Fig. 6.7. O modelo perceptivo-defensivo-recuperativo. A. Fase perceptiva. 1. O estímulo condicionado (CS, o ambiente da farmácia, por exemplo) cria a expectativa (E) do estímulo nocivo (US, a injeção). 2. As características do US (estímulo incondicionado) são analisadas. 3. Comparação das características do US apresentado com suas características esperadas. 4. Quaisquer discrepâncias geram sinais de erro. **B.** Fase defensiva. 5. A expectativa de um US traumático induz o medo. 6. O medo organiza comportamentos defensivos espécie-específicos. 7. O medo inibe a dor. 8. O medo inibe quaisquer outros sistemas motivacionais. **C.** Fase recuperativa. 9. Dano tissular ativa a dor. 10. A dor induz comportamentos recuperativos. 11. A dor inibe outros sistemas motivacionais.

Fase recuperativa

A função dessa fase é promover a cura da injúria (Fig. 6.7*C*). O perigo já passou e o sistema motivacional da dor é ativado pelos estímulos provenientes do dano tissular. Nessa fase prevalecem os comportamentos recuperativos visando ao tratamento da injúria. Como consequência, cuidados corporais e repouso predominam e há uma inibição de qualquer outro tipo de motivação. Os indivíduos tornam-se mais sensíveis e reativos à estimulação ambiental.

Controle supraespinal da dor

A capacidade de controlar a dor faz parte de nossa experiência subjetiva. Em momentos de estresse, esforço físico intenso ou grande concentração, estímulos que são normalmente dolorosos podem ser tolerados. Isso implica a existência de um sistema fisiológico de controle da dor. A aceitação científica da acupuntura é também um reconhecimento desse sistema. O conhecimento da anatomia, fisiologia e farmacologia desse sistema advém do estudo de pacientes que sofrem de dor intratável e do mecanismo de ação de drogas que promovem efeitos benéficos nessas condições (por exemplo, a morfina). Um problema derivado do uso dessas drogas é que elas produzem, em geral, efeitos colaterais sérios, como tolerância, dependência psicológica e depressão respiratória. Assim, novas drogas, técnicas cirúrgicas e outras estratégias podem surgir do nosso conhecimento dos sistemas endógenos supressores da dor em nosso organismo.

Um dos grandes passos para a elucidação da anatomia desse sistema surgiu da observação de D. V. Reynolds de que a estimulação da substância cinzenta periaquedutal do mesencéfalo, nos seus aspectos ventrais (SCPV), promovia uma analgesia suficiente para uma cirurgia em um rato. A seguir, o mesmo procedimento foi utilizado em homens com resultados satisfatórios. Uma década mais tarde, observou-se em animais de laboratório que a microinjeção de morfina nessa mesma região produzia analgesia comparável àquela induzida pela estimulação elétrica, sugerindo que, pelo menos, parte do efeito analgésico dessa droga pudesse ser decorrente de uma ação na SCPV.

Os axônios das células que transportam os impulsos inibitórios da SCPV para a medula espinal fazem parte do funículo dorsolateral. A secção deste trato abole os efeitos analgésicos da estimulação elétrica ou da microinjeção de compostos opioides na SCPV. A substância cinzenta periaquedutal conecta-se densamente com núcleos bulbares, particularmente o núcleo magno da rafe e os núcleos gigantocelular e paragigantocelular. Esses núcleos projetam-se no corno dorsal da medula via funículo dorsolateral. Como a estimulação desses núcleos – principalmente do núcleo magno da rafe – produz potente analgesia, acredita-se que eles sejam um relê ou plataforma importante da via antinociceptiva entre a SCPV e a medula espinal (Fig. 6.8).

Atualmente, acredita-se que as conexões anatômicas entre a SCPV – núcleo magno da rafe – via espinal formam uma alça antinociceptiva de retroalimentação negativa. Esse conceito pressupõe que o estímulo nocivo ativa neurônios no corno dorsal da medula, os quais estimulam o núcleo magno da rafe através de uma via espinal ainda desconhecida. Esse aspecto está ilustrado na Fig. 6.8. Notar as vias inibitórias descendentes incidindo sobre os mecanismos neurais ativados pelos estímulos nociceptivos que chegam ao corno dorsal da medula. O núcleo magno da rafe, por sua vez, exerce um controle inibitório sobre as células transmissoras da dor no corno dorsal da medula, resultando em uma redução na sensibilidade ao estímulo doloroso. Apoiando essa ideia estão os estudos mostrando que o estímulo nocivo aumenta a frequência de descarga das células do núcleo magno da rafe, da mesma forma que faz a morfina. Além disso, a estimulação do núcleo magno da rafe produz analgesia, enquanto a sua lesão resulta na inibição desse sistema analgésico endógeno. É possível que a acupuntura produza analgesia por ativação desse sistema.

Dois núcleos também merecem destaque nos processos de analgesia endógena. O primeiro é o núcleo *reticularis gigantocelularis*, situado lateralmente ao núcleo magno da rafe no bulbo. Esse núcleo mostra uma sensibilidade bem maior aos efeitos analgésicos da morfina, quando comparado à SCPV. No entanto, curiosamente, a lesão desse núcleo não atenua os efeitos analgésicos produzidos pela administração sistêmica de morfina, como ocorre quando se promove a lesão do núcleo magno da rafe. Da mesma forma, enquanto a administração local de naloxone, um antagonista não seletivo de receptores opioides, no núcleo magno da rafe bloqueia a analgesia da morfina, o mesmo não ocorre quando aplicado no núcleo *reticularis gigantocelularis*. Esse núcleo deve, portanto, participar dos mecanismos de analgesia endógenos de maneira diferente da SCPV ou do núcleo magno da rafe.

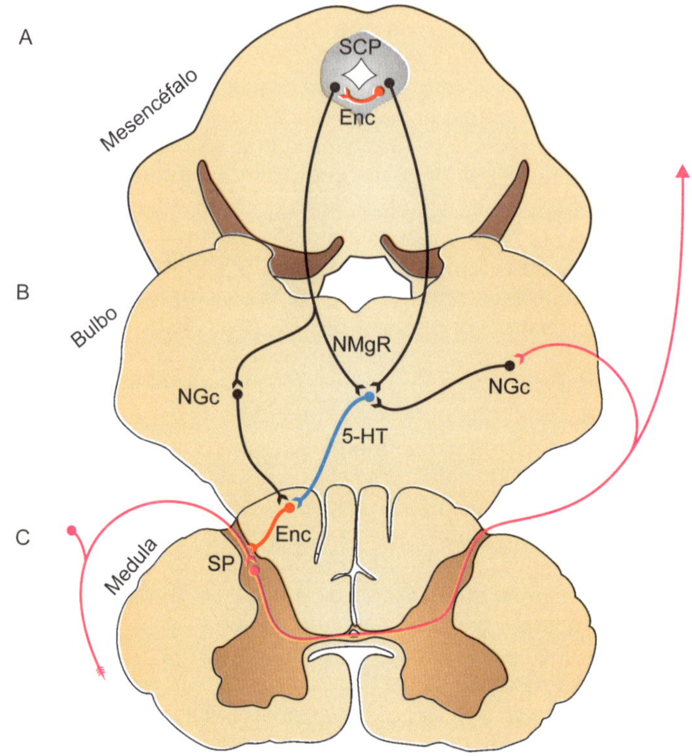

Fig. 6.8. Sistema endógeno de controle da dor (autoanalgésico). A. Nível mesencefálico. A substância cinzenta periaquedutal ventral (SCP) é rica em encefalinas (E) e receptores opioides, mas os detalhes das conexões anatômicas são ainda pouco conhecidos. Microinjeções de pequenas quantidades de morfina nessa região produzem analgesia intensa. **B. Nível bulbar**. O núcleo magno da rafe (NMgR) e núcleos reticulares adjacentes, núcleos gigantocelular e magnocelular (NGC), recebem impulsos excitatórios da SCP, que, por sua vez, envia projeções serotoninérgicas para o corno dorsal da medula. **C. Nível espinal**. As projeções serotoninérgicas chegam ao corno dorsal da medula pelo funículo dorsolateral, onde exercem um efeito inibitório sobre as células transmissoras da dor. Essas células projetam-se em sítios supraespinais e, indiretamente, através do núcleo gigantocelular fazem contato com os sistemas analgésicos descendentes, estabelecendo, dessa forma, uma alça de retroalimentação negativa.

A outra estrutura que tem ganhado considerável importância ultimamente é o núcleo pré-tectal anterior, localizado nos aspectos dorsomediais do tálamo. A sua estimulação elétrica, com baixa intensidade de corrente e por breves períodos, produz uma analgesia de longa duração em ratos (cerca de uma hora quando medida pelo teste da retirada da cauda frente a um estímulo de calor nocivo). Esses efeitos são mediados por fibras que descem pelo funículo dorsolateral da medula, uma vez que a secção desse feixe abole este efeito antinociceptivo. Além disso, a estimulação de áreas rostrais desse núcleo parece possuir propriedades reforçadoras positivas, dado que os animais implantados com eletrodos nessa região se autoestimulam. Esses achados mostram que a estimulação desse núcleo parece ser muito mais eficaz que a estimulação da SCPV, e poderá ser uma alternativa importante na busca de novos procedimentos no alívio ou tratamento da dor clinicamente intratável.

Receptores e ligantes opioides

Um dos grandes avanços no estudo da representação central da dor ocorreu com a descoberta de receptores opioides no SNC através de pesquisas desenvolvidas independentemente por S. H. Snyder, nos EUA, e L. Terenius, na Suécia, em 1973. Esses autores mostraram que drogas opioides, como a morfina, ligam-se de forma estereoespecífica a sítios receptores opioides. Estudos mais específicos demonstraram que esses receptores opioides têm distribuição seletiva ao longo de sistemas neuronais que conduzem e integram informações dolorosas, destacando-se estruturas do sistema límbico e a substância cinzenta periaquedutal. Em vista dessas descobertas, surgiu a ideia de que os receptores desenvolveram-se no curso da evolução para reconhecer substâncias produzidas pelo próprio organismo (ligantes endógenos), também resultantes do mesmo processo evolucionário, e que ambos (receptores e ligantes) servem a um papel adaptativo.

Em 1975, J. Hughes e colaboradores descobriram a presença de opioides endógenos no SNC, as encefalinas (pentapeptídeos) e as endorfinas (peptídeos com 31 aminoácidos). Um pouco mais tarde, outro grupo de ligantes endógenos, as dinorfinas, foi identificado no SNC.

Na década de 80, o uso da técnica de DNA recombinante revelou que esses ligantes opioides pertencem a três famílias de peptídeos geneticamente distintas. Um gene codifica a síntese de pró-opiomelanocortina (POMC), que é o precursor da β-endorfina e de peptídeos não opioides como o ACTH, β-LPH e o α-MSH. Um segundo gene codifica a síntese do precursor pró-encefalina. Um terceiro gene codifica a síntese do precursor pró-dinorfina. Ao mesmo tempo, vários trabalhos mostravam a existência de múltiplos e diferentes receptores opioides (subtipos de receptores opioides) no SNC: os receptores μ (mu), κ (kapa), δ (delta) e σ (sigma), que mostravam diferentes afinidades aos ligantes opioides endógenos, bem como às drogas opioides administradas exogenamente. A β-endorfina tem alta afinidade para os sítios receptores μ e δ e baixa afinidade para os receptores κ. As encefalinas ligam-se seletivamente aos receptores δ, e as dinorfinas aos receptores κ. Diferenças genéticas podem existir e implicar diferenças individuais ou entre raças quanto aos ligantes endógenos (síntese, liberação, metabolismo), ao receptor (número e afinidade dos sítios receptores) e ao processamento da interação ligante-receptor.

As moléculas precursoras e os peptídeos delas derivados estão amplamente distribuídos no SNC, mas uma análise cuidadosa permite a visualização de alguma seletividade ou distribuição funcional desses peptídeos. Assim, uma concentração maior dos mesmos pode ser observada em áreas correlacionadas com a percepção da dor – lâminas I e II da medula espinal; com a modulação do comportamento afetivo – amígdala, hipocampo, *locus coeruleus* e córtex cerebral; e com a regulação do sistema nervoso autônomo e funções neuroendócrinas – bulbo e eminência média do hipotálamo.

Serotonina e analgesia

Até aqui vimos o envolvimento de mecanismos opioides endógenos na produção da analgesia. Outro neurotransmissor importante que também participa nesses processos é a serotonina. O núcleo magno da rafe é o principal núcleo serotoninérgico envolvido na antinocicepção. Acredita-se que suas fibras serotoninérgicas descendentes exerçam um controle inibitório sobre a transmissão da dor no corno dorsal da medula e que a liberação de serotonina pelos terminais nervosos dessa via seja a responsável pela analgesia observada pela estimulação elétrica do núcleo magno da rafe.

Já há algum tempo que é sabido que a administração intravenosa de antagonistas serotoninérgicos bloqueia a analgesia da morfina administrada na SCPV. A ideia corrente para explicar esses efeitos é que a morfina ativa células na SCPV, que, por sua vez, estimulam neurônios serotoninérgicos do núcleo magno da rafe a liberar 5-HT na medula espinal, onde este neurotransmissor exerce uma inibição sobre a transmissão da dor. Os antagonistas serotoninérgicos, portanto, interrompem essa cadeia de eventos. Essa ideia é corroborada pela observação de que a administração de PCPA (paraclorofenilalanina, um bloqueador da síntese de serotonina) reduz os efeitos analgésicos da estimulação do núcleo magno da rafe e da SCPV. Além disso, a administração desse agente em humanos aumenta a sensibilidade a estímulos nocivos, de forma que mesmo estímulos normalmente inócuos passam a ter propriedades nocivas quando aplicados à superfície cutânea desses indivíduos, fenômeno descrito como *alodinia*. Nessa mesma linha de observações, sabe-se que drogas que bloqueiam a recaptação de serotonina e, por conseguinte, aumentam a atividade de vias serotoninérgicas produzem analgesia em ratos e têm sido usadas no tratamento da dor crônica, como veremos em seguida. Por fim, como evidência adicional de uma interação entre opioides e 5-HT na analgesia endógena, a administração de neurotoxinas que destroem seletivamente vias serotoninérgicas, como a 5,7-diidroxitriptamina, inibem a analgesia produzida pela administração sistêmica de morfina.

Analgesia induzida pelo estresse

Um dos componentes mais importantes da resposta do organismo a situações de emergência é a redução da sensibilidade à dor. Frente a demandas comportamentais impostas por exposição a situações estressantes, tais como aquelas envolvendo predação, defesa, dominância ou condições ambientais desfavoráveis ou ameaçadoras, as reações normais de um organismo à dor poderiam mostrar-se desvantajosas. Como comentado anteriormente, a dor normalmente promove um conjunto de reflexos de retirada, fuga, repouso e comportamentos recuperativos. Frente a uma situação estressante, essas respostas podem ser suprimidas em favor de comportamentos mais adaptativos. Por exemplo, quando um animal de laboratório é exposto a um choque elétrico nas patas pareado a um estímulo neutro (por exemplo, uma luz, o próprio contexto ou um som, usados como um estímulos condicionados) e é, algum tempo depois, exposto ao estímulo condicionado sozinho, sua sensibilidade a estímulos dolorosos é reduzida (Fig. 6.9).

O curso temporal da analgesia induzida pelo estresse pode durar de minutos a horas, dependendo do tipo de agente estressante utilizado, sua severidade e os métodos utilizados para medir a analgesia. Exposições repetidas ao mesmo agente estressante levam a um declínio progressivo da resposta analgésica, revelando que esse fenômeno é susceptível de sofrer tolerância. Se as respostas naturais do organismo às situações emergenciais incluem também uma redução à sensibilidade à dor, então parece razoável supor que o sistema analgésico que utiliza opioides endógenos possa participar na mediação do comportamento defensivo. Evidências inequívocas da existência desse mecanismo têm se acumulado na literatura. Ao lado disso, vários trabalhos também apontam para a existência de um tipo de analgesia induzida pelo estresse não associado a mecanismos opioides, mas provavelmente mediada pela serotonina. Evidências de várias fontes, muitas delas de estudos realizados em nosso laboratório em Ribeirão Preto, têm mostrado que a analgesia que acompanha as respostas de medo condicionado é mediada por mecanismos opioides enquanto aquela que está associada a respostas de medo incondicionadas é mediada pela serotonina. De fato, as pesquisas têm confirmado que é de natureza opioide a analgesia que acompanha as respostas defensivas que resulta da estimulação dos substratos neurais do medo condicionado na SCP ventral e que a analgesia que acompanha as respostas incondicionadas de medo induzidas pela estimulação do teto mesencefálico (particularmente da SCP dorsal) é de natureza serotoninérgica (Fig. 6.10).

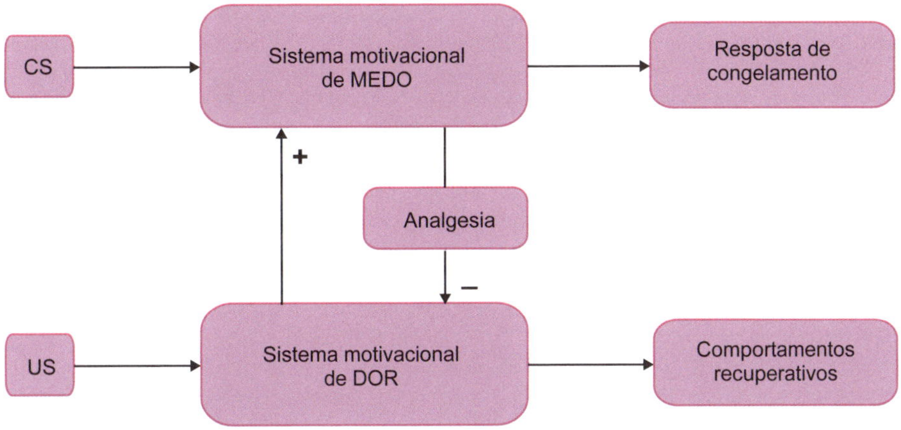

Fig. 6.9. Analgesia induzida pelo estresse. Diante de estímulos que sinalizam perigo (um som ou uma luz previamente associados a choques elétricos nas patas) o animal apresenta uma resposta de medo condicionado expressa pelo congelamento concomitantemente a uma analgesia de intensidade correspondente ao grau de medo experimentado pelo animal. (CS = estímulo condicionado. US = estímulo incondicionado.)

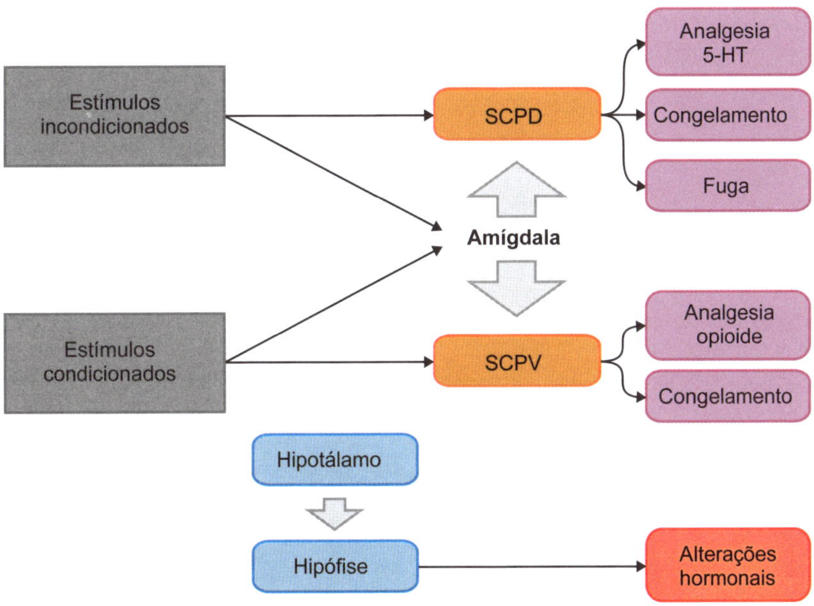

Fig. 6.10. Tipos de analgesia induzida pelo medo. Dissociação da mediação química da analgesia associada ao medo condicionado e incondicionado. A substância cinzenta periaquedutal ventral (SCPV) possui substratos neurais para organizar o medo condicionado. A analgesia que resulta da estimulação elétrica da SCPV é de natureza opioide. Por outro lado, comportamentos incondicionados de medo e analgesia não opioide, mediada pela serotonina, resultam da estimulação da substância cinzenta periaquedutal dorsal (SCPD). A amígdala participa dos processos neuroquímicos subjacentes aos dois tipos de medo com seus componentes comportamentais e sensoriais característicos.

Dentre os procedimentos de laboratório que induzem analgesia do tipo opioide, isto é, sensíveis ao bloqueio pelo naloxone, destacam-se o choque prolongado nas patas e a reação defensiva de um animal intruso ao ataque ofensivo desferido pelo animal residente no teste de conflito social. Essa ideia é consistente com as evidências que mostram que o naloxone injetado diretamente na substância cinzenta periaquedutal do animal intruso bloqueia essa analgesia. Outros testes, tais como o choque breve nas patas e o nado em água fria, induzem uma analgesia que não é antagonizada pelo naloxone, sugerindo uma natureza não opioide.

Estudos que buscam explicar os mecanismos neuro-humorais da analgesia induzida pelo estresse têm mostrado que praticamente todo agente físico estressante produz um aumento dos níveis plasmáticos de ACTH, corticosterona e β-endorfina, mas nem todo agente estressante produz analgesia. Não obstante, são frequentes os relatos de soldados feridos em batalha ou de atletas contundidos em competições que experimentaram intensa analgesia. É possível que, em humanos, o estresse induza analgesia somente em situações extremas ou nas que representem alguma ameaça à vida.

Várias evidências favorecem a ideia de que a analgesia está associada aos estímulos que antecipam ou sinalizam a dor e, por extensão, está associada ao estado aversivo gerado por eles, e não ao estímulo nocivo em si. Essas evidências apontam para a noção, já discutida, de que existe uma dissociação entre os substratos neurais do medo e da dor. De fato, são poucas as sobreposições anatômicas entre esses dois processos. Evidências farmacológicas também apontam para a separação entre os mecanismos fisiológicos subjacentes à dor e ao medo. Os analgésicos do tipo da morfina reduzem a resposta ao estímulo doloroso (por exemplo, ratos ou camundongos apresentam maior tempo de permanência à exposição ao assoalho aquecido ou a uma grade eletrificada), enquanto não alteram a resposta comportamental defensiva a um estímulo condicionado, previamente associado a um estímulo doloroso. Por outro lado, drogas benzodiazepínicas, que são antiaversivas em vários testes de medo ou conflito (reduzindo as respostas comportamentais defensivas ao estímulo condicionado previamente pareado ao estímulo doloroso), não apresentam propriedades analgésicas.

Estudos de expressão emocional humana confirmam essas inferências, dado que as expressões características de medo e dor são bem diferentes uma da outra. Na realidade, quando elas interagem, como vimos, é para se inibirem mutuamente. Tempos atrás, realizamos um estudo com a finalidade de verificar se o substrato neural do medo na substância cinzenta periaquedutal dorsal podia também ser recrutado por mecanismos neurais que subservem à dor. A morfina e o midazolam (um composto ansiolítico) microinjetados diretamente em sítios da substância cinzenta periaquedutal dorsal atenuaram as reações comportamentais e autonômicas induzidas por uma estimulação aversiva indutora do medo (estimulação elétrica da mesma estrutura mesencefálica) sem influenciar as reações comportamentais e autonômicas induzidas pela estimulação dolorosa nas patas. Esses resultados sugerem que a população neuronal responsável pelos efeitos nociceptivos é diferente daquela que comanda a reação defensiva de medo no teto mesencefálico.

Sumarizando o que foi considerado neste tópico, podemos dizer que as informações nociceptivas que ascendem da medula espinal ativam a substância cinzenta periaquedutal ventral que, por sua vez, envia impulsos inibitórios descendentes via núcleo magno da rafe até a medula espinal, onde exercem um controle inibitório sobre a atividade das células transmissoras da dor. Esses mecanismos são também operantes durante a analgesia induzida por estados de medo ou situações de ameaça, também conhecida por analgesia induzida pelo estresse. Dependendo da natureza e da intensidade do estímulo aversivo, a analgesia resultante pode ser mediada por ligantes opioides liberados no cérebro ou, então, mediada por outros neurotransmissores, dentre os quais se destaca a serotonina como o candidato mais promissor.

Dores crônicas

Como já vimos, na classificação de R. Melzack e P. Wall, a dor crônica caracteriza-se pela persistência do componente tônico da dor, mesmo depois de o fator nocivo ou predisponente ter desaparecido. Para o diagnóstico de dor crônica, o DSM-IV exige que haja pelo menos seis meses de preocupação com a dor e a inexistência de uma patologia orgânica responsável pela dor nesse período. A dor crônica pode surgir como consequência de doenças estruturais ou funcionais da maioria dos órgãos do corpo (embora essas doenças já não mais estejam presentes) ou sem que tenha sido detectada qualquer injúria neuronial aparente. No primeiro caso, para citar um exemplo, a fase aguda da infecção pelo vírus varicela-zóster que cursa com dor intensa que, em geral, termina em três ou quatro semanas. No entanto, em algumas pessoas pode induzir uma dor crônica excruciante que persiste mesmo depois de a infecção ser controlada. No segundo caso, situa-se a nevralgia do trigêmeo ou as nevralgias que são provocadas por ativação de mecanismos de memória associados a experiências de natureza aversiva. Essa última condição pode ser observada em pacientes com os chamados distúrbios do estresse pós-traumático, uma forma de ansiedade catalogada no DSM-IV. Em qualquer caso, a dor apresenta duração variável, de meses a anos.

Independentemente de como tenha surgido, entretanto, a dor crônica promove um padrão comportamental característico no qual, ao lado da dor que os pacientes referem como uma experiência extremamente desagradável, diferente de qualquer outra que tenham sentido, também compõem o quadro sintomas vegetativos, tais como distúrbios do sono, irritabilidade e perda do apetite (ao contrário das respostas simpáticas que prevalecem na dor aguda). O paciente torna-se isolado socialmente e pode desenvolver depressão.

Classificação

Baseado no que já foi comentado e segundo o mecanismo fisiopatológico, a dor tem sido classificada em nociceptiva, neuropática ou psicogênica. Em termos conceituais, no entanto, a expressão "dor nociceptiva" é de certa forma redundante pelo fato de que a nocicepção é definida como a percepção do estímulo doloroso real ou potencial. Dessa maneira, tem sido proposta a substituição da expressão "dor nociceptiva" por "dor fisiológica", uma vez que resulta da estimulação química ou física de nociceptores aferentes primários com ativação contínua das vias centrais da dor. A dor neuropática resulta da lesão do SNC (síndrome da dor central) ou do sistema nervoso periférico causado por trauma, infecção (neuropatia pós-herpética), isquemia, doença degenerativa, invasão tumoral, injúria química ou metabólica ou radiação. A dor psicogênica está relacionada à prevalência de fatores psicológicos na gênese da dor desde seus estágios iniciais.

A dor "nociceptiva" ou " fisiológica" pode aparecer em situações patológicas em que há ativação das terminações nervosas, por exemplo, como dor lombar após uma aracnoidite, lesão de discos intervertebrais, surgir de doenças estruturais ou funcionais da maioria dos órgãos do corpo, secundárias a espasmos e inflamações musculares e câncer. A prevalência desse tipo de dor é extremamente alta. Só para se ter uma ideia, a dor lombar, sozinha, responde por mais de dois milhões de consultas médicas anualmente, nos Estados Unidos, e já incapacitou aproximadamente sete milhões de norte-americanos. A idade predominante de aparecimento é na quarta e quinta décadas, uma vez que a tolerância à dor declina com a idade.

Entre alguns exemplos de dor neuropática estão a dor neuropática diabética (a mais comum), dor do membro fantasma, em que a dor é percebida na região do membro amputado e que atinge cerca de 60% dos indivíduos que sofreram algum tipo de amputação, secção de plexos nervosos, dores centrais, tais como a dor da paraplegia e dores provenientes de lesões talâmicas (dor talâmica) e disestesia (perturbação sensorial, principalmente do tato) pós-cordotomia.

A dor psicogênica é fortemente dependente das características da personalidade do indivíduo. Algumas dessas características são associadas a uma susceptibilidade aumentada à dor. Traços de personalidade e dor podem também emergir com doenças mentais, e a dor pode ser uma característica proeminente em várias doenças mentais como a ansiedade generalizada e a depressão, como veremos a seguir. Os sítios de aparecimento da dor psicogênica variam muito, mas a dor lombar, abdominal, facial e a cefaleia são as mais comuns.

Os três tipos de dor descritos acabam sendo, na realidade, uma mistura inextrincável de componentes psicológicos e somáticos. Em termos da experiência consciente, não existem provavelmente diferenças entre elas, embora uma possa potencializar a outra.

Associação com outras doenças mentais

Há muito tempo existe o reconhecimento de que a dor possui claro valor adaptativo para o indivíduo na medida em que o leva a perceber o dano tissular iminente e evitando, assim, a ameaça à sua sobrevivência. A dor crônica, no entanto, perde esse caráter protetor e adaptativo e pode gerar disfunções psicológicas e sociais importantes. A relação inversa também existe, uma vez que problemas psicossociais frequentemente causam uma intensificação das queixas de pacientes que sofrem de dor crônica. Além disso, são inúmeros os relatos na literatura mostrando um aumento da vulnerabilidade à dor em alguns tipos de ansiedade e na depressão.

Entre os vários sintomas de natureza autonômica que acompanham a depressão reativa, como palpitações, tremores, urgência de micção, sentimento de opressão torácica e respiração ofegante, a dor é a queixa mais comum nesses pacientes e pode afetar praticamente qualquer parte do corpo. Cefaleias tornam-se mais frequentes e, em geral, mais difusas, as dores das articulações tornam-se mais intensas, e assim por diante. A estreita relação entre a depressão e a dor tem levado vários autores a considerar a depressão como uma "dor psíquica". Nesses casos, os analgésicos são de eficácia limitada, e os pacientes podem tornar-se bastante afetados emocionalmente pela dor.

Tratamento

Com base no conceito de um sistema específico de dor, bloqueios anestésicos de nervos e processos cirúrgicos ablativos foram bastante utilizados no passado. Partia-se da premissa de que, se as vias do sistema de condução da dor eram bloqueadas por essas técnicas, os impulsos não alcançariam o "centro da dor" e, consequentemente, não seriam mais processados no cérebro. Entretanto, alguns pacientes desenvolviam, após um período de 6 a 18 meses depois desses procedimentos, uma sensação de uma natureza peculiar que podia ser pior que a dor inicial. As células na região do nervo lesado que perderam seus impulsos sensoriais passam a gerar impulsos anormais que produzem alterações no SNC, expressando-se por sensações altamente desagradáveis e, por vezes, insuportáveis. Em alguns casos, quando a dor continua resistente a todos os tipos de tratamento, algumas técnicas de lesão ainda são usadas, como aplicação de uma corrente elétrica ou injeção estereotáxica de compostos tóxicos, como o álcool no gânglio do trigêmeo, na neuropatia facial.

O maior índice de alívio da dor crônica tem sido obtido com o uso dos antidepressivos tricíclicos, como a imipramina. Esses compostos aumentam a neurotransmissão mediada pela serotonina e pela noradrenalina por promoverem inibição da recaptação de ambas nos seus terminais nervosos. Além disso, perifericamente bloqueiam canais de sódio e de cálcio. Ainda no SNC, os efeitos analgésicos dessas drogas estão associados ao bloqueio dos receptores glutamatérgicos do tipo NMDA. Não está definitivamente esclarecido, entretanto, se a remissão da dor provocada por essas drogas é dependente ou não dos seus efeitos antidepressivos. Em favor da independência de efeitos ou de que a depressão nesses casos é secundária à dor, tem-se observado que em certos tipos de dor crônica, como a dor facial, os sintomas psiquiátricos desapareceram com a remissão da dor decorrente desse tratamento e não reapareceram com a recorrência da dor após a interrupção do tratamento.

As dores crônicas, em geral, não são suscetíveis a um só tipo de tratamento. A explicação para essa resistência está em que os processos subjacentes à dor crônica são multifatoriais. Além da farmacoterapia, também merecem atenção as terapias comportamentais, a psicoterapia ou os treinos de relaxamento que reduzem a tensão ou ansiedade. A técnica de *biofeedback* pode ser moderadamente útil, particularmente na enxaqueca, na dor miofascial e nos estados de tensão muscular, como a dor de cabeça tensional. Hipnose, estimulação nervosa transcutânea e estimulação da coluna dorsal têm também sido usadas com certo sucesso. Bloqueios de nervos e processos cirúrgicos ablativos são ineficazes na maioria dos pacientes, com a dor retornando após seis a 18 meses.

BOXE

Substratos neurais distintos para o medo e para a dor nas colunas da substância cinzenta periaquedutal

Atualmente a neurobiologia da interface dor *versus* medo tem sido uma das linhas de pesquisa que tem despertado grande interesse na literatura. Seguramente não é por acaso que a substância cinzenta periaquedutal (SCP) possui duas colunas com tanta proximidade anatômica como a dorsolateral e a ventrolateral com substratos neurais para o medo e a dor, respectivamente. Em que medida elas interagem para produzir medo e dor e quais os mecanismos neuroquímicos acionados durante esses processos interativos são questões formuladas repetidamente nesses trabalhos. Com a constatação de que a antinocicepção também faz parte da reação de defesa, particularmente em situações que põem em risco a vida do indivíduo, o foco dessa linha de pesquisa tem se voltado para a determinação dos mecanismos neuroquímicos subjacentes a esses processos nas diversas colunas da SCP. Sabe-se há bastante tempo que mecanismos opioides e serotoninérgicos da SCPvl são recrutados durante a expressão da reação de congelamento e da antinocicepção em ratos expostos a situações de perigo. Entretanto, não está ainda claro se o congelamento e a antinocicepção induzidos pela estimulação da SCPvl estão inter-relacionados. Para contribuir na elucidação desses processos examinamos os efeitos de microinjeções na SCPvl do antagonista opioide naltrexona, do antagonista de receptores 5-HT_2 ketanserina e do agonista benzodiazepínico midazolam sobre as respostas de congelamento e da antinocicepção induzidos pela estimulação elétrica dessa região. Na tentativa de dar um passo adicional nesse campo de estudo e caracterizar o envolvimento da SCPvl no medo incondicionado, os efeitos da injeção intra-SCPvl de midazolam sobre o comportamento exploratório foram também avaliados em grupos independentes de ratos submetidos ao teste do labirinto em cruz elevado. Os dados obtidos mostraram que (i) a estimulação elétrica da SCPvl causa congelamento que é inibido pelo midazolam, mas não pela natrexona ou ketanserina; (ii) a antinocicepção gerada por estimulação da SCPvl é inibida pelos compostos naltrexona, ketanserina e midazolam; (iii) a ativação de mecanismos mediados por benzodiazepínicos na SCPvl aumentou o comportamento exploratório de ratos nos braços fechados, mas não o comportamento de esquiva dos braços abertos do labirinto em cruz elevado. Portanto, o congelamento e a antinocicepção estão dissociados na SCPvl. Enquanto a antinocicepção é um processo multimediado sensível à naltrexona, ketanserina e midazolam, o congelamento induzido pela estimulação da SCPvl foi revertido somente pelo benzodiazepínico midazolam. Esses dados indicam em primeiro lugar que na porção ventrolateral da SCP a antinocicepção e os comportamentos defensivos induzidos por situações aversivas são distintos e dissociados. Além disso, como as injeções de midazolam na SCPvl não causam efeitos ansiolíticos no teste do labirinto, os efeitos dos estímulos aversivos inerentes a esse teste, tais como medo de altura e de espaços abertos, parecem passar ao largo da SCPvl, ou seja, estão associados a outras áreas do sistema encefálico aversivo, como a coluna dorsolateral da SCP, como bem o demonstram vários outros estudos desse e de outros laboratórios do Brasil e do exterior.

Bibliografia

Basbaum AI, Fields HL. Endogenous pain control systems: brainstem spinal pathways and endorphin circuitry. Annual Review of Neurosciences 7:309-338, 1984.

Backonja MM. Defining neuropathic pain. Anesthesia and Analgesia 97: 785-790, 2003

Brandão ML. Psicobiologia do medo e do stress. http://www.psicobio.com.br

Brandão ML, De Luca MC. Chronic pain. Em: Brandão ML, Graeff FG (Eds.). Neurobiology of Mental Disorders. New York. Nova Science Publishers, p. 125-156, 2006.

Bolles RC, Fanselow MS. A perceptual-defensive-recuperative model of fear and pain. Behavioral Brain Sciences 3:291-323, 1980.

Danziger N, Prkachin KM, Willer JC. Is pain the price of empathy? The perception of others' pain in patients with congenital insensitivity to pain. Brain. 29:2494-2507, 2006.

Decety J, Skelly LR, Kiehl KA. Brain response to empathy-eliciting scenarios involving pain in incarcerated individuals with psychopathy. JAMA Psychiatry 70:638-645, 2013.

Gonen T, Gazit T, Korn A, Kirschner A, Perry D, Hendler T, Ram Z. Intra-operative multi-site stimulation: Expanding methodology for cortical brain mapping of language functions. PLoS One.;12(7):e0180740, 2017.

Hughes J. Isolation of an endogenous compound from the brain with pharmacological properties similar to morphine. Brain Research 88:295-308, 1975.

Kelly DD. Central representations of pain and analgesia. Em: Kandel FR, Schwartz JH, Jessell TM (Eds.). Principles of neural sciences. New York: McGraw-Hill, 2000.

Melzack R, Wall PD. Textbook of pain. Londres: Churchill Livingston, 2000.

Merskey H. Classification of chronic pain: descriptions of chronic pain syndromes and definitions of pain terms. Pain (Supl.) 3:S1-S225, 1986.

Reisine T, Pasternak G. Opiod analgesics and antagonists. In: Hardman JG, Limbird LE (Eds.). Goodman & Gilman's The pharmacological basis of terapeutics. New York: MacMillan, 9ª ed., p. 521-556, 1996.

Singer T, Seymour B, O'Doherty JP, Stephan KE, Dolan RJ, Frith CD. Empathic neural responses are modulated by the perceived fairness of others. Nature 439 (7075):466-9, 2006.

Strauss I, Berger A, Ben Moshe S, Arad M, Hochberg U, Gonen T, Tellem R. Double Anterior Stereotactic Cingulotomy for Intractable Oncological Pain. Stereotact Funct Neurosurg. 95:400-408, 2018.

Tasker RR. Management of nociceptive, deafferentation and central pain by surgical intervention. Em: Fields HL (Ed.) pain syndromes in neurology. London: Butterworths & Co., 143-200, 1990.

Rosenzweig MR, Breedlove SM, Leiman AL. Biological Psychology: An introduction to behavioral, cognitive, and clinical neuroscience. Massachusetts: Sinauer Associates, 213-246, 2002.

Xu X, Zuo X, Wang X, Han S. Do you feel my pain? Racial group membership modulates empathic neural responses. Journal of Neuroscience 29:8525-8529, 2009.

Capítulo 7
Atenção

Marcus Lira Brandão
Regina Cláudia Barbosa da Silva

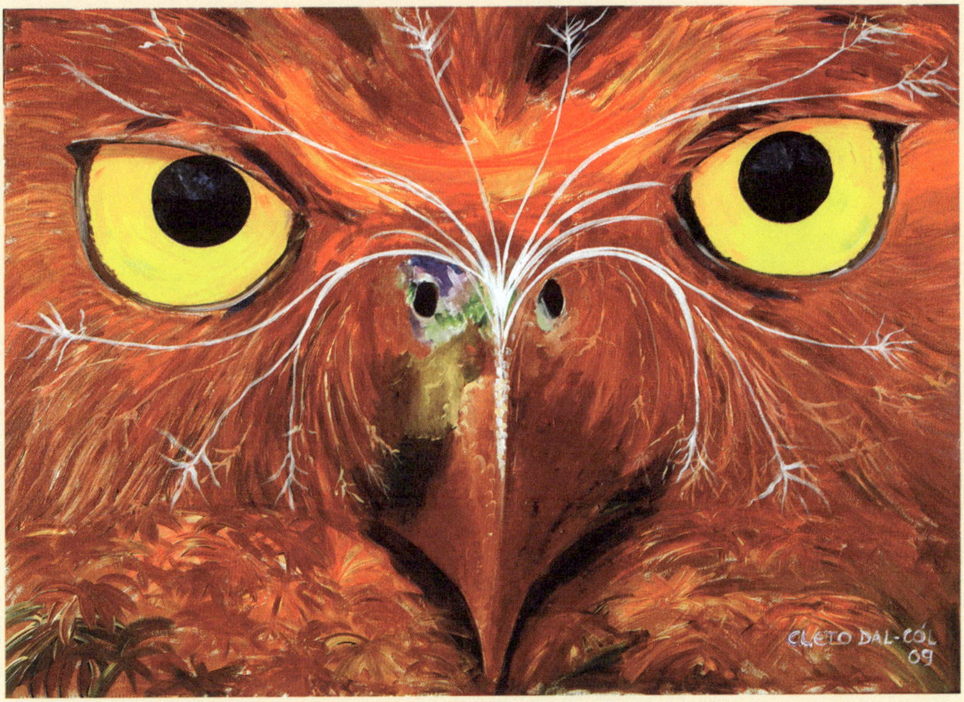

Considerações gerais

Na nossa vida de relação a palavra atenção é frequentemente empregada para indicar maior concentração ou foco em alguma atividade, tarefa ou situação e denota o contrário de distração. Entretanto, se analisarmos detidamente essa dualidade, podemos observar que prestar atenção a um determinado estímulo do meio em que nos encontramos é um processo que ocorre paralelamente à distração ou desatenção aos demais estímulos desse mesmo ambiente. Em outras palavras, para estar atento a um determinado aspecto do ambiente, o indivíduo necessita dar pouca ou nenhuma importância aos demais estímulos presentes em seu meio. Como exemplo disso, no cinema podemos desconsiderar o que está sendo dito ao nosso lado e conseguir entender o que está sendo falado no filme. Entre os muitos estímulos que nos atingem, só respondemos àqueles que são particularmente importantes e correspondem aos nossos interesses, intenções ou tarefas imediatas. Isso é possível porque a atividade mental humana organizada possui alto grau de *direção e seletividade*.

Em um determinado momento, a maioria dos sinais que nos chega é irrelevante e torna-se, portanto, necessário canalizar nossos recursos para o processamento cognitivo das informações que realmente interessam, ignorando as demais. Entre o grande número de comportamentos possíveis, selecionamos apenas aqueles que nos capacitam a atingir os nossos objetivos imediatos ou a realizar um ato necessário. Da mesma forma, dentre todos os programas de ação que temos armazenados em nosso cérebro, selecionamos aqueles essenciais ou necessários para realizar nossa tarefa ou atividade intelectual mais premente. Esse é o papel básico da atenção seletiva no processamento de informações.

O cérebro humano é confrontado com uma variedade de estímulos a cada momento: sons de várias fontes, sensações táteis de toda a superfície do corpo, impulsos visuais dos receptores da retina, impulsos auditivos da cóclea, estímulos gustativos, proprioceptivos e olfativos, além dos estímulos interoceptivos derivados do pensamento, das emoções, memórias e consciência. O cérebro exerce um controle seletivo sobre todas as informações que chegam pelos canais sensoriais do organismo. Não se trata apenas de um processo passivo de armazenamento de todos os estímulos ambientais que recebemos, mas o SNC possui mecanismos que nos permitem dirigir nossa atenção para os estímulos que nos interessam e negligenciamos os demais. Por que selecionamos os estímulos sensoriais e não processamos indistintamente todos aqueles que chegam ao nosso cérebro? A explicação é que não conseguimos processar todas as informações sensoriais simultaneamente. A nossa capacidade de processamento de informações é limitada de sorte que precisamos direcionar e selecionar os estímulos que são importantes naquele momento determinado. *Atenção* é o nome dado ao caráter direcional e à seletividade dos processos mentais organizados. Essa atenção seletiva é um processo complexo, com vários componentes, como o alerta, a concentração, a seleção, a perscrutação e a exploração. Através desse processo mantemo-nos alertas sobre o curso das informações relevantes, ignorando as demais, o que nos permite tomar as decisões adequadas em conformidade com um planejamento específico para aquela situação.

Aspectos evolutivos

Os mecanismos neurais da atenção se sobrepõem em larga medida aos mecanismos sensoriais aos diversos estímulos provenientes do meio. As vias neurais que são ativadas pelo tato, luz, som, cheiro, gosto vão recrutar os sistemas neurais da atenção que se distribuem por todo encéfalo. Podemos dizer que em um primeiro momento os processos atencionais estão na modalidade *ativação*. Em um segundo momento, o processamento dos sinais cursa na modalidade *controle*. Nessa condição, o córtex pré-frontal, como veremos adiante, desempenha um papel crucial na seleção dos estímulos que nos chegam. O córtex pré-frontal exerce uma regulação *top-down* (de cima para baixo) sobre os canais sensoriais primários. A sua proeminência em homens determina que ele desempenhe esse papel de forma singular em relação aos demais animais na escala evolutiva, o que determina que as informações sensoriais sejam canalizadas prontamente para o processamento cognitivo, ao contrário dos demais animais nos quais predomina o componente emocional sobre o cognitivo. Nesses, os mecanismos subcorticais da atenção são preponderantes de forma que se, em situações extremas, todos os estímulos sensoriais penetrarem no encéfalo concomitantemente, o resultado é a prevalência do emocional sobre o cognitivo de forma que, dependendo da posição que o animal ocupa na escala evolutiva, a resposta ao meio se manifesta na forma de congelamento, fuga ou imobilidade tônica.

Filtros sensoriais da atenção

A conceituação de atenção que acabamos de discutir deve muito à chamada *teoria da seleção precoce* dos sinais formulada por Broadbent em meados do século passado. Segundo essa teoria, selecionamos primeiro a informação relevante dentre todas que nos chegam para então procedermos à identificação em um segundo momento, isto é, a seleção ocorre antes da identificação do estímulo.

A teoria da seleção precoce foi, de certa forma, contestada pelos resultados verificados no teste de Stroop criado pelo psicólogo norte-americano John Ridley Stroop em 1935. Esse teste apresenta duas fases: congruente e incongruente. Na fase congruente, o participante deve ler uma lista composta por palavras com nomes de cores impressos em cores correspondentes (p. ex., a palavra vermelho impressa em tinta vermelha). Na fase incongruente, ele deve ler uma lista composta por palavras com os nomes de cores impressos em cores diferentes (p. ex., a palavra vermelho impressa em tinta azul). A fase incongruente, cujo objetivo é de gerar interferências e estímulos distratores, produz um conflito cognitivo no indivíduo. O fato de haver uma incongruência entre o nome da palavra escrita e a cor da tinta com a qual a palavra foi impressa provoca um efeito de interferência na nomeação da cor. Esse efeito ficou conhecido por efeito Stroop. Os erros são frequentes e a latência em nomear a cor é maior nessa fase em comparação com a fase congruente onde o nome da cor e a sua impressão são compatíveis. Em linhas gerais, o objetivo desse teste é avaliar a atenção seletiva e o controle inibitório, uma vez que o indivíduo deverá inibir a tendência de fornecer respostas impulsivas durante o teste, sobretudo, na fase de incongruência.

A utilização do teste de Stroop trouxe resultados experimentais que não corroboram a teoria da seleção precoce de Broadbent. Os resultados obtidos com esse teste sugeriram que as informações irrelevantes eram processadas mais extensamente do que a teoria da seleção precoce predizia, isto é, a informação irrelevante – cor das letras da palavra impressa – ganhava destaque sobre o nome da cor propriamente dita. Pacientes com esquizofrenia apresentam maior dificuldade que os indivíduos normais nesse teste. Com base nessas e outras evidências vários pesquisadores propuseram a *Teoria da seleção tardia*, segundo a qual todas as mensagens sofrem análise semântica. Nesse caso, a seleção ocorre após a identificação do estímulo, no que resulta em uma maior latência em nomear a cor na presença da informação irrelevante no teste, uma vez que o processo de atenção seletiva entra em cena depois que o estímulo é reconhecido. Outras evidências também mostraram que mesmo que o indivíduo tentasse ignorar uma mensagem, o significado daquela mensagem seria registrado no SNC. Por exemplo, ouvir o nosso próprio nome no canal secundário chama a atenção do indivíduo. Todos nós conhecemos esse efeito quando conversamos com alguém em uma festa em que todos conversam ao mesmo tempo e alguém cita nosso nome no meio do burburinho geral.

Atualmente, acredita-se que os dois processos, seleção precoce e tardia, coexistem. Por exemplo, se no teste relatado acima é dada ao indivíduo a oportunidade de focalizar bem e concentrar-se no objeto que deve nomear a cor, o efeito Stroop desaparece, ou seja, o indivíduo seleciona e identifica o objeto apesar da informação irrelevante associada a ele. Os resultados são geralmente consistentes com a ideia de que, embora o filtro de atenção possa ser menor que 100%, ele efetivamente está em operação, determinando que estímulos relevantes sejam analisados em um maior grau que os irrelevantes. Além disso, resultados obtidos com registros unitários de neurônios mostram que a atividade neural é frequentemente maior para estímulos a que prestamos atenção do que para aqueles que negligenciamos.

Vários transtornos neuropsiquiátricos são caracterizados clinicamente por um déficit em suprimir ou filtrar automaticamente informações sensoriais não relevantes que estão presentes no ambiente. Segundo McGhie e Chapman (1961), os organismos necessitam filtrar e integrar estímulos sensoriais, reduzindo, dessa forma, o fluxo de informações que atinge a consciência, fornecendo um grau de constância perceptual. Na ausência desse filtro, essas informações atingiriam a nossa consciência de forma caótica. De acordo com essa visão, Venables (1960) criou o conceito de "inundação sensorial" que ocorre na esquizofrenia. Nesse transtorno, os indivíduos são incapazes de filtrar e processar adequadamente os estímulos presentes no ambiente, o que pode manifestar-se como distúrbio de atenção seletiva e déficit na integração e processamento de informação sensorial. Por sua vez, esses prejuízos levam a uma série de distúrbios cognitivos observados em pacientes psicóticos, como: distorção sensorial, alucinações, despersonalização, desrealização e transtornos formais do pensamento. Assim sendo, o funcionamento efetivo do filtro sensorial é uma característica essencial de um cérebro saudável, reduzindo as demandas de processamento sensorial em circuitos avançados e permitindo que recursos perceptivos limitados sejam direcionados apenas aos aspectos mais salientes do ambiente.

Alguns paradigmas experimentais têm se mostrado úteis para o estudo da neurobiologia de déficits no filtro sensorial. Entre eles, o modelo de inibição por pré-pulso (IPP) do reflexo de sobressalto. O reflexo de sobressalto é uma resposta muito rápida que envolve a contração dos músculos da face e do corpo evocado por estímulos inesperados e intensos de ordem tátil, visual ou acústica. No modelo de IPP do reflexo de sobressalto, um estímulo fraco (pré-pulso), geralmente acústico, que não é capaz de eliciar, por si só, o sobressalto (p. ex., som puro de 85 dB), é apresentado em um intervalo de 30 até 500 ms antes de um estímulo acústico forte (p. ex., som puro de 120 dB), inibindo ou reduzindo a amplitude da resposta reflexa de sobressalto (Fig. 7.1*A* e *B*). Acredita-se que o pré-pulso ative temporariamente um mecanismo neural inibitório reduzindo a resposta motora ao pulso. A hipótese de uma função protetora da resposta de IPP do reflexo de sobressalto sugere que o pré-pulso ativaria mecanismos pré-atentivos que inibiriam o processamento do pulso, reduzindo o processamento sensorial e prevenindo a entrada de um fluxo de informações desnecessário naquele momento. Dessa forma, Geyer e colaboradores (2001) sugeriram que a função da resposta de IPP seria a de filtrar informações irrelevantes, possibilitando ao indivíduo direcionar a sua atenção a aspectos mais importantes do ambiente refletindo, dessa forma, um processo pré-atentivo. O fenômeno de IPP do reflexo de sobressalto ocorre em homens e outros animais, podendo ser utilizado como medida operacional de funcionamento do filtro sensório-motor.

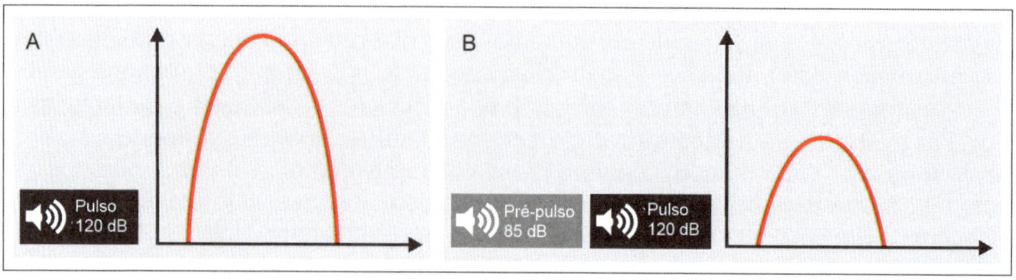

Fig. 7.1. Inibição pré-pulso. **A.** Amplitude da resposta reflexa de sobressalto a um pulso de 120 dB. **B.** Redução da amplitude da resposta reflexa de sobressalto quando um pré-pulso (85 dB) é apresentado, em um intervalo de 30 até 500 ms, antes da apresentação do pulso (120 dB).

A abolição da resposta de IPP poderia ser explicada pela incapacidade do organismo em prestar atenção ao pré-pulso, de tal modo que poderia ocorrer em todas as condições que incluem prejuízo atencional. A resposta de IPP está reduzida em pacientes com esquizofrenia e em inúmeros outros transtornos neuropsiquiátricos que também são caracterizados por prejuízos no filtro sensorial, como: doença de Huntington, síndrome de Tourette, doença de Parkinson, transtorno de déficit de atenção e hiperatividade (TDAH) e transtorno obsessivo compulsivo (TOC).

Swerdlow e colaboradores (2001) sugeriram que a resposta de IPP seria regulada por projeções neurais paralelas e sequenciais entre estruturas límbicas, incluindo a porção medial do córtex pré-frontal, corpo estriado ventral, corpo pálido ventral e o tegmento da ponte. Essa circuitaria córtico-estriado-pálido-pontino (CEPP) convergiria com o circuito primário do reflexo de sobressalto no nível do núcleo reticular caudal da ponte (nRCP). Dessa forma, segundo esses autores, a perda de uma interação neuronial nessa circuitaria, entre estruturas límbicas e os gânglios basais, estaria subjacente aos déficits na resposta de IPP. Como mencionado anteriormente, em condições normais, o córtex pré-frontal exerce uma regulação de cima para baixo (*top-down*) sobre as informações sensoriais que ascendem no SNC, servindo como uma porta regulatória das entradas sensoriais. Acredita-se que esses mecanismos estão disfuncionais nos pacientes com esquizofrenia, nos quais o fluxo de informações sensoriais seria excessivo.

Substrato neural

Os processos que determinam a atenção envolvem atividades cooperativas na formação reticular, sistema límbico e estruturas corticais e subcorticais associadas à função sensorial e motora. De maneira geral, podemos dizer que dentre as estruturas cerebrais que processam as informações relativas à atenção destacam-se, sequencialmente, a formação reticular, o tálamo e as áreas corticais responsáveis primariamente pelo processamento de um determinado estímulo particular, como o córtex occipital, se o estímulo é visual, e o córtex temporal, se o estímulo é auditivo, etc. Além da especialização funcional das diversas áreas do córtex occipital, as informações visuais são processadas pelos mecanismos atencionais com alto grau de especialização hemisférica. Assim, trocar repentinamente o foco de nossa atenção de aspectos específicos de um objeto para sua configuração global ativa o córtex de associação parietal esquerdo e direito, respectivamente (Fig. 7.2). Em outras palavras, quando os indivíduos dirigem a atenção para as características globais de um objeto, é o hemisfério direito que é ativado e mais especificamente sua área visual V3, ao passo que focalizar a atenção

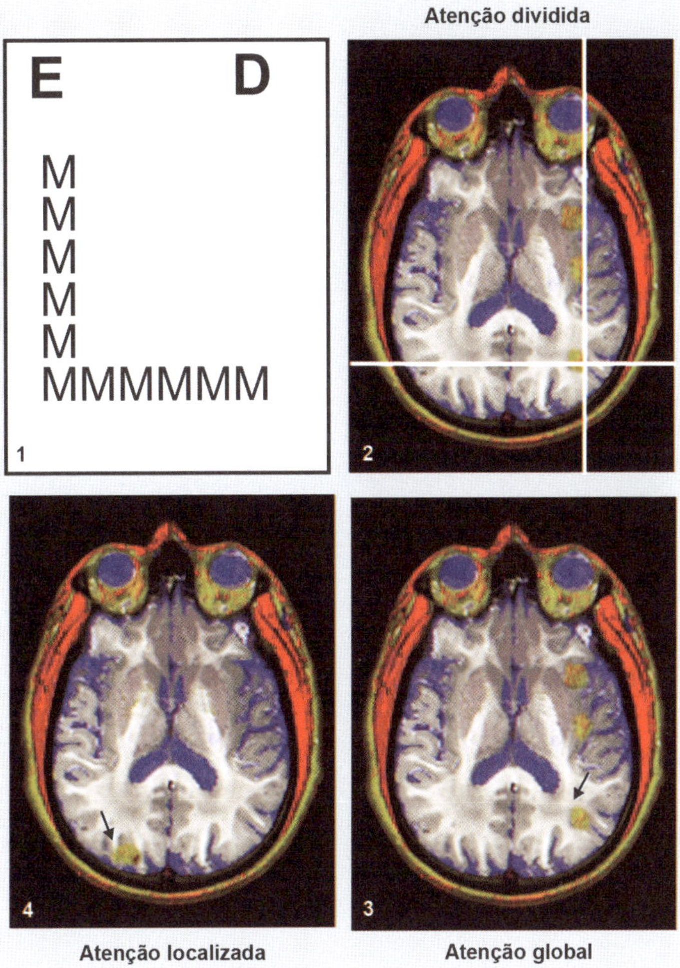

Fig. 7.2. Circuitos neurais na atenção global ou localizada. A descrição das figuras segue o sentido horário. **1.** Várias letras M são agrupadas para formar uma figura com o formato da letra L. Quando o indivíduo focaliza sua atenção em uma das letras M, a sua atenção é localizada e quando ele focaliza sua atenção na letra L (formada com várias letrinhas M) sua atenção é global. **2.** A letra L forma-se predominantemente no hemisfério direito quando o indivíduo focaliza globalmente o objeto, indicando especialização hemisférica. **3.** A ativação da atenção global ocorre mais intensamente na área visual secundária do hemisfério direito (*seta*). **4.** Quando o indivíduo focaliza a atenção na letra M (atenção localizada), a atividade aumenta na área visual primária no hemisfério esquerdo (*seta*). (E = hemisfério esquerdo. D = hemisfério direito.)

nas características particulares de um objeto ativa o hemisfério esquerdo. Nesse contexto, o envolvimento do córtex parietal posterior direito ou esquerdo vai depender de qual lado vem o estímulo. Pacientes com lesão nessa estrutura tendem a ignorar os eventos sensoriais que ocorrem no campo sensorial do corpo contralateral à lesão. Distúrbios como esses que ocorrem na percepção dos estímulos sensoriais são conhecidos como *agnosias* e serão discutidos no Capítulo 9. Estudos eletrofisiológicos em macacos demonstram um aumento da atividade neuronial nessa área cortical quando os animais olham ou se aproximam de objetos relevantes motivacionalmente, como comida, quando estão com fome, ou água, quando estão com sede. Os neurônios do córtex parietal posterior recebem informações sensoriais do tálamo e das áreas de associação corticais, informações motoras dos gânglios da base, informações de orientação do colículo superior, informações límbicas do giro do cíngulo e amígdala. Todas essas áreas recebem aferências da formação reticular que regula o nível de ativação de cada uma delas. Deve ser enfatizado que, além de ser uma atividade mental independente, a atenção constitui-se também em um componente fundamental para outras funções psicofisiológicas, como as emoções, pensamento e linguagem. Como vimos anteriormente, a vigilância (*arousal*) pode mesmo ser um determinante importante do comportamento emocional de defesa. Nessa condição, a atenção está no estágio de vigilância máxima, acima, portanto, dos estágios do ciclo sono-vigília convencionais.

A formação reticular consiste em um conjunto de neurônios de tamanhos e tipos diferentes separados por uma rede de fibras nervosas. Dentro dela são encontrados agrupamentos de neurônios formando núcleos, como os núcleos da rafe distribuídos na linha mediana do tronco encefálico. A formação reticular inicia-se como uma faixa de tecido na parte superior da medula, distribui-se amplamente no tronco encefálico e penetra no diencéfalo. Sua principal função está relacionada com a ativação do córtex cerebral, regulando os estados de alerta e sono, como veremos a seguir. As primeiras evidências nesse sentido foram obtidas por F. Bremer, em 1936, registrando potenciais corticais em gatos, após secções do neuroeixo. Bremer verificou que animais que sofriam secção intercolicular apresentavam sonolência persistente, enquanto aqueles que sofriam secção entre a medula e o bulbo (animal espinal) apresentavam ciclos de sono e vigília (ver Capítulo 1).

G. Moruzzi e H. W. Magoun, em um experimento clássico, observaram que lesões circunscritas na porção mais rostral do tronco encefálico de gatos determinavam uma diminuição pronunciada do tono cortical e o aparecimento de um estado de sono e, por vezes, de coma dependendo da extensão da lesão. Por outro lado, se a lesão era feita na região mais caudal do tronco encefálico, os gatos permaneciam em estado de alerta e acordados. A partir desses resultados, eles sugeriram que existiria no tronco encefálico uma formação reticular tonicamente ativa, especialmente adaptada para exercer um papel regulador do estado do córtex cerebral, alterando seu tono e mantendo o estado de vigília. A parte mais rostral da formação reticular contém uma população de neurônios responsáveis pelo alerta (tegmento mesencefálico), e a parte mais caudal dessa estrutura contém uma população neuronial responsável pelo sono (núcleos da rafe).

Além de possuir um tono intrínseco – como as experiências de Magoun e Moruzzi demonstraram –, a formação reticular é normalmente ativada por impulsos sensoriais somáticos (Fig. 7.3). A formação reticular recebe colaterais de praticamente todas as vias sensoriais do corpo, incluindo fibras das vias neurais da dor, temperatura, tato, pressão e de terminais sensoriais de vias visuais da retina, olfatórias, auditivas e vestibulares. As eferências da formação reticular constituem-se de fibras ascendentes para estruturas diencefálicas e corticais, e de fibras motoras descendentes que trafegam nos tratos retículo-espinais. O cérebro utiliza a formação reticular para comparar o mundo interno com o mundo externo e servir de canal para seus mecanismos reguladores, particularmente aqueles ligados à atenção que seleciona os estímulos, promovendo uma relação econômica entre o cérebro e o meio ambiente.

Atualmente, parece haver concordância de que a condição mais elementar da atenção – o estado de alerta – está sob controle do *sistema ativador reticular ascendente* (SARA), localizado no tronco encefálico. Fibras ascendentes da formação reticular rostral projetam-se em núcleos inespecíficos do tálamo, e daí para o córtex, constituindo esse

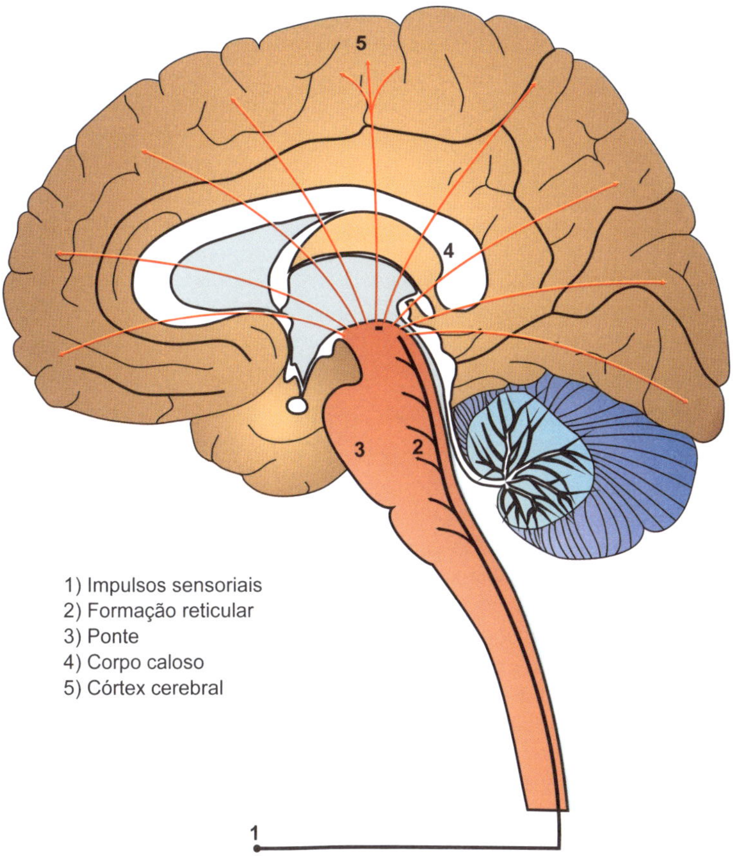

Fig. 7.3. Substância ativadora reticular ascendente (SARA) e suas principais conexões. Os estímulos sensoriais enviam informações inespecíficas para a formação reticular. Vias aferentes que ascendem a áreas corticais específicas também enviam colaterais para a formação reticular (*setas*). As eferências da formação reticular são distribuídas difusamente para todas as áreas corticais. A partir de evidências obtidas desde as descobertas de Magoun, em 1954, sabemos que no seio da formação reticular estão imersos diversos núcleos contendo neurotransmissores específicos (acetilcolina, dopamina, serotonina, noradrenalina) que não estão representados na figura.

sistema que tem como principal função ativar o córtex e manter a vigilância. Embora em pequeno número, projeções diretas dessa região para o córtex também foram observadas através de vias extratalâmicas. A estimulação elétrica de sítios no SARA causa rápida e marcada ativação do eletroencefalograma (EEG). Se o animal estiver dormindo, ele desperta imediatamente.

As fibras aferentes da formação reticular provenientes das áreas rostrais do cérebro, particularmente do córtex cerebral (fibras córtico-reticulares), constituem o sistema reticular descendente e servem para modular a atividade da formação reticular, subordinando-a ao controle dos programas elaborados no córtex e que requerem a modificação e modulação do estado de vigília para a sua execução. Da ativação das conexões eferentes da formação reticular resultam as respostas comportamentais apropriadas aos estímulos biologicamente relevantes. Fibras descendentes da formação reticular nos tratos retículo-espinais desempenham um importante papel na regulação do movimento e da postura. Parte da resposta à estimulação do SARA traduz-se em uma postura atenta, no aumento do tono muscular, dos reflexos e prontidão para o movimento enquanto a inibição desse sistema produz relaxamento muscular.

Evidências farmacológicas também atestam a importância do SARA na manutenção da consciência. Drogas que deprimem diretamente a atividade neuronial do SARA, como baixas doses de barbitúricos, diminuem o nível de consciência, enquanto drogas que estimulam diretamente esse sítio, como a anfetamina, produzem efeitos excitatórios. Entretanto, drogas que deprimem a atividade dos colaterais aferentes para a formação reticular não promovem necessariamente sono ou inconsciência, uma vez que elas não influenciam o tono intrínseco do SARA. Nesse grupo, estão as drogas antipsicóticas (clorpromazina, por exemplo), que apresentam um efeito tranquilizante sem afetar a consciência – por isso, são também denominadas tranquilizantes maiores. Por outro lado, drogas psicotomiméticas (LSD, por exemplo) incrementam a atividade desses colaterais aferentes, o que pode estar implicado nos efeitos psicotomiméticos dessas drogas.

Regulação da atividade cortical

O cérebro registra um dado estímulo através de descritores múltiplos, como sinais, códigos e representações. Vários estudos, particularmente de anatomia e fisiologia visual, têm mostrado que diferentes características de um estímulo, tais como a cor e a forma, são codificadas por diferentes neurônios localizados em diferentes áreas do córtex visual. Essa forma de codificação dos estímulos é bastante eficiente, permitindo ao cérebro formar representações de vários estímulos diferentes sem ser necessário alocar um conjunto de neurônios para características específicas do objeto a ser identificado. Entretanto, esse esquema de codificação requer um mecanismo particular que proceda à associação ou ligação das várias características que definem um dado objeto. Os processos atencionais com seus neurotransmissores, estruturas e vias neurais estão seguramente implicados nesses esquemas de representação, de códigos e características de estímulos de forma a integrá-los e, assim, permitir a sua *seleção e identificação*.

Tendo em vista a multiplicidade de conexões sinápticas do SARA, não constitui surpresa que vários neurotransmissores estejam envolvidos na integração do estado de atenção. Evidências nesse sentido são as inúmeras demonstrações da existência de corpos celulares contendo acetilcolina, noradrenalina, GABA, serotonina e dopamina na formação reticular, comprovando a natureza multimediada dos processos elaborados nesse sistema. Todos esses transmissores participam a seu modo da regulação do grau de ativação cortical durante o sono e a vigília. A título de ilustracão, vejamos o envolvimento do *núcleo tegmental lateral do mesencéfalo* (NTL), principal fonte de inervação colinérgica do SNC, na regulação da atenção. Seus neurônios colinérgicos projetam-se em áreas sensoriais talâmicas como também em fibras GABAérgicas do núcleo reticular do tálamo (camada de células que revestem essa estrutura). Os interneurônios GABAérgicos do núcleo reticular do tálamo exercem um efeito inibitório sobre o tálamo sensorial. Entretanto, enquanto a acetilcolina tem um papel facilitador sobre o tálamo sensorial, ela reduz a atividade do núcleo reticular. Assim, uma ação da acetilcolina no núcleo reticular talâmico vai promover uma facilitação adicional da atividade do tálamo sensorial porque será o resultado de uma inibição da inibição. Isso é o que acontece no estado de alerta quando o NTL é ativado por estímulos sensoriais que chegam à formação reticular. Nessa situação, portanto, esses neurônios colinérgicos facilitam a transmissão dos impulsos pelo tálamo sensorial que, por sua vez, atuam sem a influência inibitória dos núcleos reticulares talâmicos. Os neurônios corticais ao serem ativados pelos impulsos provenientes do tálamo se dessincronizam ao receberem todos os tipos de informações. O contrário ocorre quando o indivíduo está sonolento. Nesse caso, a formação reticular não envia impulsos para o tálamo sensorial. Ao mesmo tempo, os núcleos reticulares talâmicos atuam liberados da inibição do NTL de forma que exercem normalmente sua função inibitória sobre o tálamo sensorial, que, por sua vez, não envia impulsos para o córtex que funciona em seu estado de repouso com atividade sincronizada (Fig. 7.4). Uma propriedade interessante dos neurônios talâmicos é que, mesmo quando estão hiperpolarizados, eles apresentam uma pequena atividade intrínseca, similar ao marcapasso cardíaco. Acredita-se que isso possa ser importante para manter funcionando os mecanismos basais do córtex, assegurando que mesmo durante o sono as áreas corticais se mantenham em atividade.

O núcleo pulvinar do tálamo é outra estrutura que tem sido implicada nos processos atencionais. De fato, o núcleo pulvinar mantém conexões recíprocas com a maioria das áreas corticais dos lobos occipital, parietal e temporal, situando-se, portanto, em uma posição privilegiada para a modulação da atividade cortical. Indivíduos com lesão nesse núcleo talâmico apresentam dificuldade em responder a estímulos aplicados no lado contralateral à lesão. Em macacos, a aplicação local de muscimol, um agonista GABA que promove uma inativação funcional dos neurônios no sítio injetado, também provoca uma hiporreatividade contralateral. Em contraste, a bicuculina, um antagonista de receptores GABA, causa uma hiper-reatividade a estímulos aplicados contralateralmente ao núcleo pulvinar injetado.

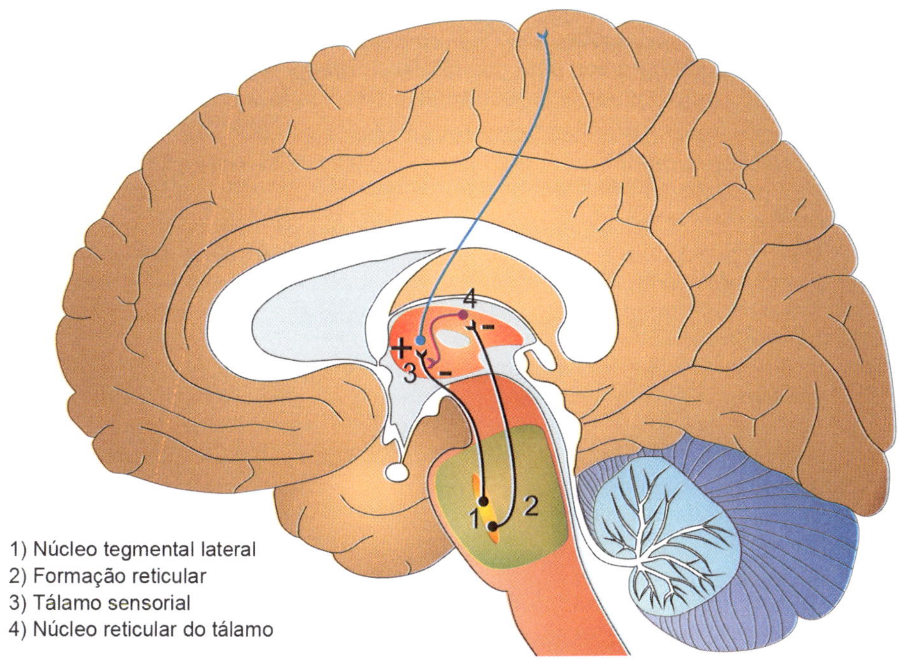

Fig. 7.4. Regulação colinérgica da atenção. A atividade cortical é regulada por neurônios colinérgicos, provenientes da área tegmental lateral, que se projetam para o tálamo. Nessa estrutura estes neurônios possuem uma ação dual; ativam diretamente os neurônios sensoriais talâmicos e inibem os neurônios GABAérgicos do núcleo reticular talâmico. Esses, por sua vez, exercem uma influência inibitória sobre os neurônios sensoriais talâmicos. Quando o indivíduo está acordado, ocorre uma ativação do sistema colinérgico que, por sua vez, ativa os neurônios sensoriais talâmicos. A inibição concomitante dos núcleos reticulares favorece ainda mais a ativação talamocortical, porque retiram sua influência inibitória (inibição da inibição). O resultado disso é a dessincronização cortical. Durante o sono o contrário ocorre. (NTL = núcleo tegmental lateral.)

Registro dos indicadores da atenção

As técnicas de registro dos indicadores da atenção incluem medidas do tempo de reação, registros eletroencefalográficos, teste dicótico, técnicas de imagens cerebrais e estudos de lesão em homens e animais. Vamos nos ater às técnicas de registro mais utilizadas, na ordem, em homens e animais.

Testes psicofisiológicos

- *Reação de orientação:* Consiste no movimento de orientação dos olhos e da cabeça em direção ao estímulo ambiental. É a primeira resposta do organismo em relação a um dado estímulo de forma a assegurar as condições ótimas para a percepção do mesmo. Imagine a reação de um gato que, de repente, vê um rato no seu campo visual. É a reação mais elementar de atenção, e já ocorre nos recém-nascidos. Distingue-se da reação de alerta por ser de caráter direcional e seletivo. A reação de orientação deve também ser diferenciada da atenção voluntária, que é um ato social complexo, multissensorial, determinado no curso do desenvolvimento do indivíduo e que depende da organização social na qual ele está inserido. A resposta de orientação direta a um estímulo novo, informativo ou distrativo, que se forma nos primeiros estágios do desenvolvimento de uma criança, em geral, prevalece na competição com formas superiores de atenção que, nessa fase, ainda estão começando a aparecer. Nos estágios subsequentes, as formas de atenção voluntária passam a se impor às reações de orientação elementares em decorrência da organização do processo de comunicação social, que termina por influenciar a organização dos processos sensoriais e o curso dos movimentos e ações.
- *Teste dicótico:* A segregação do processamento da informação auditiva que chega ao ouvido direito ou esquerdo é muito usada para estudar os mecanismos psicofisiológicos implicados na atenção em cada hemisfério cerebral. Em uma variante do teste dicótico da audição, os indivíduos ouvem as mensagens primárias e relevantes do teste através de fones em um ouvido (o direito, por exemplo) e são instruídos a repeti-las em seguida. Concomitantemente, informações de outro tipo, secundárias e irrelevantes, são apresentadas no outro ouvido, o esquerdo. As pessoas são capazes de relatar o que ouviram no ouvido direito, mas não parecem ter qualquer ideia do que ouviram no ouvido esquerdo, a menos que seja incluída uma informação especial como, por exemplo, seu próprio nome. Em razão disso postulou-se que não eram percebidos e nem identificados os aspectos da mensagem secundária, tais como o significado de palavras individuais, o conteúdo semântico da mensagem ou a língua em que é apresentada, embora certas propriedades da mensagem secundária (como suas características físicas, volume alto ou baixo, sons agudos ou graves) eram de certa forma percebidas.
- *Teste de Stroop:* O teste de Stroop já foi descrito nas seções precedentes. O conflito gerado pela dificuldade em nomear uma cor impressa com um matiz que não lhe corresponde ativa áreas do SNC envolvidas na avaliação do meio e na tomada de decisão. Estudos com a técnica de imagens cerebrais mostram que situações de conflito ativam o córtex pré-frontal. Pacientes com lesão no córtex pré-frontal ou pacientes esquizofrênicos, que apresentam hipofrontalidade como veremos no próximo capítulo, têm baixo desempenho no teste. É razoável imaginar que o córtex pré-frontal desempenha um papel importante na identificação e seleção de informações preparatórias para a ação do indivíduo.

Medidas neurofisiológicas

Uma grande limitação do uso de respostas comportamentais no estudo da atenção, como relatos verbais ou em testes que requerem apertar uma tecla em resposta a um dado estímulo, está em que elas ocorrem depois que a percepção, mecanismos de memória ou tomada de decisão já foram acionados de forma que fica difícil relacionar uma dada resposta com processos atencionais. Por exemplo, se um indivíduo é incapaz de identificar um objeto, ficamos sem saber se o problema ocorreu durante a aquisição, armazenamento ou evocação da informação. As técnicas neurofisiológicas são usadas para fornecer medidas da atividade neuronial que ocorre entre a apresentação de um estímulo e uma resposta e constitui-se, assim, de um meio relativamente direto de avaliar os mecanismos neurais responsáveis pela atenção. Com o avanço dos estudos sobre os mecanismos cerebrais da atenção têm sido identificados vários indicadores fisiológicos que servem como parâmetros para avaliar os diversos níveis dessa condição mental.

- *Ondas de expectativa:* Ondas de expectativa é a denominação dada aos potenciais lentos registrados no eletroencefalograma que ocorrem 500 ms ou mais após a apresentação de um estímulo condicionado e que se iniciam no córtex frontal e se estendem para outras áreas do encéfalo. A demonstração do aparecimento dessas ondas de expectativa, através do grande aumento de pontos sincronicamente funcionantes no córtex frontal durante o esforço intelectual, indica que essa região está diretamente envolvida nos processos associados a formas superiores da atenção ativa. Pacientes com lesões nos lobos frontais apresentam uma clara diminuição do estado de alerta, uma tendência à bradicinesia e propensão à fadiga fácil. O fato de o córtex frontal apresentar tantas conexões com a formação reticular fornece uma base anatômica e fisiológica para a sua participação nas formas superiores de atenção.
- *Potenciais evocados promediados:* Uma das abordagens do estudo dos mecanismos cerebrais envolvidos na atenção consiste no registro dos potenciais evocados promediados (PEP). Essa técnica baseia-se no fato de que a apresentação de um estímulo específico (visual, acústico, tátil ou nociceptivo) evoca uma resposta elétrica (potencial evocado) nas regiões correspondentes do córtex (occipital, temporal e giro pós-central, respectivamente).

  Quando o estímulo (um som ou um *flash* de luz) é apresentado a um indivíduo, os registros eletroencefalográficos parecem não sofrer qualquer alteração aparente. Entretanto, a técnica de promediação permite detectar ou isolar de modo sistemático as pequenas alterações existentes no traçado (Fig. 7.5). Para isso, o estímulo é apresentado repetidamente ao indivíduo, e as ondas eletroencefalográficas registradas durante os primeiros milissegundos após a apresentação do estímulo são promediadas. Todos os eventos aleatórios que ocorrem no EEG, registrados a partir do polo temporal, por exemplo, e que não estão relacionados ao estímulo auditivo terão uma média próxima de zero, enquanto as pequenas alterações que são tempo-dependentes em relação ao estímulo específico permanecem e, por conseguinte, apresentam uma média significativa e visível no registro promediado. Portanto, é possível medir para cada estímulo as variações do potencial elétrico nas células da área cortical associada com o estímulo específico (área somestésica se o estímulo é tátil; área occipital se é visual, etc.).

  Após a apresentação do estímulo é possível registrar sequencialmente duas respostas evocadas características e que estão relacionadas à análise do estímulo pelo córtex. A primeira delas ocorre imediatamente após a apresentação do estímulo (100 ms) e corresponde ao potencial denominado N_1. A segunda ocorre com uma certa latência de aparecimento (200 ms) e corresponde ao potencial denominado P_2 (Fig. 7.5). As medidas da amplitude e da latência dos picos de respostas servem como índices do estado de atenção do indivíduo. Quanto maior o grau de atenção, menor a latência e maior a amplitude dos potenciais evocados. O N_1 resulta da atenção seletiva do indivíduo ao estímulo de alta frequência, quando ocorre uma facilitação para a atuação dos canais sensoriais a ele associados e um bloqueio dos canais não associados ao estímulo apresentado. O N_1 é registrado, portanto, em uma região restrita do córtex ou no campo de projeção cortical do estímulo. O P_2 resulta de uma análise cortical tardia que separa as informações provenientes

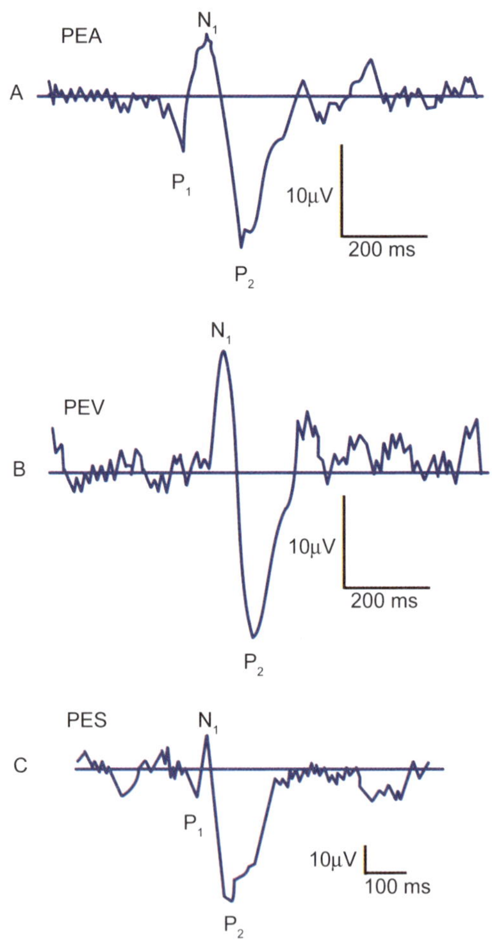

Fig. 7.5. Potenciais evocados corticais. PEA = Potencial evocado auditivo. PEV = Potencial evocado visual. PES = Potencial evocado somatossensorial. Os componentes N_1 e P_2 ocorrem, aproximadamente, 100 ms e 200 ms após o estímulo e refletem processos cognitivos. Os traços representam respostas promediadas de 30 estímulos (sons, *flashes* de luz ou estímulos táteis aplicados no antebraço).

do estímulo que está sendo apresentado do ruído de fundo ou informações secundárias derivadas do mesmo e o compara com os sons e informações previamente memorizados, sendo registrado em uma área mais difusa do córtex. A forma do PEP depende das propriedades físicas do estímulo e do seu significado para o indivíduo. Em vista de todas essas características, o PEP tem sido utilizado para fins clínico-diagnósticos, como, por exemplo, avaliar o desenvolvimento de certas formas de surdez em crianças.

- *Inibição do ritmo alfa:* Alguns aspectos do alerta podem ser inferidos a partir da atividade cortical, que pode ser medida através do eletroencefalograma (EEG). O EEG é um método não invasivo e de alta sensibilidade para registro de superfície dos potenciais cerebrais que refletem os fluxos de correntes locais nos dendritos dos neurônios do córtex cerebral. Padrões característicos são gerados em diferentes estados de atenção e a frequência e a amplitude das ondas representam, em grande parte, a atividade do sistema reticular ascendente. Para registrar o EEG são usados dois eletrodos: um eletrodo ativo é colocado sobre a área da qual queremos medir as flutuações de atividade elétrica, e um eletrodo indiferente é colocado a uma certa distância dessa área. Em geral, são utilizados vários eletrodos ativos colocados sobre a pele da cabeça, acima dos lobos frontal, parietal, temporal e occipital. Os registros medem as diferenças de potencial entre dois eletrodos ativos ou entre um desses e o eletrodo indiferente. Em geral, as frequências dos potenciais registrados da superfície da cabeça em um homem normal variam de 1 a 30 Hz, e a amplitude entre 20 e 100 μV.

Em indivíduos acordados, o EEG caracteriza-se por ondas relativamente rápidas e de pequena amplitude (13 a 30 ciclos por segundo, também chamados de ondas beta). Em vista da irregularidade do registro, neste estado, o EEG é dito dessincronizado. Se o indivíduo fecha os olhos e desliga-se do meio ambiente, o padrão eletroencefalográfico beta dá lugar a uma atividade mais lenta e de maior amplitude (8 a 13 ondas por segundo, chamadas de ondas alfa). Em vista de sua regularidade, o registro nesse estado é dito sincronizado (Fig. 7.6).

Como pode ser observado na Fig. 7.7, o ritmo alfa é inibido e substituído por uma atividade elétrica dessincronizada em presença de estímulos que ativam os substratos neurais da atenção seletiva dos indivíduos (atividade intelectual, cálculos matemáticos, etc.). A inibição do ritmo alfa constitui-se, dessa forma, em um indicador do estado de alerta do indivíduo. Ondas delta e teta apresentam as mais altas amplitudes do EEG e estão associadas com os estágios mais profundos do sono.

Alguns autores ainda consideram que durante o estado de atenção seletiva ocorrem pequenas alterações na atividade autonômica, tais como frequência cardíaca, respiratória e outras, que poderiam também servir como indicadores fisiológicos do estado de atenção.

Sono e sonhos

Todas as evidências neurofisiológicas indicam que o sono não se constitui só de uma espécie de repouso cerebral. A noção de que o sono ocorre como resultado da supressão da atividade em sistemas que promovem o alerta está hoje em dia ultrapassada. Pelo contrário, a atividade elétrica do cérebro durante o sono é de complexidade similar à que se observa durante o estado de vigília. É, portanto, um estado ativamente induzido e caracterizado por atividade cerebral com alto grau de organização. A partir

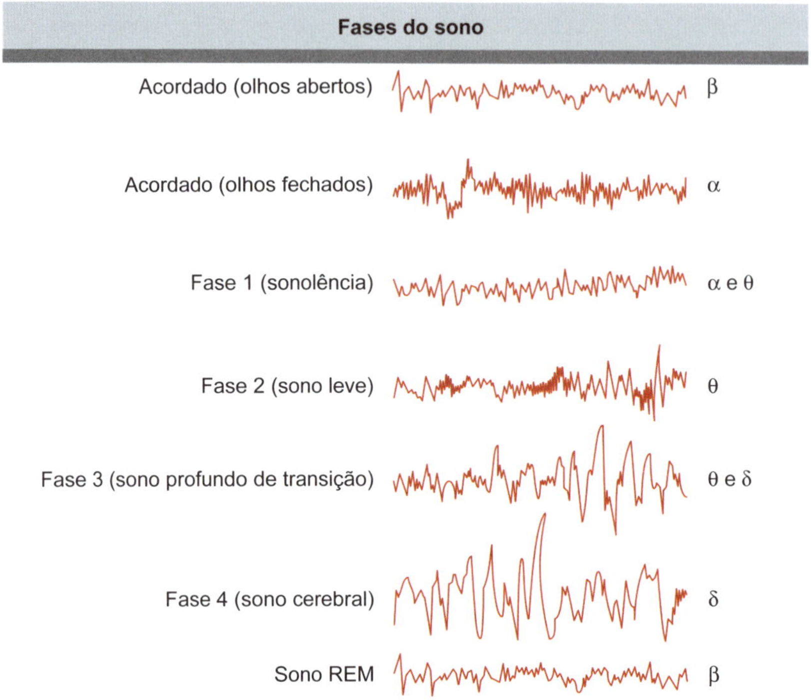

Fig.7.6. Ondas eletroencefalográficas. Estão representados os tipos mais frequentes de ondas do EEG.

do conhecimento acumulado sobre o sono desde os experimentos pioneiros de Bremer em 1937 sabemos hoje que não podemos compreender o comportamento, os processos adaptativos e a biologia dos animais, incluindo obviamente o homem, sem nos aprofundarmos no entendimento da psicobiologia do sono e sonhos.

O sono ocorre em fases definidas que se caracterizam por apresentar distintos padrões eletroencefalográficos gerados por ativação de regiões específicas do cérebro. À medida que as fases se sucedem, o sono torna-se cada vez mais profundo, o indivíduo torna-se cada vez menos reativo aos estímulos sensoriais e, consequentemente, seu limiar de despertar aumenta progressivamente.

Cada fase do sono é a expressão de uma configuração particular de mecanismos fisiológicos e reflete um estado de funcionamento cerebral característico. Já vimos anteriormente que a fase de vigília é caracterizada por padrões eletroencefalográficos de ondas alfa ou beta. À medida que o indivíduo torna-se sonolento, as ondas alfa e beta vão gradualmente cedendo espaço para outras ondas de baixa amplitude conhecidas como ondas teta (quatro a sete por segundo) (Fig. 7.7). No sono leve, as ondas teta predominam e há o aparecimento dos chamados fusos do sono (feixes de atividade elétrica sincronizada de 12 a 15 Hz) e complexos K no EEG.

O sono profundo, também chamado de sono de ondas lentas ou SWS (*Slow Wave Sleep*), é subdividido em sono profundo de transição e sono cerebral (Tabela 7.1). No primeiro, ocorre o aparecimento de ondas delta (0,5 a três ciclos/segundo), que se adicionam ao padrão eletroencefalográfico do sono leve. No sono cerebral, as ondas delta predominam e há o desaparecimento das ondas teta, fusos do sono e complexos K.

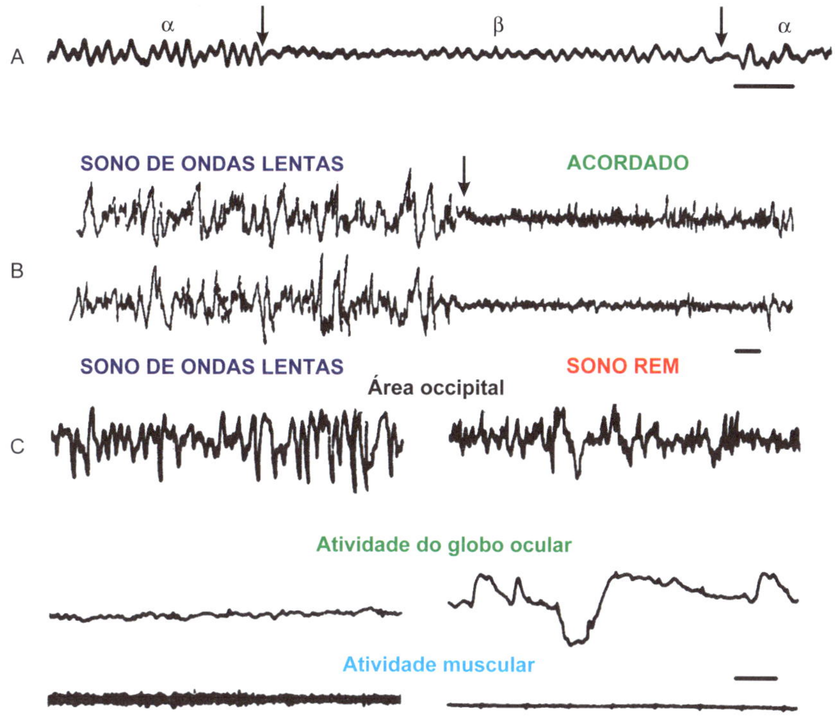

Fig. 7.7. Traçados eletroencefalográficos durante a vigília e o sono. **A.** Traçado de ondas alfa em indivíduo acordado, em repouso. Ao estímulo tátil (seta) o traçado muda abruptamente para um padrão de ondas beta quando o indivíduo fixa sua atenção no estímulo. Posteriormente, o padrão de ondas alfa reaparece com o relaxamento. Duração da barra: 0,5 s. **B.** Indivíduo dormindo apresentando traçado de ondas lentas. A estimulação tátil (*seta*) induz padrão característico de indivíduo desperto. Duração da barra: 1 s. **C.** Sono de ondas lentas (à esquerda) e sono paradoxal (à direita). De cima para baixo, os primeiros traçados são registros obtidos da região occipital visual. O segundo traçado é o registro da atividade do globo ocular e o terceiro é o registro da atividade muscular. Como pode ser observado, durante o sono REM ocorre uma movimentação ocular significativa, enquanto o tono muscular está significativamente diminuído em relação ao que é registrado durante o sono de ondas lentas. Duração da barra: 1 s.

Os correlatos somáticos do SWS incluem diminuição da atividade simpática periférica evidenciada por uma leve redução da pressão arterial, frequência cardíaca, respiração e temperatura corporal.

Uma fase importante do sono é o sono REM (*Rapid Eye Movements*), no qual predominam os movimentos oculares rápidos. O limiar de despertar durante o sono REM é tão elevado quanto o do sono profundo. No entanto, o EEG caracteriza-se por ondas tipo beta que são próprias dos estágios iniciais do sono. Em vista disso, o sono REM é também denominado sono paradoxal ou dessincronizado. Durante esse estágio, a atividade autonômica periférica está aumentada, com flutuações na pressão arterial, na frequência cardíaca, na respiração e sudorese em algumas pessoas. O sono REM mostra alta correlação fisiológica com os sonhos. Tem sido demonstrado que, em cada ciclo, os sonhos ocorrem durante o sono REM. As experiências mentais são frequentemente vívidas e perceptuais, envolvendo um sentido de participação ativa, ao contrário dos sonhos que ocorrem durante o SWS, que tendem a ser mais conceituais, corriqueiros e com participação passiva do indivíduo. Dados obtidos em laboratório mostrando

Tabela 7.1. Características dos estágios de sono

Estágio	EEG	% do tempo total de sono	Atividade do globo ocular	Atividade muscular	Observações
0 Acordado Olhos abertos Olhos fechados	Beta Alfa	2	Normal	Normal	
1 Sonolência	Alfa Beta Teta	5	Movimentos rotatórios	Relaxamento	Indivíduos com insônia têm fases 0 e 1 mais longas que pessoas normais
2 Sono leve	Teta Fusos e complexos K	50	Normal	Relaxamento	Facilmente despertados. Estímulos sensoriais evocam complexos K
3 Sono profundo de transição	Teta Fusos e complexos K e delta	8	Normal	Relaxamento	Difíceis de serem acordados. Os complexos K são difíceis de serem evocados
4 Sono cerebral	Delta	10	Normal	Relaxamento	Pesadelos e sonambulismo
5 Sono REM	Beta	25	Atividade periódica, Alta frequência, irregular e rápida	Movimentos espasmódicos, periódicos e incoordenados das extremidades	Estágio de sonhos relembráveis, 75% dos sonhos ocorrem nessa fase. Podem ocorrer ereção peniana e aumento da atividade simpática

aumento do fluxo sanguíneo cerebral e da frequência de descargas da maioria dos neurônios cerebrais durante o sono REM dão suporte adicional à ideia de uma maior atividade cerebral durante essa fase do sono. O sono REM é caracterizado por eventos fásicos e tônicos. Os movimentos oculares rápidos e *switches* musculares são fásicos, intermitentes. O EEG dessincronizado e a inibição do músculo estriado são eventos tônicos, persistentes. A distinção entre eventos tônicos e fásicos é de grande importância para caracterizar as modificações fisiológicas que acompanham o sono.

A progressão do sono da fase de vigília até o sono REM constitui um ciclo. A Tabela 7.1 indica as principais características do sono durante um ciclo. Normalmente, o tempo total de sono (TTS) de um indivíduo em uma noite é constituído pela ocorrência de quatro a cinco ciclos (Fig. 7.8).

Ao lado do sexo, doenças físicas e mentais, a idade talvez seja um dos principais fatores na determinação das características do sono. Por exemplo, a quantidade de sono noturno observado na maioria dos indivíduos adultos é de 7 a 8 horas por dia. Os recém-nascidos dormem cerca de 16 horas distribuídas ao longo das 24 horas do dia (Fig. 7.9).

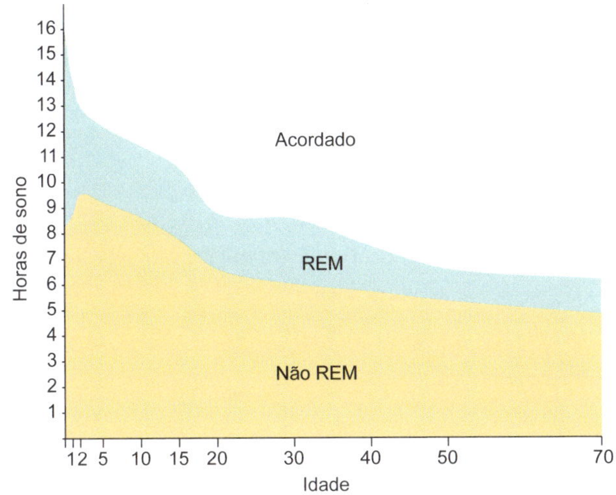

Fig. 7.8. Sono noturno típico. Estão representados os ciclos do sono noturno em um adulto jovem. Estão representados os sonos REM e não REM (com seus quatro estágios) durante uma noite de sono. O sono REM está representado pelas barras azuis verticais. O tempo gasto na fase 2 aumenta progressivamente durante a noite até tornar-se a fase preponderante do sono não REM. Notar que o sono foi interrompido por duas vezes (setas) quando o indivíduo estava na fase REM do sono, o que permitiu o relato dos sonhos que ocorriam no período. À medida que o indivíduo torna-se sonolento, as ondas alfa e beta vão gradualmente cedendo espaço para outras ondas de baixa frequência e alta amplitude conhecidas como ondas teta (quatro a sete por segundo). No sono profundo, estágio 4, predominam as ondas delta (0,5 a 2 ciclos por segundo).

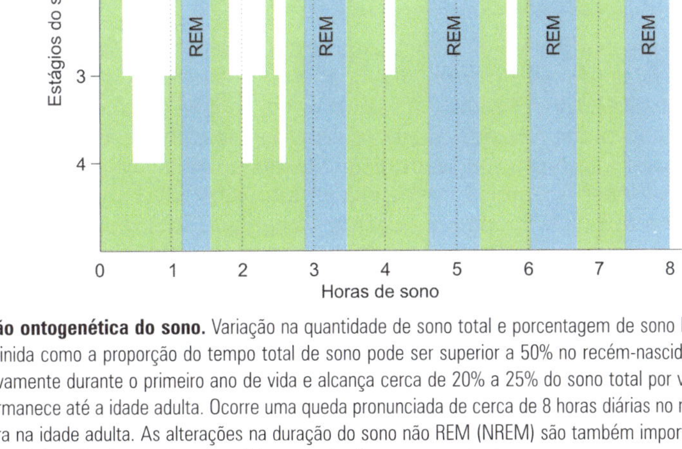

Fig. 7.9. Variação ontogenética do sono. Variação na quantidade de sono total e porcentagem de sono REM. A quantidade de sono REM definida como a proporção do tempo total de sono pode ser superior a 50% no recém-nascido. Essa quantidade declina progressivamente durante o primeiro ano de vida e alcança cerca de 20% a 25% do sono total por volta dos 2 anos de idade e assim permanece até a idade adulta. Ocorre uma queda pronunciada de cerca de 8 horas diárias no recém-nascido para cerca de uma hora na idade adulta. As alterações na duração do sono não REM (NREM) são também importantes, mas menos pronunciadas; no período indicado, sua duração cai de cerca de oito para cerca de cinco horas.

Essa alta demanda por sono reflete a necessidade de restituição do gasto de energia resultante do desenvolvimento. Por volta do quarto mês de idade, a quantidade total de sono cai para cerca de 14 horas com um padrão de distribuição mais caracteristicamente diurno. Esse padrão permanece relativamente constante até o primeiro ano de vida. Entre três e cinco anos de idade ocorre um declínio gradual nessa quantidade para cerca de 10 a 12 horas de sono. A partir dos 10 anos de idade, incluindo a adolescência, o tempo de sono começa a cair até atingir o padrão do adulto. Nesse período aumenta a tendência a apresentar sonolência durante as atividades diurnas.

Além de ser mais fragmentado por períodos de alerta, a quantidade de sono noturno diminui na velhice para cerca de 5 a 6 horas por dia. Somente a progressão das pesquisas sobre as reais funções do sono poderá dizer se essa redução é devida a uma menor necessidade de sono ou a perturbações nos mecanismos regulatórios do sono.

Os sonhos constituem outra forma especial de consciência. Segundo F. Crick e G. Mitchison, o sono é necessário para apagar as informações erradas que são armazenadas no cérebro durante o período em que o indivíduo está acordado, e os sonhos são o reflexo desse processo. Isso poderia explicar por que as crianças, cujo ritmo de aprendizagem é intenso, apresentam mais sono REM do que os adultos (Fig. 7.8). As crianças necessitariam, segundo essa hipótese, esquecer as diversas associações erradas ou sem sentido que se formam quando estão acordadas e aprendendo acerca do seu meio. Dessa forma, o sono e os sonhos favoreceriam o armazenamento das associações ou informações aprendidas que são verdadeiramente importantes.

A importância do sono REM para o desenvolvimento da criança e eventualmente de sua consciência revela-se no fato de que o sono REM predomina sobre os outros estágios do sono nas fases iniciais da vida do indivíduo. A quantidade de sono REM definida como a proporção do tempo total de sono pode exceder 50% no recém-nascido e declina progressivamente no primeiro ano de vida e alcança cerca de 20% a 25% do sono total por volta dos dois anos de idade e assim permanece até a idade adulta. Acredita-se que a razão para essa alta proporção de sono REM nos recém-nascidos se deva à importância do sono REM para os mecanismos de programação e do desenvolvimento neuronial, particularmente a maturação do córtex cerebral e do sistema oculomotor.

É possível que o substrato neurônico do sono REM esteja localizado no hemisfério direito. Pacientes com o cérebro dividido não mais relatam ter sonhado, embora o EEG mostre claramente a ocorrência da fase REM no hemisfério direito e a sua ausência no hemisfério esquerdo. Isso é interpretado como sendo devido à incapacidade do hemisfério direito, nesses casos, em expressar suas experiências oníricas através dos canais de comunicação do hemisfério esquerdo, como o faz normalmente em indivíduos com o corpo caloso intacto.

Além das medidas EEGráficas características do sono, um outro padrão típico de atividade eletrofisiológica são as ondas PGO (ponto-genículo-occipital) que prenunciam o início do sono REM. Elas são ondas de alta voltagem que aparecem quando o EEG ainda mostra padrões característicos do sono não REM. São assim chamadas por aparecerem nas regiões cerebrais (formação reticular pontina, genículo lateral e córtex occipital) onde elas são mais facilmente registradas. Ao lado disso, as ondas PGO indicam a importância das estruturas do tronco encefálico na determinação do padrão característico do sono.

Várias evidências indicam que há uma ação integrada de neurotransmissores, particularmente de serotonina e noradrenalina, na regulação das várias fases do sono. Uma das ideias mais aceitas a esse respeito foi proposta pelo Professor Michael Jouvet de Lyon, na França. Jouvet observou que a destruição de 80% a 90% dos núcleos da rafe (principal fonte de inervação serotoninérgica do SNC) promovia uma marcada insônia em gatos. Além disso, resultados similares foram obtidos usando-se o PCPA – paraclorofenilalanina (um inibidor da síntese de serotonina) e neurotoxinas específicas para neurônios serotoninérgicos (como a 5,6 dihidroxitriptamina) para promover lesão da região mediana da porção caudal do tronco encefálico de gatos. Após alguns dias, o sono retornava gradualmente com a progressiva recuperação da função serotoninérgica. Esses resultados indicavam que a insônia está associada com a depleção de serotonina no cérebro dos animais e que mecanismos serotoninérgicos da rafe são responsáveis pela indução do sono de ondas lentas.

Além dos núcleos da rafe, outra estrutura da formação reticular de considerável importância na regulação do sono é o *locus coeruleus*. Essa estrutura é constituída por um agrupamento de algumas centenas de células nervosas que enviam projeções difusas ascendentes, principalmente para o córtex cerebral e sistema límbico, e descendentes para a medula espinal. A estimulação elétrica do *locus coeruleus* produz um aumento acentuado do alerta eletroencefalográfico com manifestações de sinais comportamentais característicos de medo e ansiedade, enquanto a sua destruição bilateral em animais provoca um estado de sono com supressão da fase REM concomitante à depleção de noradrenalina nas estruturas por ele inervadas. Com base nesses resultados, acredita-se que, ao contrário dos mecanismos serotoninérgicos, a neurotransmissão noradrenérgica tende a atuar no sentido de promover o alerta, inibir o sono de ondas lentas e manter o sono REM. Cumpre salientar que pacientes esquizofrênicos ou com psicose maníaco-depressiva (PMD) apresentam sérias perturbações no sono REM, destacando-se o aumento de seu tempo de duração, que podem estar relacionadas às alterações na função noradrenérgica no SNC.

BOXE 1

O papel de vias dopaminérgicas na atenção

Se, em vez de um rato de verdade, colocarmos um rato de pelúcia na frente de um gato, a reação de orientação já descrita vai se reduzindo gradativamente a cada nova apresentação do estímulo até que o animal não emita mais qualquer resposta. Ele se habitua. O mesmo acontece com o homem, quando é apresentado repetidamente a um mesmo estímulo. Uma vez mais, a formação reticular que regula o fluxo de informações sensoriais desempenha um papel importante também na habituação. Um núcleo dopaminérgico imerso na formação reticular, conhecido como *área tegmental ventral* (ATV-núcleo A_{10}), tem um papel essencial nesse processo. Vias dopaminérgicas daí originárias projetam-se para o córtex e para o sistema límbico, como veremos em detalhes no Capítulo 9. A lesão deste núcleo em animais de laboratório promove um completo desinteresse pelos estímulos ambientais. O mesmo resultado é obtido com a injeção de quinpirole – um agonista de receptores dopaminérgicos do tipo A_2 – na ATV. Nesse caso, a droga reduz a atividade dos neurônios dopaminérgicos que vão inervar as estruturas corticais ou as estruturas límbicas (sistema mesocorticolímbico). Os animais não conferem mais importância a estímulos ambientais que outrora adquiriram relevância para eles. A injeção de DOPA– um precursor da dopamina – inibe essa apatia. Os animais assumem novamente posturas de atenção. Acredita-se que os neurônios dopaminérgicos intervêm na regulação da atenção e a dopamina agiria sobre processos que são primariamente reguladores da atividade cortical. Assim, é possível que a dopamina promova uma facilitação seletiva do funcionamento das áreas corticais . Em decorrência disso, é sugerido que os neurônios dopaminérgicos provenientes do núcleo A_{100} promovam a regulação do contato seletivo do cérebro com o mundo externo. A importância desses achados reflete-se nas observações de que pacientes esquizofrênicos apresentam alteração no funcionamento das vias dopaminérgicas associadas a alterações significativas de atenção. Esses pacientes não se habituam facilmente aos estímulos ambientais de forma que reagem de maneira exagerada aos estímulos que são, em geral, ignorados pela maioria das pessoas. Ainda que uma disfunção do núcleo A_{100} isoladamente não explique de forma satisfatória a esquizofrenia, devemos considerar que existe uma hiperatividade dopaminérgica durante a fase aguda dessa doença mental, quando a agitação psicomotora é proeminente, e uma redução da atividade dopaminérgica na sua fase crônica, quando o isolamento social prevalece. Interessante mencionar aqui que estímulos neutros que são apresentados repetidamente a um indivíduo sem quaisquer consequências perdem a força de condicionamento ao longo do tempo, ou seja, posteriormente não são mais capazes de eliciar respostas condicionadas em situações de aprendizagem associativa. Esse fenômeno conhecido como *inibição latente* não ocorre ou está atenuado em pacientes esquizofrênicos na fase aguda. Faz sentido, nesse contexto, que drogas agonistas dopaminérgicas, como a anfetamina (que promove um aumento dos níveis de dopamina no cérebro, como ocorre na fase aguda da esquizofrenia), reduzam a inibição latente e bloqueadores de receptores dopaminérgicos, como a clorpromazina, fortaleçam-na.

Bibliografia

Aston-Jones GS, Desimone R, Driver J, Luck SJ, Posner MI. Attention. Em: Zigmond MJ, Bloom FE, Landis SC, Roberts JL, Squire LR (Eds). Fundamentals Neuroscience. New York: Academic Press, p. 1385-1409, 1999.

Changeux J P. L'homme neuronal. Paris, Librairie Arthème Fayard, 1983.

Gelder M. Brain systems disorders and psychotropic drugs. Oxford, Oxford Medical Publications, 1987.

Geyer MA, Thomson KK, Braff DL, Swerdlow N. Pharmacological studies of prepulse inhibition models of sensoriomotor gating deficits in schizophrenia: a decade in review. Psychopharmacology 156:117-154, 2001.

Hobbs WR, Rall TW, Verdoorn TA. Hypnotics and sedatives; ethanol. Em: Hardman JG, Limbird LE (Eds). Goodman & Gilman's. The pharmacological basis of terapeutics. New York: MacMillan, 9ª ed., p. 361-398, 1996.

Kaplan HI, Sadock BJ. Compêndio de psiquiatria. Porto Alegre, Editora Artes Médicas Sul Ltda.,1990.

Karli P. Complex dynamic interrelations between sensorimotor activities and so-called behavioural states. Em: Bandler R (Ed). Modulation of sensorimotor activity during alterations in behavioural states. New York, Alan R. Liss Inc, p. 1-31, 1984.

Luria AR. Fundamentos de neuropsicologia, São Paulo: EDUSP, 1981.

Magoun HW. The ascending reticular system and wakefulness. Em: Delafresnaye JF (Ed). Brain mechanisms and conciousness. New York: Springfield-Tomaz, p. 1-20, 1954.

McGhie A, Chapman J. Disorders of attention and perception in early schizophrenia. Br J Med Psychol 34:103-116, 1961.

Moruzzi G, Magoun HW. Brain stem reticular formation and evolution of the EEG. Electroencephalography and Clinical Neurophysiology, 1:455-473, 1949.

Parasuraman R. The attentive brain. Londres: MIT Press, 2000.

Swerdlow NR, Geyer MA, Braff DL. Neural circuit regulation of prepulse inhibition of startle in the rat: current knowledge and future challenges. Psychopharmacology 156:194-215, 2001.

Venables PH. The effect of auditory and visual stimulation on the skin potential responses of schizophrenics. Brain 83:77-92, 1960.

Capítulo 8

Consciência

Marcus Lira Brandão
John Fontenele Araújo

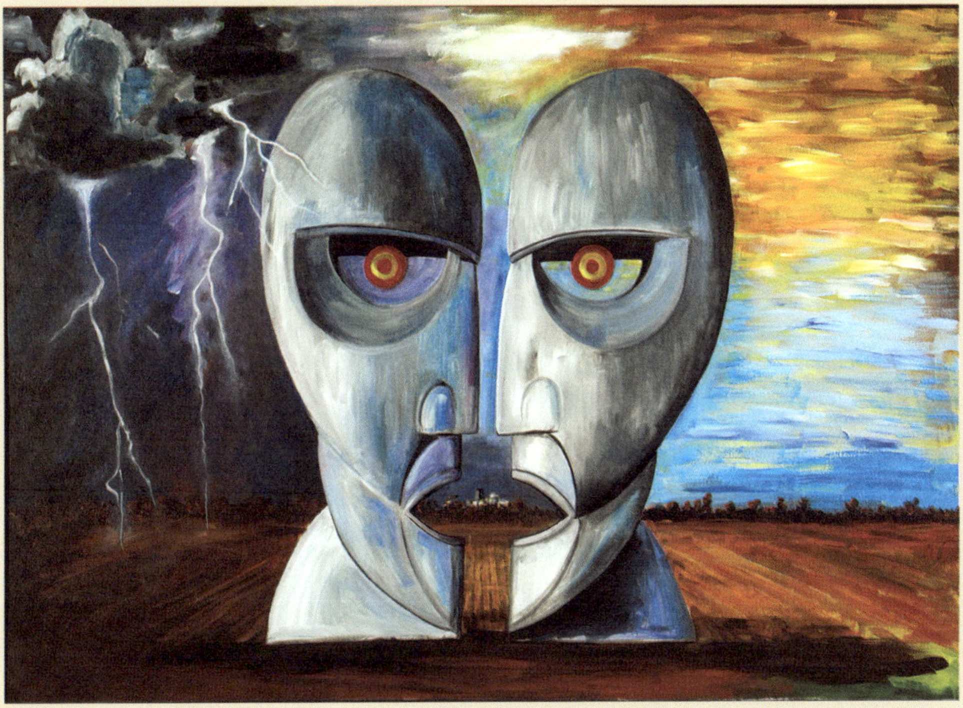

Introdução

Neste capítulo iremos apresentar os principais achados da literatura relativos aos estudos psicofisiológicos da consciência, dando ênfase para os correlatos neurais da consciência. Inicialmente abordaremos aspectos históricos, com breve relato de como a sociedade ocidental entendeu o que significa consciência e o seu mecanismo gerador. Todavia, não abordaremos os estudos filosóficos que se encarregaram principalmente da discussão sobre a existência ou não da consciência. Nossa abordagem aqui será restrita às abordagens científicas relativas à questão de como a consciência surge. Por fim, comentaremos os estudos da neurobiologia sobre o fenômeno da consciência a partir de pesquisas com modelos animais, observações em pacientes com lesões cerebrais e com o emprego de novas técnicas de estudo com imagens cerebrais.

Aspectos históricos

Na base da formação do mundo ocidental, os primeiros filósofos já se preocupavam com o fenômeno da consciência. Platão definiu a consciência como algo imaterial e a chamou de alma. Essa é uma concepção que fica claramente presente nos textos históricos, em especial no Antigo e no Novo Testamento. O destaque aqui é que eles descreviam a alma como algo imaterial e imortal, além de definir o seu local no corpo humano como o coração. Nos livros do Antigo e Novo Testamento não há nenhuma referência ao cérebro, somente ao coração. Não existe um "sagrado cérebro", mas sim um "sagrado coração". Um novo olhar sobre esse fenômeno e a importância do cérebro com órgão fundamental para a geração das atividades mentais só ocorrem após o renascimento.

René Descartes (1596-1650) foi um dos primeiros a fazer uma proposição teórica em que apresentava o cérebro como estrutura-base da regulação do comportamento e da nossa consciência. Ele postulou que a mente seria uma entidade com características físicas especiais ou indefinidas que não ocuparia espaço, ao contrário da matéria. Mente e cérebro seriam, portanto, entidades independentes e distintas, porém o cérebro passa a ter importância nessa equação. Com isso, Descartes dava início à doutrina conhecida como hipótese dualista ou *dualismo*. A mente teria um papel central e seria o ponto de partida do processo de formação da consciência enquanto restaria ao cérebro apenas uma participação meramente secundária. Segundo sua hipótese, a consciência seria o resultado da mente ou pensamento do indivíduo; *cogito, ergo sum* (penso, logo existo). Nessa abordagem a mente era considerada uma estrutura divina, inacessível à investigação científica. Descartes admitia, entretanto, que mente e cérebro deveriam interagir em algum lugar. A glândula pineal, por sua localização mediana no cérebro, foi escolhida para desempenhar esse papel de integração. Entretanto, nenhuma explicação era ao menos tentada para uma eventual interação entre os componentes espiritual ou mental com a matéria que pudesse determinar a formação da mente ou da consciência.

O dualismo foi a concepção filosófica dominante por muito tempo e inclusive influenciou grandes cientistas. Uma proposta de dualismo moderno foi apresentada pelo filósofo Karl Popper (1902–1994) e pelo neurocientista e ganhador do prêmio Nobel de Medicina ou Fisiologia, em 1963, John Eccles (1903–1997). A comunidade científica não tem aceitado o dualismo como uma proposta para o entendimento da consciência. Porém, devemos reconhecer que ambos levaram o problema da consciência a sério. Isso deve ficar claro no contexto histórico. Afinal, a proposta deles foi notável se considerarmos as várias décadas em que o behaviorismo predominante nesses tempos desconsiderava totalmente a consciência como um fenômeno real.

O dualismo vem progressivamente perdendo força na comunidade acadêmica à medida que aprofundamos o nosso conhecimento sobre o funcionamento do cérebro. Em contraposição ao dualismo está a corrente que postula que os indivíduos necessitam da intermediação de mecanismos gerados no sistema nervoso central (SNS) para desempenhar suas habilidades mentais. Essa doutrina que estabelece que a compreensão da mente é conseguida unicamente a partir do conhecimento do funcionamento cerebral ficou conhecida como *reducionismo*. A consciência seria mais um dos vários produtos da atividade do sistema nervoso e estaria, então, reduzida aos eventos físicos do cérebro. Posições menos extremadas têm também ocupado considerável espaço nesse debate como a que considera que, embora a mente e o cérebro façam parte do mesmo processo, outros fatores influenciam significativamente na formação da consciência. De fato, com o conhecimento acumulado pelos estudos nos diversos campos da neurociência até o momento, não faz mais sentido discutir a relação mente-cérebro considerando o resto do organismo como uma entidade funcional à parte. Existe, obviamente, uma relação estreita entre o desenvolvimento do cérebro e as demais funções do organismo. O cérebro e o corpo estão indiscutivelmente integrados por circuitos neurais e mecanismos bioquímicos mutuamente relacionados. Como exemplo claro disso está a imediata correspondência entre os mecanismos cerebrais e a realização dos movimentos. Para se ter uma visão mais abrangente da integração entre esses níveis de organização basta acompanhar a sincronização dos processos neurais e musculares acionados por um determinado estímulo. A sensação e a percepção daí resultantes são determinadas pelos mecanismos de detecção, identificação e reconhecimento do estímulo. A seguir, diversos eventos neurais mediados por diversos neurotransmissores acionam a resposta comportamental ao estímulo inicial. Se a mente e o corpo interagem tão estreitamente, o mesmo ocorre com a interação entre o organismo e o meio ambiente. Sem dúvida, as relações com as pessoas à nossa volta e com o mundo são fatores determinantes para o desenvolvimento e expressão de nossas funções cerebrais superiores. Para a expressão da consciência, o indivíduo pode ser capaz de mudar voluntariamente a direção de sua atenção, criar ideias abstratas e expressá-las por meio de palavras ou outros símbolos, prever a significação de seus atos e ser capaz de posicionar-se frente aos valores éticos e estéticos do meio em que vive. Essa relação é mediada pelo cérebro em conjunto com os órgãos do sentido e o sistema motor.

Embora ainda estejamos distantes do entendimento de como a consciência surge, isso não significa que esse fenômeno não possa ser estudado cientificamente. Aqui fazemos um paralelo com o fenômeno da hereditariedade, ou seja, como entender que uma única célula possua as informações para formar todo um indivíduo adulto? No final do século XIX não se acreditava que isso poderia ser algo material, mas que haveria algo *vital* dentro da célula que comporia essas informações. O vitalismo, como ficou conhecida essa hipótese, sugeria que algo imaterial era o responsável. Depois as pesquisas mostraram que uma substância que estava presente nos núcleos da célula, a cromatina, seria importante. Posteriormente a ciência acabou revelando cada vez mais os detalhes desse quebra-cabeça, descobrindo que a cromatina não era algo amorfo, mas que continha os cromossomos e depois que os cromossomos eram compostos pela molécula de DNA. Posteriormente, descobriram-se os nucleotídeos que passaram a ser entendidos como as 4 bases que, conforme suas sequências, formavam genes e por isso codificavam todos os processos funcionais, incluindo o desenvolvimento de uma única célula até o sujeito adulto. Hoje, a biologia molecular não deixa dúvida sobre como funciona esse fenômeno misterioso da hereditariedade, e assim, no futuro, a neurociência e suas disciplinas correlatas também desvendarão os segredos da consciência.

A pesquisa científica sobre consciência está sendo influenciada pelos avanços tecnológicos em neurobiologia nos últimos anos. Porém, esses avanços só estão sendo possíveis em decorrência de novas abordagens interdisciplinares que permitem uma integração entre diferentes temas, pesquisas e métodos empregados. O estudo da consciência entrou verdadeiramente em uma fase experimental, saindo dos obstáculos do milênio anterior onde somente abordagens subjetivas ao estudo da mente vigoravam através de especulações filosóficas.

O que é consciência?

Atualmente podemos afirmar que a consciência é um fenômeno complexo de natureza biológica e com claro valor adaptativo. A consciência não implica apenas o estado que permite a resposta a determinados estímulos, mas também a integração de todos os processos mentais. Todos concordam que os níveis de consciência têm estreita relação com os níveis de organização neural que os animais foram adquirindo na escala evolutiva. Em decorrência da expansão dos graus de liberdade que foram sendo acrescentados à nossa programação neural ao longo do processo evolutivo desenvolvemos processos adaptativos muito mais flexíveis que os de nossos predecessores.

Uma ideia comum sobre consciência é que ela é parte de ações (mecanismos) no cérebro que age sobre o "sujeito" (parte frontal) e olha para a outra parte como seu "objeto" (geralmente a parte de trás) e avalia ou reflete sobre sua atividade. Ou seja, uma alça de interação entre o "sujeito" e o "objeto" (entre o SER e o MUNDO). Ou seja, a consciência seria uma interação entre o sistema sensorial e o sistema motor. Todavia, há várias evidências que podemos ter consciência sem estímulo sensorial ou uma resposta motora. Como veremos adiante, durante o sono temos os sonhos que são um estado de consciência que não é gerado por estímulo sensorial e nem motor. Outra evidência que a consciência não é gerada no sistema sensorial vem de casos neurológicos. Por exemplo, pessoas que ficaram cegas em decorrência de lesões retinianas, ocorridas após a idade de 7 anos, continuaram sonhando com imagens. Há, ainda, os pacientes com a síndrome do aprisionamento, como o famoso caso do editor da revista ELLE Jean-Dominique Bauby, que aos 43 anos sofreu um acidente vascular cerebral e ficou totalmente paralisado, movimentando apenas o olho esquerdo. Ele aprendeu a se comunicar e relatar todos os seus sentimentos demonstrando claramente que ainda estava consciente, apesar de estar aprisionado pela ausência motora e sensorial (essa experiência foi relatada no livro que depois virou um filme – *O Escafandro e a Borboleta*). Uma outra condição clínica de paralisia motora transitória refere-se aos casos de narcolepsia com catalepsia, nos quais os pacientes relatam após as crises toda a experiência que vivenciaram durante os ataques. Dessa forma, podemos também dizer que a consciência não está associada à expressão de um determinado tipo de comportamento.

Recentes estudos em psicofisiologia mostram várias evidências de que há uma dissociação entre atenção seletiva e a consciência, sugerindo que objetos e eventos possam ser detectados sem a sua percepção consciente. Por outro lado, um evento ou objeto pode ser percebido conscientemente na ausência de um processo neural de atenção. É claro que a consciência pode ser modulada pela atenção (Capítulo 7), mas não podemos correlacionar diretamente com a percepção do sujeito. Estudos com técnicas de imagens cerebrais, especialmente com pacientes submetidos à técnica de PET, mostraram que nenhum dos córtices primários determina a sensação consciente.

Podemos também afirmar que uma experiência consciente não requer um processo de autorreflexão ou uma memória de longo prazo. O famoso paciente HM (Capítulo 4) tinha um grande déficit de memória explícita de longo prazo, porém sua consciência estava preservada. Experimentos com bebês mostram que a capacidade de ter uma experiência com percepção consciente aparece bem antes da linguagem.

Como estudar/medir a consciência

Em um artigo seminal, Francis Crick (1916-2004) e Christof Koch (1956) propuseram uma nova agenda no estudo da consciência baseada em pesquisa experimental. A partir desse momento, a consciência passa a ser verdadeiramente parte da agenda científica. A principal contribuição foi a definição do que eles chamaram de *NCC* (*neural correlates of consciouness* – correlatos neurais da consciência), definido como o mecanismo neuronial mínimo e suficiente para qualquer percepção consciente. Eles também estabeleceram alguns aspectos importantes na agenda científica do estudo da consciência. Por exemplo, uma necessidade de uma definição clara do que chamamos de "nível de consciência" e "conteúdo da consciência". Assim, eles também propuseram que há *NCC* de conteúdos específicos, que seriam resultantes de mecanismos neuroniais determinados por eventos particulares que compõem uma determinada experiência e o *Full NCC*, que teria um substrato neural da totalidade de uma experiência consciente.

Contribuições importantes têm se originado de estudos clínicos relacionados a condições em que há perda da consciência. Os níveis de consciência podem ser avaliados durante a anestesia geral, por exemplo. Há duas classes de anestésicos gerais: os *agentes intravenosos* que são usados para a indução, como o propofol e a quetamina, e os *agentes inalatórios*, como o isoflurano, sevoflurano, gás xênon e óxido nitroso. Na anestesia usamos uma escala conhecida como MAC (Concentração Mínima Alveolar em português). Dizemos que MAC é 1 quando 50% dos pacientes não respondem à dor. Com MAC 0,1 – 0,2 há uma amnésia (primeiro explícita e depois implícita), com MAC 0,3 há uma queda no nível de consciência e com MAC 0,3 – 0,4 há uma perda das respostas aos comandos verbais (perda da consciência). A transição para a perda da consciência é abrupta, ou seja, segue uma dinâmica não linear. Nesse caso, é sugerido que a perda da consciência não é decorrência da redução da atividade neuronial, mas determinada pela perda do padrão de uma dinâmica da atividade neuronial específica que seria o NCC.

Nas epilepsias, em especial as dos lobos temporais, há uma perda da consciência durante o ataque epiléptico. Vale ressaltar que nessa condição não há uma redução da atividade neural, mas uma hipersincronização neuronal. No caso da epilepsia é sugerido que a perda da consciência seja causada por: 1 – aumento da atividade neural no mesencéfalo e tálamo medial; 2 – redução da atividade neuronal no cingulado posterior, córtex frontal medial e precuneus e 3 – alterações da atividade neural no córtex frontal lateral, orbitofrontal e córtex parietal lateral. Nessas áreas pode haver aumento ou redução da atividade neural, dependendo do tipo de epilepsia. O que fica evidente nesses achados é que a perda da consciência ocorre quando os neurônios são excessivamente ativos e sincronizados.

Correlatos neurais da consciência

Embora ainda estejamos no início da cruzada em busca do conhecimento que nos permita entender as bases neurais da consciência, tudo faz crer que a neurociência caminha a passos largos nessa direção. Vale a pena lembrar que no início do século passado a genética parecia tão obscura quanto os mecanismos neurais da mente. Entretanto, após o esclarecimento da estrutura e da função do DNA, o avanço da biologia molecular foi impressionante. Hoje, os mecanismos genéticos envolvidos na transmissão das características biológicas estão bem estabelecidos em razão da descoberta da estrutura molecular e das propriedades funcionais dos genes.

Como vimos, a consciência resulta de uma modulação de ações integradas de várias funções mentais tais como atenção, memória, aprendizagem, pensamento, autoconhecimento, e também resulta da análise comparativa de informações recorrentes por diferentes regiões do cérebro (Fig. 8.1). Todavia, parece que a consciência não depende do cerebelo, pois pacientes que nascem com a ausência cerebelar possuem uma percepção consciente normal. Esse é um achado interessante, pois o cerebelo possui 69 dos 86 bilhões de neurônios que um indivíduo adulto possui.

A busca de uma relação entre estrutura e função talvez seja um dos aspectos mais pesquisados em neurobiologia. A consciência não pode ser reduzida ao plano de uma função mental, de forma que ela envolve a atividade de várias estruturas cerebrais. O córtex cerebral está primariamente associado aos processos de consciência na medida em que, como já comentado, existe uma correspondência entre o desenvolvimento das funções mentais e a evolução do cérebro na escala evolutiva. Dentre as

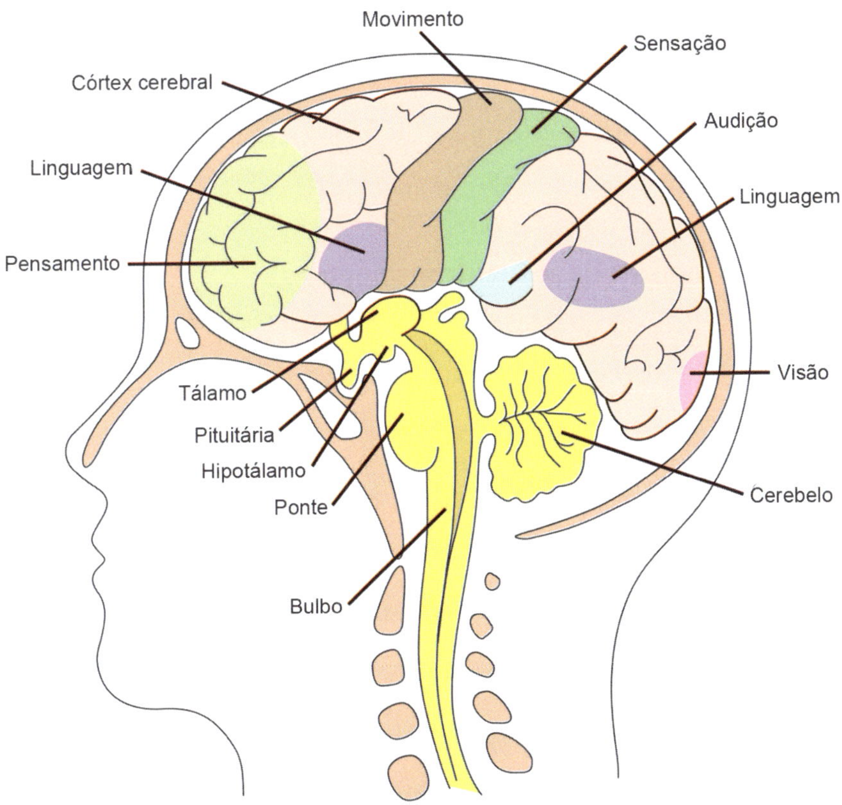

Fig. 8.1. Representação de um corte coronal do cérebro mostrando a disposição anatômica das estruturas nessa seção. À medida que as técnicas utilizadas em neurociências vão se aperfeiçoando, a abordagem ao funcionamento cerebral nos traz mais informações sobre os mecanismos neurais subjacentes à consciência. A ação organizada e integrada dos inúmeros circuitos cerebrais está na base da consciência no homem.

estruturas corticais o córtex frontal tem sido particularmente associado pelos neurologistas à organização da atividade mental consciente. O aumento do fluxo sanguíneo e o incremento da atividade metabólica no córtex frontal são evidentes quando o indivíduo executa uma atividade mental consciente, como o demonstram os relatos com o uso da técnica de imagens cerebrais. Além disso, a incapacidade de concentração de pacientes com lesões do córtex frontal é bem conhecida dos neurologistas e psiquiatras. Dadas as extensas conexões do córtex com outras regiões cerebrais acreditava-se que a consciência resulta da atividade integrada de estruturas corticais e subcorticais. Demonstração disso está em que a Doença de Alzheimer, geralmente associada à atrofia cortical, cursa também com lesões no estriado e tálamo. Distúrbios da consciência estão também presentes em algumas doenças relacionadas aos núcleos da base, como a Coreia de Huntington e a doença de Wilson. Quanto ao tálamo, Hughlings Jackson atribuía a perda da consciência na epilepsia primária a descargas no hipotético "sistema centroencefálico", do qual o tálamo é peça importante junto com a formação reticular. No tálamo, destaque deve ser dado aos núcleos intralaminares que funcionam como relês sensoriais entre a formação reticular e o córtex cerebral. Nas alucinações pedunculares a lesão primária está localizada no mesencéfalo.

Todavia, novas evidências clínicas demonstraram que o córtex frontal talvez não seja crucial para a experiência consciente, pois pacientes com lesões graves do córtex frontal ainda relatam uma percepção consciente. Recentemente, Koch e Tononi têm trabalhado com essa ideia e proposto que a região cortical posterior, que eles chamam de *posterior cortical hot zone*, seja o principal substrato da neural da consciência. Algumas evidências clínicas são de pacientes que tiveram lesão do córtex frontal e ainda passaram a relatar experiência consciente. Um caso clássico é o de uma lesão causada por acidente de carro em que o paciente perdeu totalmente o córtex frontal e ainda manteve sua consciência.

Lateralização hemisférica: duas consciências?

Está bem estabelecido atualmente que a ação conjunta dos hemisférios cerebrais é essencial para a expressão plena da consciência. A desconexão dos hemisférios cerebrais prejudica a formação da consciência, como fica demonstrado em estudos com pacientes com secção do corpo caloso (comissura que conecta os dois hemisférios), uma técnica conhecida como "cérebro dividido" ou "*split-brain*". Esse procedimento pode ser realizado em animais, mas no homem só é utilizado como último recurso no controle de crises epilépticas severas que ameacem a vida, as quais se propagam para ambos os hemisférios quando eles estão interconectados. Nos pacientes comissurotomizados, apenas os hemisférios cerebrais estão desconectados. Cada hemisfério ainda continua normalmente ligado às estruturas diencefálicas subjacentes, de forma que as funções básicas, viscerais, motivacionais e motoras continuam sendo normalmente controladas e expressas. Da mesma forma, o mesencéfalo – com suas conexões com as estruturas superiores – continua ainda coordenando normalmente as funções sono-vigília, funções motoras e autonômicas. Em uma análise superficial, essas pessoas parecem normais. Parentes e amigos reconhecem que os pacientes não apresentam prejuízos significativos na linguagem e memória.

Uma contribuição importante à compreensão das bases neurobiológicas da consciência foi dada por R. W. Sperry e colaboradores, a partir de inúmeras análises sistemáticas do comportamento de pacientes que sofreram secção do corpo caloso. Com base nesses estudos que descreveremos adiante, esses autores concluíram que funcionalmente os hemisférios cerebrais não são imagens especulares um do outro e que, na realidade, existem duas mentes (esquerda e direita) em um só cérebro, cada qual com suas especificidades.

A fim de determinar que tipo de especialização funcional cada hemisfério possui, Sperry delineou um teste que permitia avaliar as informações visuais e táteis que alcançavam somente um lado do cérebro. Para entender a estruturação de sua pesquisa devemos lembrar que a informação visual proveniente de cada olho alcança ambos os hemisférios, dado que algumas fibras nervosas provenientes da retina nasal (que recebe os estímulos da metade temporal do campo visual) cruzam para o lado oposto pelo quiasma ótico, enquanto os estímulos provenientes do campo visual nasal (que chegam na retina temporal) não cruzam para o lado oposto. Por outro lado, o estímulo apresentado a um único campo de visão só atinge um único hemisfério, isto é, os estímulos apresentados no campo de visão direito projetam-se no córtex visual esquerdo, e os estímulos apresentados no campo visual esquerdo projetam-se no córtex visual direito (Fig. 8.2). Além disso, sabemos que as vias que levam as informações táteis para o cérebro cruzam para o lado oposto, no tronco cerebral, ou seja, o hemisfério esquerdo recebe informações do lado direito do corpo e o hemisfério direito as recebe do lado esquerdo. Nos experimentos de Sperry, os estímulos eram apresentados ou no campo de visão direito ou no campo de visão esquerdo, de forma que os sinais eram recebidos exclusivamente pelo hemisfério esquerdo ou direito, respectivamente. No seu delineamento experimental, Sperry tomou alguns cuidados gerais para não contaminar os seus dados com eventuais situações condicionadas. Assim, era pedido aos pacientes que olhassem fixamente para um ponto no centro da tela, e a apresentação dos estímulos era feita em forma de *flash* a um hemicampo visual. Como controle adicional do que estava ocorrendo em cada lado do cérebro, Sperry pedia aos pacientes que utilizassem a mão direita ou a mão esquerda para reconhecer pelo tato ou escrever os nomes dos objetos que eram projetados em cada campo de visão. Vale lembrar que as informações táteis de cada lado do corpo continuam a ser enviadas e recebidas no hemisfério cerebral do lado oposto no paciente comissurotomizado. Cumpre salientar ainda que as mãos atuavam independentemente da visão através da movimentação sem controle visual por baixo da tela, enquanto procuravam os objetos para reconhecimento pelo tato. Além disso, também era solicitado aos pacientes que escrevessem os nomes dos objetos colocados diretamente na sua mão direita ou esquerda, ativando as áreas de processamento de informações táteis no hemisfério esquerdo ou direito, respectivamente. Os principais resultados obtidos nesse estudo podem ser assim sumarizados:

1. Se os objetos eram projetados na metade esquerda do campo de visão, o paciente cujo cérebro foi dividido não conseguia nomeá-los. Era capaz de selecionar o objeto pela palpação quando solicitado. Uma vez realizada a tarefa, era incapaz de relatar aspectos específicos do objeto, dado que a atividade foi desenvolvida pelo hemisfério direito (Fig. 8.3). Da mesma forma, se eram projetadas palavras, em vez de objetos, na metade esquerda do campo de visão, o paciente não podia lê-las em voz alta, embora pudesse selecionar os objetos correspondentes pelo tato (Fig. 8.4). Nessa situação experimental, o paciente era capaz de executar determinadas tarefas, mas não podia expressá-las verbalmente ou por escrito. Em resumo, os pacientes comportavam-se como se os atos praticados com o auxílio de seu hemisfério direito não houvessem acontecido. O mesmo acontecia quando o objeto era colocado na sua mão esquerda.
2. Se os objetos eram projetados na metade direita do campo de visão, o paciente com o cérebro dividido podia nomeá-los (por exemplo, uma maçã, um lápis,

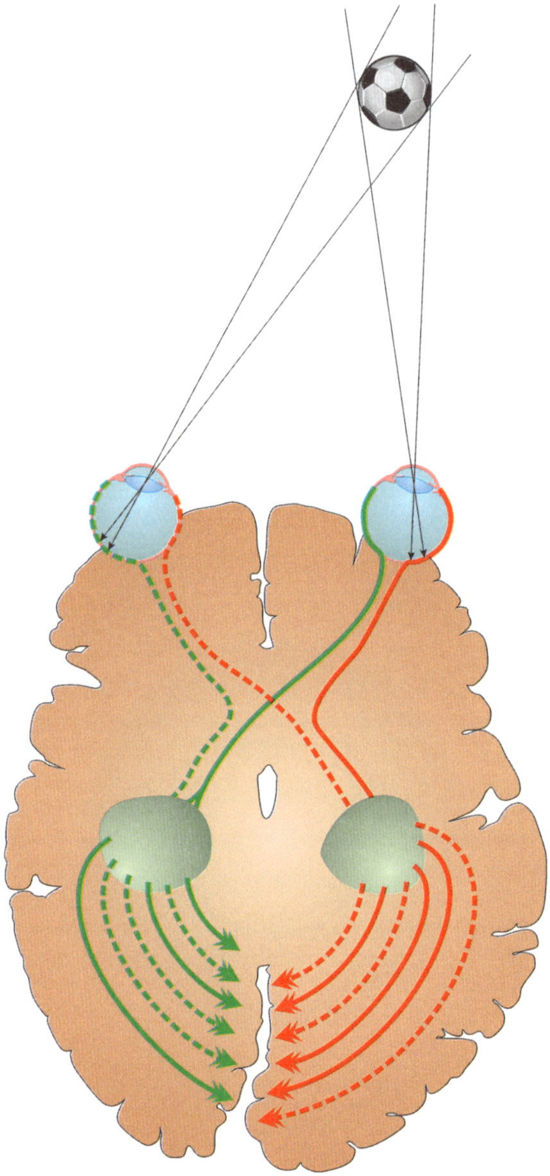

Fig. 8.2. Lateralização hemisférica de funções. Percurso das informações visuais no hemisfério esquerdo a partir do campo de visão direito. Informações visuais do campo de visão esquerdo são projetadas no hemisfério direito e informações do campo visual direito são projetadas no hemisfério esquerdo. As projeções da retina temporal de cada olho atingem o hemisfério do mesmo lado e as projeções da retina nasal alcançam o córtex visual contralateral, uma vez que suas fibras nervosas cruzam de hemisfério pelo quiasma ótico. Assim, os estímulos apresentados no campo visual esquerdo projetam-se no hemisfério direito, e os estímulos apresentados no campo visual direito projetam-se no córtex visual esquerdo. O hemisfério esquerdo é especializado na linguagem, recebe informações e processa as atividades somatossensoriais do lado direito do corpo. O hemisfério direito é especializado na percepção espacial, recebe informações e processa as atividades somatossensoriais do lado esquerdo do corpo. Se o corpo caloso está intacto como no presente caso, a imagem de um único campo visual pode alcançar secundariamente o hemisfério do mesmo lado (ipsilateral) através das fibras comissurais.

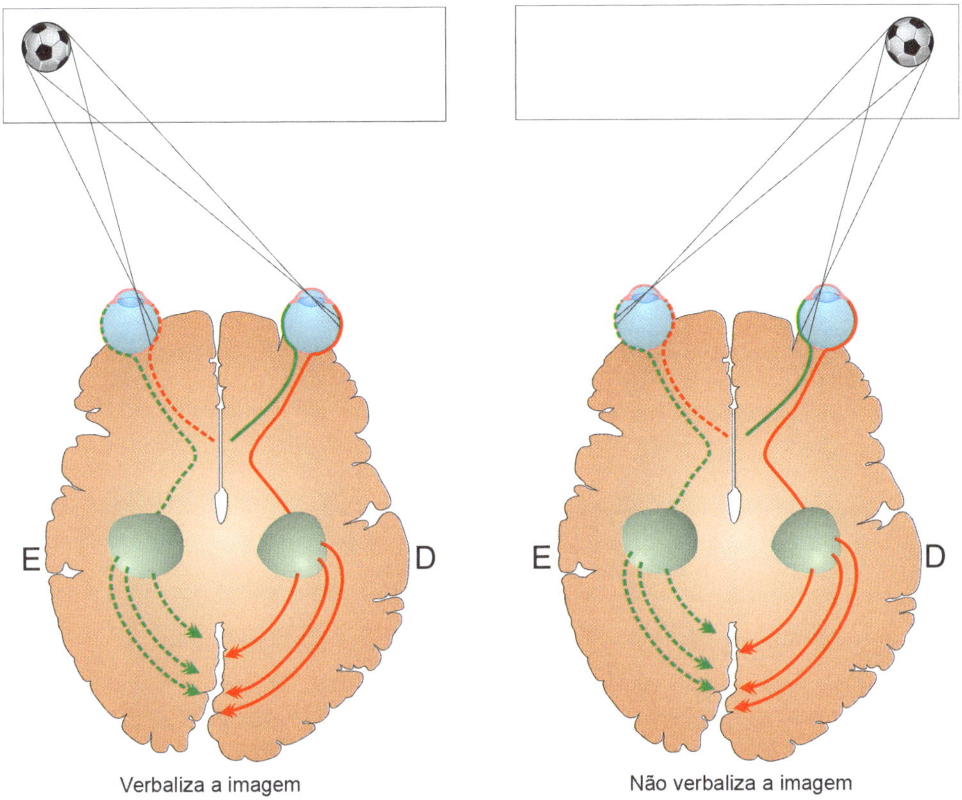

Fig. 8.3. O cérebro dividido (*split-brain*). A experiência de Sperry em paciente com o cérebro comissurotomizado. A comissurotomia está representada pela área branca entre os hemisférios. O indivíduo pode identificar os estímulos de forma verbal e/ou tátil através da palpação dos objetos colocados atrás da tela. A apresentação de objetos no campo visual esquerdo ou para palpação com a mão esquerda confina a representação dos mesmos no hemisfério direito, que não possui os mecanismos neurais para expressão verbal e, como consequência, o paciente não consegue nomeá-los. Por outro lado, os indivíduos com secção do corpo caloso comportam-se como normais para imagens projetadas no seu hemisfério esquerdo. As vias que levam as informações táteis para o cérebro cruzam para o lado oposto no tronco encefálico, ou seja, o hemisfério esquerdo recebe informações do lado direito do corpo e o hemisfério direito recebe as informações táteis provenientes do lado esquerdo do corpo. Se o corpo caloso está intacto, a sensação tátil aplicada ao lado esquerdo do corpo pode alcançar secundariamente o hemisfério do mesmo lado através das fibras comissurais. Se o corpo caloso está seccionado, a apresentação de objetos para palpação com a mão esquerda confina a representação dos mesmos no hemisfério direito, que não possui os mecanismos neurais para expressão verbal e, como consequência, o paciente não consegue nomeá-los. Entretanto, são capazes de reconhecê-los pelo tato quando veem a sua imagem na tela, indicando, assim, um conhecimento da situação (consciência introspectiva) que eles não conseguem expressar pela comunicação oral. Três importantes conclusões se depreendem a partir desses resultados:

um garfo ou uma chave) e com a mão direita poderia selecionar esses objetos entre vários. Da mesma forma, se nesse mesmo campo direito eram projetadas palavras, os pacientes poderiam lê-las em voz alta, escrevê-las e novamente reconhecer pelo tato o objeto correspondente. Se um objeto era colocado na mão direita do paciente, os resultados obtidos eram análogos. O paciente reconhecia o objeto, falava e escrevia o seu nome. Como as atividades de reconhecimento

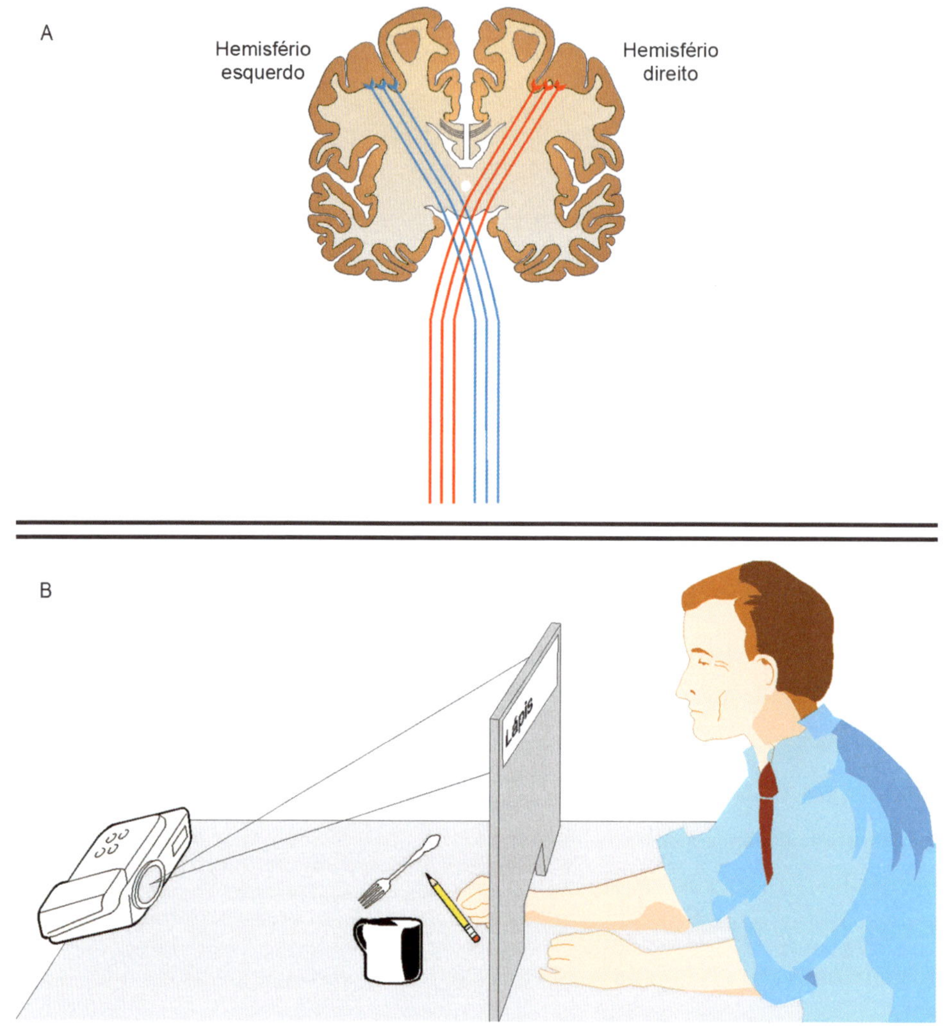

Fig. 8.4. Determinação experimental da lateralização funcional hemisférica. As imagens dos objetos são projetadas em painéis translúcidos no campo visual direito ou esquerdo de um indivíduo com secção do corpo caloso. A apresentação de objetos no campo visual esquerdo confina a representação dos mesmos no hemisfério direito, que não possui os mecanismos neurais para expressão verbal e, como consequência, o paciente não consegue nomeá-los. A secção do corpo caloso restringe a imagem de um único campo visual no hemisfério contralateral. O indivíduo somente pode nomear a imagem que é projetada no hemisfério esquerdo.

eram realizadas pelo hemisfério esquerdo, os pacientes comportavam-se como uma pessoa normal o faria nessas situações.

- O hemisfério esquerdo não se distingue do cérebro intacto no que se refere às comunicações verbais e à consciência introspectiva. Em conjunto com as respectivas estruturas subcorticais, o hemisfério esquerdo deve ser considerado, também no cérebro normal, como o substrato neural dominante e decisivo para a consciência específica do ser humano e para a linguagem a ela associada;

- O hemisfério direito também possui um sistema particular de linguagem, mas que não pode expressar-se através da fala. De fato, como veremos no próximo capítulo, o aspecto emocional da linguagem é função do hemisfério direito. Os processos integrativos sensoriais e motores por ele realizados não são percebidos pelo paciente. Separado do hemisfério esquerdo, o hemisfério direito tem uma vida própria que só é percebida indiretamente pelo paciente através dos canais sensoriais do hemisfério esquerdo;
- O cérebro direito possui memória, conhecimento visual e tátil, bem como capacidade de abstração. As suas atividades só atingem a consciência depois que são transmitidas para o hemisfério esquerdo através do corpo caloso. Em alguns aspectos, ele é superior ao hemisfério esquerdo, quanto à compreensão musical e à capacidade de concepção espacial, por exemplo. De fato, figuras desenhadas por pacientes destros e portadores de secção do corpo caloso são mais compreensíveis e coordenadas quando desenhadas com a mão esquerda que com a mão direita. Por exemplo, o paciente fracassa na tentativa de ajustar uma forma geométrica simples a um conjunto de blocos coloridos quando usa a mão direita, mas essa tarefa é realizada adequadamente pela mão esquerda, que é comandada pelo hemisfério direito.

Os pacientes com o cérebro dividido mostram uma incrível capacidade em adaptar-se às suas dificuldades, como demonstrado por M. S. Gazzaniga. Esse pesquisador descreve um experimento em que esses pacientes demonstram uma maneira inteligente de contornar o problema da desconexão anatômica de seus hemisférios através de formas alternativas de comunicação. O experimentador apresentava ao acaso um *flash* de luz verde ou vermelha no campo visual esquerdo, portanto no hemisfério direito, e pedia ao paciente para identificar a sua cor. Para obter escores mais elevados de acertos, o paciente primeiro deixava que o hemisfério esquerdo respondesse de forma tentativa, dizendo, por exemplo, "verde". Se a resposta era incorreta, o hemisfério direito sinalizava com um aceno da cabeça, o que permitia ao hemisfério esquerdo fazer a correção para o "vermelho".

As pesquisas com *split-brain* sugerem que existem duas esferas independentes de consciência no cérebro que se comunicam e agem de forma integrada. Quando a comunicação entre os hemisférios está prejudicada, o indivíduo pode viver com dois cérebros, cada qual com seus pensamentos, objetivos e reação ao ambiente. O hemisfério esquerdo é mais analítico, verbal, lógico e digital (usa números), enquanto o hemisfério direito usa uma abordagem mais sintética, intuitiva, e enfatiza as características espaciais do meio, bem como percebe configurações e estruturas globais (holístico).

As experiências de R.W. Sperry representaram um grande avanço para nossa compreensão dos processos neurais envolvidos na consciência e linguagem, mas devemos ter em mente que nem todas as vias sensoriais, visuais, táteis ou dolorosas são cruzadas. Um pequeno contingente de fibras dessas vias segue um percurso ipsilateral. No caso da estimulação visual existe uma projeção ipsilateral da retina para o colículo superior, depois para o núcleo pulvinar no tálamo e, então, a sensação é percebida no córtex occipital. Isso explica o rubor demonstrado por um paciente comissurotomizado que, quando submetido aos testes anteriormente descritos, era apresentado a um nu feminino no campo visual esquerdo. Quando perguntado sobre a razão do enrubescimento, ele dizia sentir-se envergonhado, mas não sabia dar qualquer explicação para o fato. Da mesma forma, se um estímulo doloroso é aplicado na mão esquerda sem que o paciente veja, ele relata que sente dor em algum local do corpo, mas não consegue precisar onde. Dessa forma, acredita-se que, nesses casos, informações difusas são passadas ao hemisfério dominante por essas vias ipsilaterais, resultando em uma experiência consciente, vaga e mal definida.

Emoção e razão na modulação da consciência

Não causa surpresa a nenhum neurocientista referir-se aos processos de memória e emoção como sendo interativos de forma a chamá-los de memória emocional ou memória aversiva. Entretanto, não existe uma denominação para indicar a associação entre processos emocionais e racionais ou cognitivos. Essa dificuldade é reflexo da distinção dos mecanismos neurais que servem à emoção e à razão. Já vimos anteriormente que os neurônios dopaminérgicos que se originam na área tegmental ventral e se projetam para o córtex pré-frontal formam o sistema mesocortical dopaminérgico, que possui um papel funcional distinto do sistema mesolímbico dopaminérgico constituído por fibras provenientes da mesma área tegmental ventral no mesencéfalo e se projetam para a amígdala, núcleo *acumbens*, giro do cíngulo e outras estruturas límbicas. Enquanto o primeiro sistema tem um papel mais voltado para a programação de atividades e controle das ações o segundo está voltado para a geração e elaboração de respostas com conteúdo emocional. Dado o caráter divergente dos processos que resultam da entrada em atividade de um ou de outro desses sistemas, fica fácil entender que eles pouco conversam, isto é, dependendo da situação ou do contexto prevalece um ou outro; dito em outras palavras ou prevalece a razão, ou a emoção. Alguns neurocientistas proclamavam que, se fossem indicar uma estrutura determinante para os processos de consciência, o córtex pré-frontal seria o eleito. O córtex pré-frontal é o córtex associativo que experimentou o maior desenvolvimento no curso da evolução dos hominídeos. Anatomicamente é a área cortical com o maior contingente de projeções do tálamo dorsomedial o que significa que recebe uma quantidade de informações sensoriais do meio para análise e programação de ações para a produção de respostas adequadas. Por outro lado, estruturas límbicas telencefálicas que dão colorido emocional aos impulsos que chegam do meio têm no núcleo dorsolateral do tálamo importante fonte de suas fibras de projeção. Esse núcleo talâmico, por sua vez, recebe informações de natureza aversiva de estruturas envolvidas com o chamado sistema encefálico aversivo como a substância cinzenta periaquedutal e o colículo inferior. Portanto, circuitos tálamo-corticais distintos promovem uma clara dissociação entre os processos emocionais e cognitivos (Fig. 8.5). O dito popular que ensina que o coração tem razões que a própria razão desconhece encontra suporte nessas evidências derivadas dessas pesquisas relatadas.

A consciência e o tempo

Um aspecto importante que sempre permeou as discussões sobre a consciência refere-se a se ela é um fenômeno contínuo ou fenômenos de curta duração que se sucedem no tempo. Utilizando a metáfora de Jorge Luis Borges (1899–1986) "O tempo é um rio que me leva embora, mas eu sou o rio", diríamos que a consciência é como um rio, um fenômeno contínuo, ou seria um fenômeno mais bem descrito como uma sucessão de descontínuos?

Essa dicotomia da consciência associada a um processo contínuo ou descontínuo pode ser apreendida através do uso do zootrópio (aparelho dotado de um cilindro giratório perfurado, no interior do qual são colocadas diversas figuras que, vistas através das fendas, dão ao espectador a ilusão de uma única figura animada). Atualmente vários estudos mostram que a consciência parece ser um fenômeno descontínuo, como por exemplo na ilusão provocada quando olhamos o cubo de Necker. O que ocorre nesse caso é que, quando olhamos para esse cubo desenhado de uma perspectiva ambígua, nossa percepção dele muda a cada poucos segundos. Em um momento percebemo-lo projetar-se, em outro ele parece recuar. Isso tudo ocorre sem nenhum esforço mental e o observador não consegue impedir essa alternância na aparência do cubo. Crick e Koch

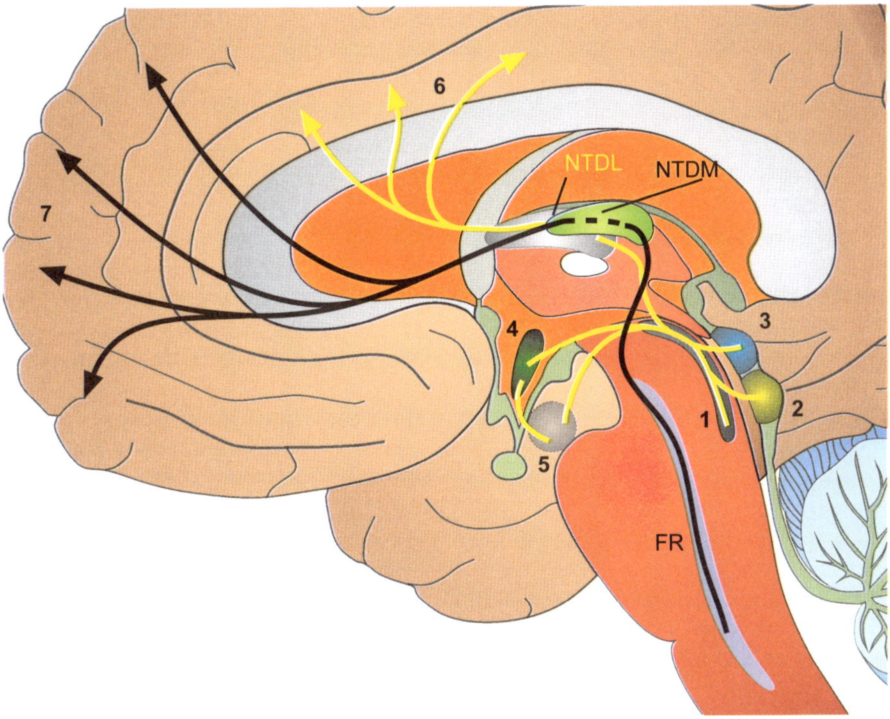

Fig. 8.5. Processos emocionais e cognitivos. Informações sensoriais do meio trafegam pelo tálamo dorsomedial e se projetam no córtex pré-frontal. Por outro lado, informações com conteúdo emocional projetam-se para estruturas límbicas telencefálicas passando pelo núcleo dorsolateral do tálamo. Nesse caso, estruturas do chamado sistema encefálico aversivo como a substância cinzenta periaquedutal e o colículo inferior também são acionadas durante o processamento dos impulsos com valência negativa.

propuseram a partir de várias outras evidências que a consciência é composta por vários instantâneos que reunidos formam a consciência em si. Todavia, percebemos a nossa consciência como um contínuo. Para explicar por exemplo a continuidade da consciência visual, Crick e Koch sugeriram a atividade de coalizão neuronial conhecida como "histerese", que significa a sua persistência por um período maior do que a duração do próprio estímulo.

A modulação temporal da consciência não está restrita a essa dimensão temporal de segundos, dado que o próprio nível e conteúdo da nossa consciência não se mantêm constante. Sabemos claramente que a nossa capacidade de aprendizagem tem uma limitação temporal, que precisamos de breves episódios de distração/repouso. Esse fenômeno ocorre pela nossa incapacidade de manter os processos atencionais e a nossa consciência contínua. Aqui é importante destacar que embora não possamos reduzir a consciência à atenção, pois podemos ter atenção sem consciência e consciência sem atenção, os dois processos estão altamente interligados durante a nossa vigília. Sabendo que esses dois processos são gerados por mecanismos neurais diferentes, precisamos começar a levar em conta que, em algumas condições clínicas em que consideramos que haja um distúrbio de atenção, talvez esteja ocorrendo uma alteração neural no NCC, ou seja, o problema pode ser de consciência.

A nossa consciência também é interrompida todos os dias durante o sono. Não só temos momentos de perda da consciência que são espontaneamente reversíveis durante alguns momentos do sono, mas também que ela ocorrerá durante o sono do dia seguinte, ou seja, ela parece seguir uma periodicidade de 24 horas. Também ocorrem alterações importantes no conteúdo da consciência durante o sono, quando temos uma percepção consciente que é gerada internamente pelo nosso cérebro, já que não estamos responsivos aos estímulos ambientais. Somado a isso, em algumas fases do sono nossos músculos ficam totalmente inibidos. Descrevemos adiante a consciência nessas condições.

A consciência, o sono e os sonhos

Ao longo da nossa fase de vigília aumentamos gradualmente nossa propensão ao sono, ou seja, aumentamos o nosso nível de sonolência e como consequência reduzimos a nossa atenção. Não sabemos ainda se há uma modificação gradual também nos mecanismos neurais relativos à consciência. Todavia, é claro que ao iniciarmos o sono, se ocorre uma transição abrupta da vigília para sono, nós perdemos a consciência. Essa fase de transição é atualmente chamada de fase de sono N1. Ela é caracterizada pelo desaparecimento do ritmo alfa na região occipital e o aparecimento de um padrão de onda aguda no vértice cortical, ou seja, predominantes nos eletrodos centrais. Isso sugere um desacoplamento entre áreas motoras e sensórias. Esse desacoplamento pode ser um dos fatores que provoque uma alteração na dinâmica funcional dos neurônios da NCC provocando a perda da consciência. Essa fase dura poucos minutos e logo em seguida ocorre a fase N2, que é caracterizada pelos elementos eletrográficos que registramos no EEG e que chamamos de fusos e complexo K. Os fusos são episódios muitos curtos de ritmos com frequências de 10 a 15 Hz. Esses episódios ocorrem em decorrência de um padrão de ativação neuronial sincronizado de circuitos tálamo-corticais. Eles são mais comuns nos córtices não sensoriais primários. Acredita-se que eles estejam envolvidos com processos de reverberação de circuitos neurais que foram ativados durante a vigília e que durante o N2 são reativados para promover a consolidação sináptica. Uma das evidências que sugerem isso é a alta correlação positiva entre o número de episódios de fusos e o desempenho. Já os complexos K são ondas de alta amplitude que podem ocorrer em ambos os hemisférios e são resultado de processos de sincronização neuronial (o nome complexo K é uma homenagem a Nathaniel Kleitman, 1895–1999). Em seguida, temos a fase N3 em que há uma predominância de ondas com frequências de 1 a 4 Hz. Por isso, essa fase é também chamada de sono de ondas lentas. Nessa fase N3 é que somos quase totalmente incapazes de responder aos estímulos ambientais; por isso, chamamos também de sono profundo. Em seguida ocorre uma nova fase chamada de sono REM (*Rapid Eye Movements*) em que a atividade neuronial cortical torna-se dessincronizada, há uma atonia muscular em decorrência de uma inibição dos motoneurônios e geralmente aparecem movimentos rápidos dos olhos. No primeiro terço da noite ocorre mais a fase N3 e na última parte da noite ocorre mais a fase REM (detalhes no Capítulo 7).

Durante o sono temos uma perda da consciência, porém ela reaparece em episódios que chamamos de sonhos. O reaparecimento da consciência, ou seja, os sonhos são mais comuns na segunda metade do sono. Quando acordamos uma pessoa durante a fase N3, sono de ondas lentas, raramente ela relata que estava tendo alguma atividade mental, uma percepção consciente. Todavia, ocorre o inverso durante o sono REM. Quase sempre os sujeitos relatam uma atividade consciente e que ela era muita vívida, porém sem lógica espacial e temporal e sem autocontrole. Essa é uma evidência de que a atividade neural correlata com a consciência (NCC) está relacionada a uma dinâmica neural não sincronizada, já que quando temos uma maior sincronização neuronal, tanto em episódios de epilepsia e durante o sono N3, perdemos a consciência.

Há uma diferença entre o conteúdo da consciência durante as fases N1 e N2 em relação à fase REM. A consciência nas fases N1 e N2, embora seja gerada internamente, está mais próxima da consciência gerada durante a vigília. Já a consciência na fase REM aproxima-se muito das experiências perceptuais durantes as alucinações que ocorrem nos pacientes esquizofrênicos.

Recentemente, os estudos genéticos da esquizofrenia têm sugerido que os genes relacionados com esse fenótipo têm sido selecionados ao longo da evolução nos primatas, em especial nos hominídeos. Além disso, alguns desses genes relacionados à esquizofrenia também têm uma função na regulação do sono, em especial no sono REM. Isso nos fez propor uma hipótese de que durante a evolução surgiu primeiro o sono REM (provavelmente nos crocodilos) e que teve alguma vantagem adaptativa por gerar uma atividade neural dessincronizada e que posteriormente esse evento passou a ocorrer também durante a vigília gerando as alucinações. Esses episódios que formam a esquizofrenia poderiam ter tidos vantagens adaptativas ao longo da evolução humana, pois o aumento do tempo de vigília pode ter ajudado na defesa do grupo contra predadores, a capacidade de alucinar pode ter contribuído com a formação de uma cultura espiritual e formação de lideranças, bem como a saída de grupo e o aumento da diversidade da espécie.

Outro aspecto interessante da consciência durante o sono REM é que em algumas situações temos inclusive a percepção consciente de que estamos sonhando. Esse tipo de sonho é chamado de sonhos lúcidos. Nós temos estudado esse tipo de sonho e recentemente várias pesquisas foram publicadas detalhando os fenômenos neurais relacionados aos sonhos lúcidos. Uma diferença encontrada entre um sonho e um sonho lúcido é que nos sonhos há uma redução da atividade do córtex frontal quando comparamos com a vigília (uma evidência parcial de que a consciência não necessita fundamentalmente do córtex frontal para que ela ocorra). Já nos sonhos lúcidos ocorre uma atividade do frontal. Assim, podemos supor que o córtex frontal seja necessário para termos uma autoconsciência, mas não necessariamente a percepção consciente propriamente dita.

Neuroquímica

Os mecanismos neuroquímicos recrutados no sono de ondas lentas e no sono REM são bem distintos. Como o sono REM compartilha alguns mecanismos responsáveis pelo estado de alerta não deve causar surpresa que a acetilcolina também esteja elevada durante o sono REM. Por outro lado, a atividade do *locus coeruleus*, principal fonte da inervação noradrenérgica do SNC, está bastante reduzida nessa condição. Muitas divergências existem, entretanto, quanto à participação dos mecanismos mediados pelas outras aminas biogênicas – serotonina e dopamina – no sono e sonhos. Estudo pioneiro da década de 60 mostrou que a depleção serotoninérgica com o PCPA (p-clorofenilalanina) produzia insônia persistente em gatos que podia ser revertida com a administração do precursor de serotonina, 5-hidroxitriptofano. Evidências consistentes também mostram que drogas que aumentam a disponibilidade de 5-HT no SNC facilitam o início do sono e aumentam o tempo total de sono. Parte dos avanços que ocorreram no conhecimento da mediação química do sono REM deve-se a estudos com drogas psicotomiméticas. Na realidade, sonhos, alucinações induzidas por drogas e certos aspectos das psicoses compartilham certas propriedades psíquicas e comportamentais em comum. Pesquisas recentes com abordagem neuroquímica, eletrofisiológica, neurofarmacológica, associadas a testes comportamentais, indicam que a diminuição da neurotransmissão serotoninérgica, possivelmente associada com a função dopaminérgica aumentada, pode estar subjacente à manifestação desses eventos. Durante o sono REM a atividade do sistema serotoninérgico reduz significativamente, o fluxo do pensamento aumenta, fantasias e pesadelos emergem. Como suporte a essa hipótese, sabemos que drogas alucinogênicas como o LSD têm seus efeitos alucinógenos atribuídos à redução do funcionamento dos neurônios serotoninérgicos da rafe. Provavelmente seus efeitos seriam decorrentes da inibição da atividade dos neurônios 5-HT da rafe que, por sua vez, inibem tonicamente os impulsos visuais e outros canais sensoriais no tronco encefálico. Entretanto, outros resultados contestam esse tipo de associação. Certas drogas psicodélicas como as metanfetaminas (p. ex., MDMA – Ecstasy) têm seu mecanismo de ação associado à liberação de serotonina de seus terminais. Por outro lado, essas drogas possuem neurotoxicidade específica contra neurônios serotoninérgicos levando à sua degeneração e morte celular. A Fig. 8.6 ilustra o envolvimento dos principais neurotransmissores na mediação do sono REM.

As alterações que ocorrem na consciência, no nível e conteúdo ao longo do dia são também decorrentes da funcionalidade do sistema de temporização circadiano. Esse é um sistema funcional responsável pela geração dos ritmos circadianos, a sincronização deles com as pistas temporais do ambiente e também a sincronização temporal interna

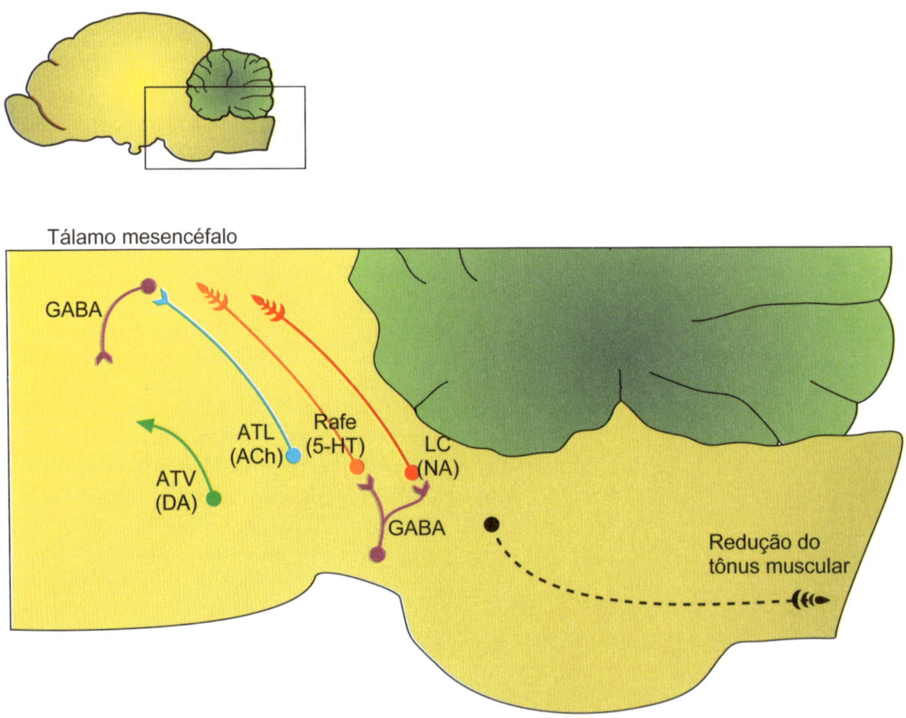

Fig. 8.6. Regulação do sono REM em um esquema simplificado em corte sagital do tronco cerebral de gato. Mediação química do sono REM pela acetilcolina e pelas aminas biogênicas causa redução do tônus muscular, ondas EEG rápidas e de baixa voltagem. O aumento da transmissão GABAérgica reduz a atividade de neurônios serotoninérgicos e noradrenérgicos. Neurônios colinérgicos projetam-se no tálamo onde inibem neurônios GABAérgicos.

das diversas funções fisiológicas, incluindo a consciência. O sistema de temporização circadiano é estudado por uma disciplina das neurociências chamada de Cronobiologia.

Cronobiologia

Todos os seres vivos apresentam variações rítmicas do estado fisiológico de seus órgãos. A cronobiologia é disciplina científica que estuda os ritmos biológicos. Ela estuda objetivamente os mecanismos das oscilações periódicas dos sistemas biológicos, a sua interação com sinais temporais do ambiente, que chamamos de ordem temporal externa, e o ajuste temporal entre os diversos ritmos dentro de um organismo, a ordem temporal interna. Existem ritmos em quase todas as funções, tais como na secreção das glândulas endócrinas, na síntese de neurotransmissores, na expressão dos receptores, nos níveis e nas atividades enzimáticas, na atividade elétrica cerebral, na duração dos ciclos celulares etc. São claramente conhecidas as variações diária da temperatura corporal, com um mínimo pela manhã e um pico à noite, apresentando uma variação em torno de 1-1,5°C e a variação da secreção hormonal de ACTH, que promove um aumento maior de níveis plasmáticos de glicocorticoides por volta das 8 horas da manhã e diminui progressivamente até por volta das 4 horas da madrugada, quando começa a subir novamente.

Os ritmos biológicos podem ser classificados conforme a duração dos ciclos – menos do que um dia (ultradiano), aproximadamente 24 horas (circadiano), mais do que um dia (infradiano), aproximadamente uma semana (circasseptano), cerca de um mês (circamensal) e cerca de um ano (circa-anual). Uma classificação mais funcional é a que considera os ritmos como correlatos dos ciclos geofísicos e os ritmos sem correlatos com ciclos geofísicos. Por exemplo, o ritmo sono-vigília, que é circadiano, tem um claro correlato com o ciclo claro e escuro (dia e noite) que tem a duração de 24 horas. Porém, o ciclo menstrual ou o ritmo cardíaco não estão associados a nenhum ciclo geofísico com a mesma frequência e não mantêm qualquer relação de sincronização temporal com outro ritmo. A duração desses ritmos biológicos é determinada apenas pela necessidade fisiológica. A origem do termo circadiano vem de *circa* = aproximadamente – e *dies* = dia. A periodicidade circadiana de nossas funções orgânicas é determinada endógena e hereditariamente e deve ser considerada como uma adaptação filogenética à estrutura temporal de nosso meio ambiente.

Existem múltiplos ritmos biológicos em um organismo vivo. No ser humano eles incluem o ciclo de sono-vigília, níveis hormonais, temperatura corporal e ciclo menstrual para citar os mais conhecidos. Quando todos esses ciclos estão sincronizados uns com os outros, diz-se que os ritmos biológicos estão em fase de forma estável, o que chamamos de ordem temporal interna. A geração dos ritmos biológicos é feita pelos chamados osciladores, também conhecidos como marcapassos ou relógios biológicos. Os ritmos podem sincronizar com pistas temporais do ambiente. Essas pistas temporais são chamadas de *zeitgebers*. As principais pistas temporais do ambiente incluem o ciclo claro-escuro, ciclos de marés, ciclos de temperatura e, principalmente para os humanos, pistas temporais sociais, tais como os horários padronizados de refeições e a jornada de trabalho. Em estados alterados ou patológicos, por outro lado, um ou mais ritmos podem estar fora de fase, gerando o que chamamos de dessincronização interna ou cronodisrupção. Um ritmo do organismo pode ter um avanço anormal de fase, no qual começa antes do momento que normalmente deveria iniciar (viagens de oeste para leste com mudanças de fuso horário, por exemplo) ou um atraso de fase, no qual começa depois do momento que normalmente deveria ter iniciado (viagens de leste para oeste).

A presença consistente da ritmicidade circadiana entre as espécies e nos indivíduos constitui-se em forte evidência de que essas mudanças rítmicas na atividade dos sistemas fisiológicos desempenham importante papel na adaptação do indivíduo a seu meio que, em essência, apresenta variações periódicas recorrentes. Se, por um lado, parece claro que a vantagem desse processo deriva da otimização do gasto de energia e do comportamento em vista das alterações no meio externo, por outro lado, não se conhece bem a origem dos indutores ou dos fatores que promovem a ritmicidade circadiana. Assim, a pergunta mais comum nesse caso é se essas variações circadianas em diversas funções fisiológicas refletem alterações externas do ambiente, ou seja, elas são geradas exogenamente ou são resultado de processos endógenos em antecipação às alterações exógenas. A resposta pode estar associada à persistência de uma ritmicidade diária, isto é, circadiana, na ausência de eliciadores exógenos. Além disso, uma periodicidade diferente de 24 horas fornece evidências consistentes de que o organismo possui geradores dessa ritmicidade circadiana que não é um reflexo passivo de influências externas (Fig. 8.7).

A periodicidade das funções no organismo é ditada por processos endógenos próprios – os chamados *relógios biológicos* (osciladores que fornecem indicações ou sinalizações temporais). Existem várias evidências de que o núcleo supraquiasmático (NSQ) é o principal marcapasso circadiano endógeno nos mamíferos e que está localizado no hipotálamo e age como um "gerador" dessa ritmicidade circadiana (Fig. 8.8).

Os resultados de trabalhos em ratos que sofreram lesão dos NSQs apoiam a ideia de que ele desempenha um papel importante como regulador da atividade do animal em função da ritmicidade circadiana. Animais com essa lesão perdem a ritmicidade de vários parâmetros fisiológicos, como a liberação de corticoides, alimentação e atividade locomotora (Fig. 8.9). Nesse particular, é importante mencionar evidências que sustentam que esse núcleo recebe projeções que se originam na retina que se projetam diretamente nos neurônios do NSQ, uma via conhecida como trato retino-hipotalâmico. Esse trato possui axônios na retina que possuem um fotopigmento chamado melanopsina. A ideia corrente é que as informações relativas ao ciclo claro-escuro que chegam da retina sejam transmitidas por essas fibras ao núcleo supraquiasmático, de forma a permitir os ajustes ou sincronismo de funções biológicas pelas sinalizações exógenas de claro-escuro, determinando um ritmo com período de 24 horas. Na ausência das pistas temporais ou *zeitgebers* exógenos, o período dos ritmos circadianos humanos é um pouco mais longo do que um dia; 24,5 a 25,5 horas (Fig. 8.7). A duração do período circadiano varia de espécie para espécie e, em um menor grau, entre indivíduos de uma mesma espécie. Assim a ritmicidade circadiana de várias de nossas funções fisiológicas depende de uma sincronização dos osciladores internos e externos. Sincronizar com um ciclo ambiental de 24 horas resulta em um mecanismo diário de ajuste (*resetting*) em resposta às pistas temporais ambientais, os *zeitgebers* ambientais. Por exemplo, um indivíduo com um período de 25 horas necessita de uma correção de uma hora por dia para sincronizar com o dia e noite de 24 horas. Os nossos "relógios internos" utilizam-se dos indicadores externos para promover seus ajustes e regular determinadas funções, como ocorre com certos animais que utilizam o sol como bússola para sua orientação. Assim, se o indicador de tempo externo for deslocado para a frente ou para trás – como, por exemplo, se houver um avanço de fase em decorrência de um voo para o Oriente ou um atraso de fase devido a um voo para o Ocidente – os sistemas circadianos precisarão de vários períodos, principalmente quanto aos avanços de fase, para reaver sua posição de fase normal com relação ao indicador de tempo. As várias funções diferenciam-se quanto ao tempo que levam para se ajustarem, nesse caso, quanto ao tempo necessário para

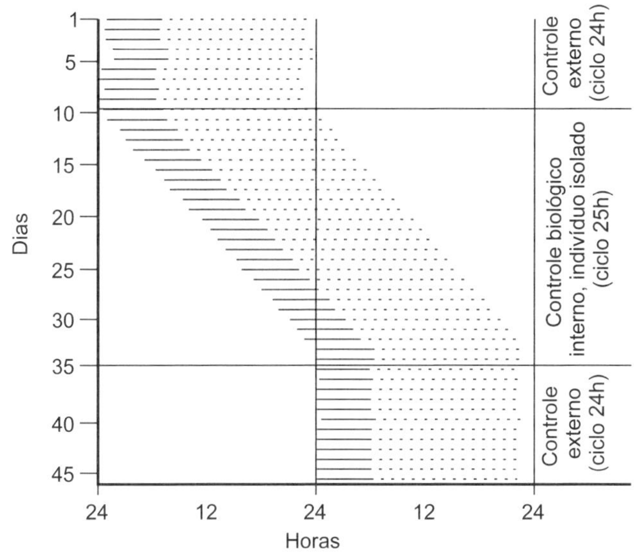

Fig. 8.7. Influência do ciclo claro-escuro sobre o ritmo biológico circadiano. A atividade de um homem foi monitorada durante 45 dias. As linhas sólidas indicam a fase de sono; as linhas pontilhadas, a fase de vigília. Os nove ciclos na parte superior da figura ilustram o ritmo do sono-vigília durante nove dias consecutivos em um ambiente com ciclo claro e escuro de 24 horas. Em função da rotação da terra, esses fatores alternam-se ritmicamente. Em nosso meio o sistema de temporização circadiano sincroniza a nossa oscilação circadiana endógena com uma periodicidade de exatamente 24 horas. Isso explica por que dormimos e acordamos aproximadamente nos mesmos horários a cada dia. A seção intermediária do gráfico ilustra o que ocorre quando o indivíduo é colocado isolado de todas as influências de seu meio natural, sem a periodicidade dia/noite, desprovido de relógio e sem nenhuma pista temporal para a temperatura, níveis de ruído, etc.. O indivíduo controlava a luz, preparava sua própria comida, etc. Nessa situação, a oscilação circadiana endógena (o ritmo endógeno) nas funções corporais prevalece. Chamamos essa condição de livre curso. Como pode ser observado, essa oscilação não é mais de exatamente 24 horas. Em outras palavras, o ritmo circadiano oscila na sua própria periodicidade natural e não é mais determinado pelas 24 horas do dia. O ciclo sono-vigília inato do organismo mostra uma periodicidade de aproximadamente 25 horas. Portanto, o sono do indivíduo neste estudo começa uma hora mais tarde a cada dia de isolamento de forma que após 24 dias nessa condição ele volta a dormir à meia-noite novamente.

a sincronização. Isso explica a fadiga e o humor disfórico que se observam após voos que percorrem longas distâncias. Problemas similares podem ocorrer em trabalhos com mudanças de turno, como os dos plantonistas em serviços de urgência, que também promovem perturbações nos ritmos biológicos.

O estudo dos ritmos biológicos encontrou-se novamente com os estudos da consciência quando demonstrou que a glândula pineal não era o centro da alma e sim uma glândula produtora de um hormônio chamado de melatonina. A melatonina é secretada à noite pela pineal e age em quase todos os tecidos, inclusive no NSQ, promovendo o ajuste desse marcapasso circadiano. Hoje, a melatonina é usada como medicamento para promover a sincronização dos ritmos circadianos em pacientes cegos e também para facilitar o ajuste a novos fusos horários durante voos transmeridianos e evitar os sintomas da *jet lag*.

A geração da ritmicidade circadiana não ocorre apenas nos neurônios do NSQ. Hoje sabemos que todas as células possuem um potencial para gerar uma oscilação circadiana. Assim, dizemos que há relógios circadianos centrais por estarem localizados no sistema nervoso central e relógios biológicos periféricos, por estarem fora do sistema nervoso central. O NSQ funciona então como um maestro que ajusta todos os

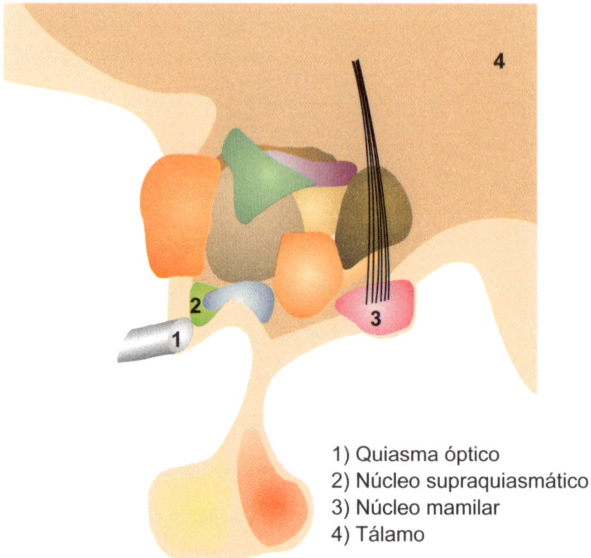

Fig. 8.8. Localização do núcleo supraquiasmático do hipotálamo (NSQ). O NSQ desempenha um papel importante na organização dos ritmos biológicos circadiano do organismo, funcionando como uma maestro que controla todos os outros osciladores circadianos periféricos existentes. (CA = comissura anterior. QO = quiasma ótico.)

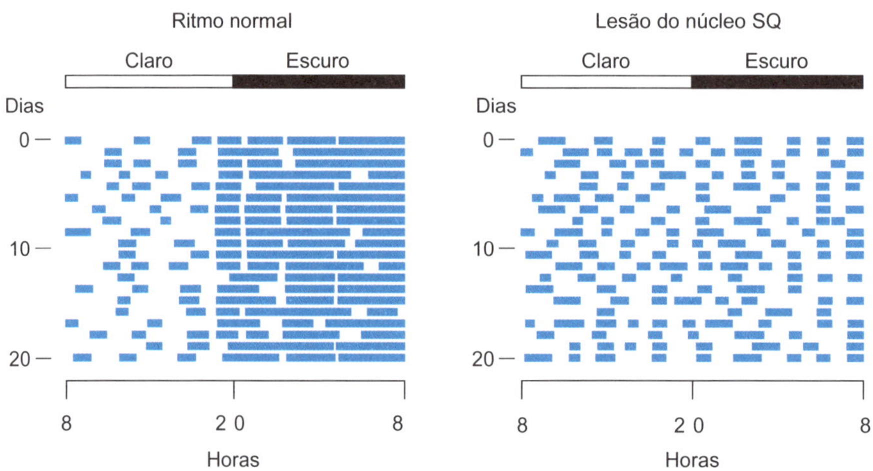

Fig. 8.9. Função reguladora do núcleo supraquiasmático (SQ) sobre os ritmos biológicos do animal. Esquerda: ritmo de 24 horas normal de um rato. O animal apresenta maior atividade à noite. Direita: Após lesão do núcleo supraquiasmático o ritmo desaparece completamente. As linhas cheias indicam o período em que o rato está se movimentando em uma roda de atividade. A atividade de cada dia está representada sequencialmente de cima para baixo. Assim, cada linha do gráfico indica a atividade dos animais no período de 24 h. Períodos de atividade e repouso (espaços em branco) estão distribuídos ao longo do dia. A quantidade total de sono e alerta não varia significativamente quando o núcleo supraquiasmático é lesado, mas um ritmo normal de 24 horas com a alternância característica de sono e vigília é perdida.

outros marcapassos para uma sincronização com o ciclo claro/escuro. Em decorrência dessa complexidade dos mecanismos de geração e sincronização da ritmicidade circadiana dizemos que temos um Sistema de Temporização Circadiana.

As implicações fisiológicas e clínicas desses ritmos incluem a probabilidade de que a resposta a drogas varie com a hora do dia, a resposta ao estresse ambiental varie ao longo do dia e que os parâmetros biológicos também mudem de acordo com o horário em que suas medidas são feitas. A cronobiologia pode auxiliar na decisão do melhor horário para a realização de uma cirurgia ou quando certos medicamentos psicotrópicos ou analgésicos podem ser administrados com maior sucesso.

Cronobiologia e distúrbios afetivos

Uma contribuição importante do campo da cronobiologia tem resultado dos estudos que relacionam a cronodisrupção com a alterações do humor. Várias evidências associam a depressão a um distúrbio de avanço de fase, pois na depressão ocorre um despertar muito cedo, com perda da fase final do sono e perturbações neuroendócrinas. A latência do primeiro episódio de sono REM está, no entanto, reduzida, e o primeiro episódio de sono REM é grande (o inverso do que ocorre no individuo não deprimido) indicando que, mesmo com a diminuição do tempo total de sono, o sono REM está particularmente ativado nessa condição, porém em uma fase avançada. A observação de que o lítio e certos antidepressivos reduzem o tempo de sono REM suscitou a hipótese de que a supressão dessa fase do sono pudesse ser eficaz no tratamento da depressão. De fato, tem sido observado em ensaios clínicos que a privação de sono ou, melhor, a expansão da vigília tem se mostrado eficaz na remissão dos sinais e sintomas da depressão maior. Adicionalmente, na depressão ocorre uma redução do sono de ondas lentas, sono N3. A expansão da vigília é um fator que leva a um aumento na propensão ao sono de ondas lentas e isso pode ser também um dos fatores que contribuem para os efeitos terapêuticos antidepressivos da privação de sono.

De importância para esse tópico são os relatos acerca de um grupo de pacientes que apresentam um distúrbio afetivo que ocorre com uma recorrência sazonal, chamado de distúrbio sazonal do humor, que costuma ocorrer no inverno, caracterizado pelo aparecimento de fadiga, excesso de sono, aumento do apetite e depressão. Esse distúrbio apresenta alta incidência em mulheres jovens, na faixa dos 20 anos, mas pode também aparecer em algumas crianças com problemas escolares. De particular interesse, nesse contexto, são as evidências experimentais de que alterações no ciclo claro-escuro, por exposição prolongada à luz artificial no espectro da luz azul, podem ser benéficas no tratamento dessa condição. Como já destacado, os pacientes com depressão não apresentam o ciclo circadiano normal do cortisol, glicocorticoide secretado pelo córtex suprarrenal (normalmente, os seus níveis séricos estão elevados pela manhã e diminuem no decorrer do dia). Nesses pacientes, os níveis plasmáticos de cortisol estão elevados durante a maior parte do período de 24 h, com uma pequena diminuição entre 20:00 h e 2:00 h da manhã (Fig. 8.10).

Como descrevemos anteriormente, para cada fase do sono temos diferentes padrões de consciência, e uma alteração na ritmicidade circadiana, em especial aquelas que provocam uma perturbação na dinâmica temporal das fases de sono, pode alterar o funcionamento dos mecanismos neurais relacionados com a consciência. Talvez isso explique por que pacientes esquizofrênicos tendem a apresentar episódios mais intensos de psicose quando estão na condição de cronodisrupção.

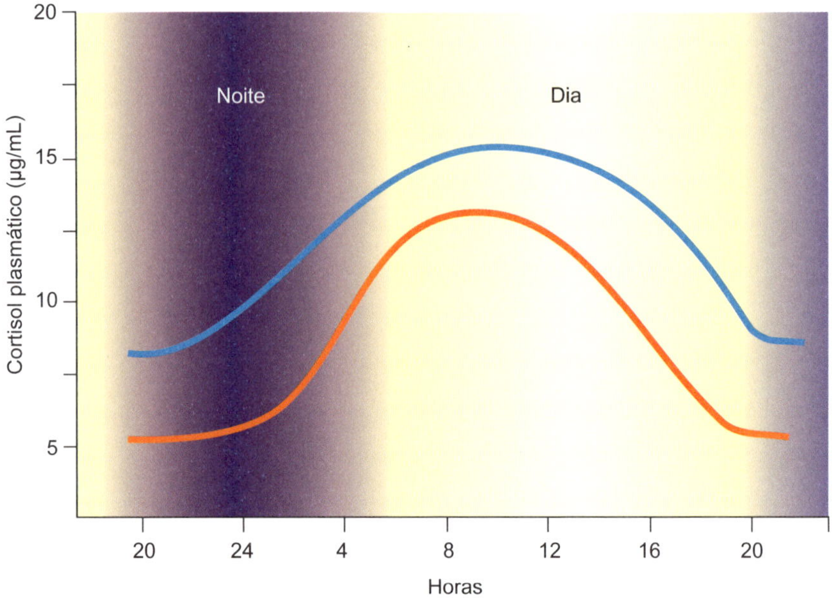

Fig. 8.10. Cortisol plasmático. Variação diária da concentração plasmática de cortisol durante as 24 horas do dia (*linha vermelha*) em indivíduos normais. Em pacientes com depressão a concentração plasmática de cortisol é elevada ao longo do dia com algum declínio à noite (*linha azul*). A atividade de outros hormônios, como o hormônio do crescimento e a prolactina, também varia ao longo do dia. Temperatura, pressão arterial, frequência cardíaca e diurese são outros parâmetros fisiológicos que também são regulados pelo ciclo claro-escuro.

BOXE

A consciência depende de ações integradas em ambos os hemisférios

Como vimos, os dois hemisférios precisam trabalhar integrada e harmonicamente para que o indivíduo responda de forma apropriada aos estímulos do meio de forma que a impressão de um interlocutor é a que está conversando com a mesma e única pessoa, não importa de que lado ele se posicione em relação ao indivíduo. O corpo caloso intacto encarrega-se de proceder à unificação entre os dois hemisférios informando-o sobre o seu parceiro ao lado. Essa ação integrada dos hemisférios no processamento dos eventos do meio não se restringe obviamente aos hemisférios cerebrais. Nos hemisférios cerebrais, a necessidade de integração é mais evidente porque a lateralização de funções nesse nível é saliente. Por outro lado, não são muitos os trabalhos na literatura mostrando assimetria funcional em estruturas localizadas nas regiões mais caudais do encéfalo. Na realidade, o que parece ocorrer é que, enquanto no córtex cerebral o nível de elaboração da função mental já esteja no plano de execução, os impulsos sensoriais que chegam ao tronco cerebral estão ainda na fase de aquisição para serem processados sequencialmente e enviados para os hemisférios cerebrais para sofrerem o processo de depuração e geração das respostas apropriadas aos estímulos. No tronco cerebral, o processo de aquisição das informações sensoriais ainda está na sua forma bruta e qualquer intervenção nesse nível gera distorções relevantes no processo final que determina a resposta do indivíduo. Daí que enfraquecer os mecanismos que regulam a entrada sensorial de informações aversivas no tronco encefálico, mais particularmente no teto mesencefálico, gera intensa reação defensiva em animais de laboratório. Isso é o que ocorre quando se injeta, por exemplo, a semicarbazida – um inibidor da descarboxilase do ácido glutâmico (DAG) – diretamente em uma das estruturas do teto mesencefálico (colículo superior, colículo inferior ou substância cinzenta periaquedutal – SCPd). Essas estruturas como vimos no Capítulo 5 são todas pertencentes ao sistema encefálico aversivo. O GABA inibe os substratos neurais do medo no teto mesencefálico, e o enfraquecimento dos mecanismos de contenção desse sistema por uma droga que reduz os níveis de GABA determina a ativação do sistema de aversão. Entretanto, além do que foi discutido no Capítulo 5 e de interesse para o tópico *Consciência* estão observações adicionais realizadas no laboratório de Neuropsicofarmacologia da USP em Ribeirão Preto de que a inibição unilateral da SCPd com um antagonista de receptores GABA ou com inibidor da síntese de GABA provoca uma negligência sensorial do lado ipsilateral à injeção acompanhada de hiper-reatividade contralateral ao lado injetado. A explicação para esses efeitos é que, como as fibras táteis cruzam para o lado oposto na medula, as informações táteis aversivas chegarão no córtex cerebral contralateral que responde, por seu turno, exacerbando a reação de defesa também do lado contralateral porque as fibras motoras descendentes que serão responsáveis pela reação de defesa também cruzarão para o lado oposto no bulbo e determinarão a resposta defensiva do mesmo lado em que tudo começou. Esses resultados sustentam a noção de que a consciência resulta da atividade integrada de estruturas corticais e subcorticais. Em razão das extensas conexões do córtex com as demais regiões encefálicas parece bastante plausível que o que ocorre no tronco encefálico possa repercutir no córtex cerebral e seja um determinante importante do comportamento que o indivíduo vai expressar quando confrontado com estímulos de natureza aversiva, sejam drogas ou quaisquer outros eventos que enfraqueçam a mediação GABAérgica no tronco encefálico.

Bibliografia

Brune M, Ribbert H, Schienfenhovel W. The social brain: evolution and pathology. Chichester, UK: John Wiley & Sons Ltd., 2003.

Craig AD. Human feelings: why are some more aware than others? Trends in Cognitive Sciences 8: 239-241, 2004.

Crick, F. The Astonishing Hypothesis: The Scientific Search for the Soul. New York: Simon & Schuster, 1995.

Crick F, Mitchison C. The function of dream sleep. Nature 304: 111-114, 1983.

Crick, F. & Koch, C. *Are we aware of neural activity in primary visual cortex?* Nature 375: 121–123, 1995.

Koch C. The Quest for Consciousness: A Neurobiological Approach. Englewood: Roberts & Company & Publishers, 2004.

Mota-Rolim AS e Araujo JF. Neurobiology and clinical implications of lucid dreaming. Medical Hypotheses Medical Hypotheses 81: 751-6, 2013.
Gazzaniga MS. The cognitive neurosciences. Massachusetts: The MIT Press, 1995.
Horne JA, Wilkinson S. Chronic sleep reduction: daytime vigilance, performance and EEG measures of sleepiness, with particular reference to 'practice' effects. Psychophysiology 22: 69-78, 1985.
Gottesmann C. Noradrenaline involvement in basic and higher integrated REM sleep processes. Prog. Neurobiol. 85: 237-272, 2008.
Kaplan HI, Sadock BJ. Compêndio de psiquiatria. Porto Alegre: Editora Artes Médicas Sul Ltda., 1990.
Koch C, Massimini M, Boly M e Tononi G. Neural correlates of consciousness: progress and problems. Nature Neuroscience Review 17: 307-321, 2016.
Marques N e Menna-Barreto L. Cronobiologia: Princípios e aplicações. São Paulo: EDUSP, 3ª ed., 2003.
Owen AM. Disorders of consciousness. Annual New York Academy of Sciences 1124: 225-238, 2008.
Meir H. Kryger, Thomas Roth and William C. Dement. Principles and Practice of Sleep Medicine (Sixth Edition). London – Elsevier, 2017
Sperry RW. Hemisphere disconnection and unity in conscious experience. American Psychologist 23: 723-733, 1968.
Timo-Iaria C, Valle AC. On the functional role of consciousness. Ciência e Cultura, 47: 221-234, 1995.
Tononi G, Koch C. The neural correlates of consciousness: an update. Annual New York Academy of Sciences 1124: 239-261, 2008.

Capítulo 9

Pensamento

Marcus Lira Brandão
Alberto A. Rasia Filho

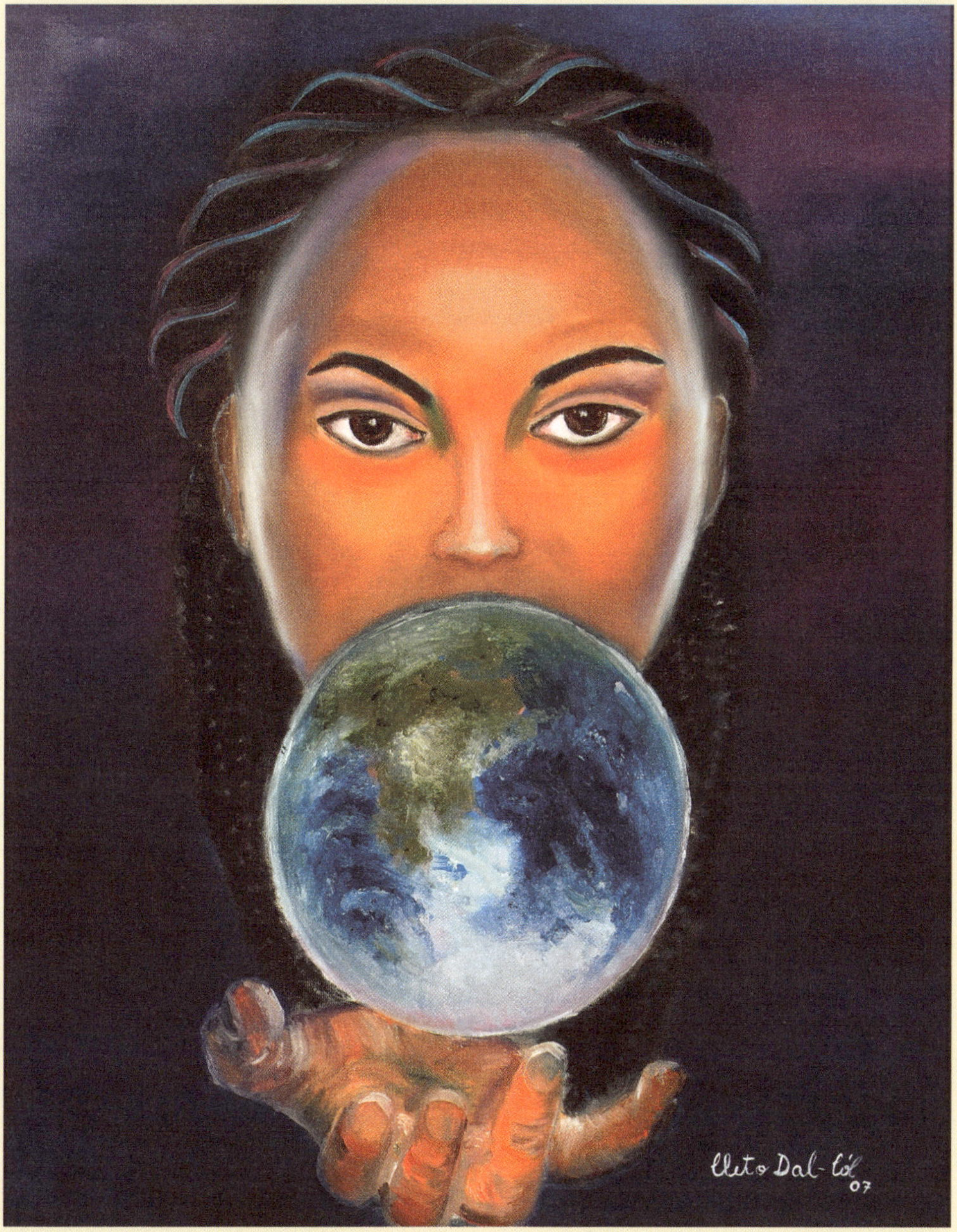

Considerações gerais

Pensamento, como definido no dicionário, é o resultado de "submeter algo ao processo de raciocínio lógico; ter atividade psíquica consciente e organizada; exercer a capacidade de julgamento, dedução ou concepção". A vida em sociedade com a criação de utensílios e ferramentas, o domínio do fogo, a agricultura, a domesticação de animais, as pinturas rupestres e a comunicação com símbolos mais complexos passados entre gerações são as primeiras manifestações documentadas da evolução da capacidade de processamento neural e do pensamento no ser humano. A primeira menção ao encéfalo aparece em papiro datado do século XVII a.C. no Egito. Nele consta o caso de dois pacientes com fratura craniana, seus sintomas, diagnóstico e prognóstico. Atribui-se, porém, a Hipócrates a afirmação de que o encéfalo tem como função ser o local de gênese e organização do pensamento e suas diversas manifestações. Ou seja: "Os homens deveriam saber que do encéfalo, e somente do encéfalo, surgem nossos prazeres, alegrias, riso e divertimento da mesma forma que nossas tristezas, dores, pesares e lágrimas. Por meio dele, particularmente, nós pensamos, vemos, ouvimos e distinguimos o feio do belo, o mal do bem, o prazeroso do desagradável...".

Os esforços atuais para compreender os mecanismos neurais das funções mentais "superiores"* têm como referência o fim do século XVIII, quando Franz Joseph Gall, neuroanatomista alemão, propôs que cada função mental estivesse localizada em regiões específicas do cérebro. Essa foi a primeira tentativa descrita na história das Neurociências no sentido de associar as funções mentais com a morfologia do cérebro e determinou a fundação da Frenologia (do grego, "estudo da mente"). A tese de Gall e seus seguidores era bastante simplista e sustentava que as diferenças intelectuais e morais entre os homens deviam-se a diferenças entre seus cérebros e que essas características poderiam ser claramente perceptíveis pela análise da superfície do crânio (Fig. 9.1). Segundo a Frenologia, cada função intelectual ou moral (amor, ódio, inteligência, sabedoria, etc.) estaria localizada em uma área determinada do cérebro identificada por uma protuberância no crânio que poderia ser percebida pela palpação, na razão direta do seu desenvolvimento, indicando que o indivíduo distinguia-se naquela função específica. Essa teoria mostrou-se infundada, bem como outras surgidas posteriormente que relacionavam o peso e o tamanho do cérebro com a inteligência. Outra abordagem surgida em meados do século XIX que confrontava a Frenologia foi proposta por neuroanatomistas a partir do estudo da morfologia do cérebro de Gauss, eminente matemático falecido em 1855. Embora Gauss tivesse um cérebro de tamanho mediano, o mesmo caracterizava-se por uma excessiva quantidade de sulcos e fissuras cerebrais, que se distinguiam claramente dos cérebros da maioria dos indivíduos. Com base nesse estudo surgiu a ideia de que a morfologia do cérebro, em particular a forma e o diâmetro das circunvoluções do córtex cerebral, deveria ser o elemento central na análise da capacidade do cérebro de um determinado indivíduo. Hoje sabemos que as funções mentais são dependentes da forma como o sistema nervoso central está organizado e das associações entre os seus diversos circuitos neurais. Os trabalhos pioneiros de Brodmann no início do século passado foram determinantes para se chegar a essa conclusão largamente aceita atualmente.

---

*"Superior", nesse caso, não implica que as demais atividades exercidas pelo sistema nervoso sejam "inferiores" em termo de importância ou porque necessitam de pouca elaboração nervosa. Somente se está utilizando esse termo para acompanhar outros usos na literatura relacionados com funções ainda mais complexas, com maior especialização para sua elaboração, executadas pelo cérebro humano.

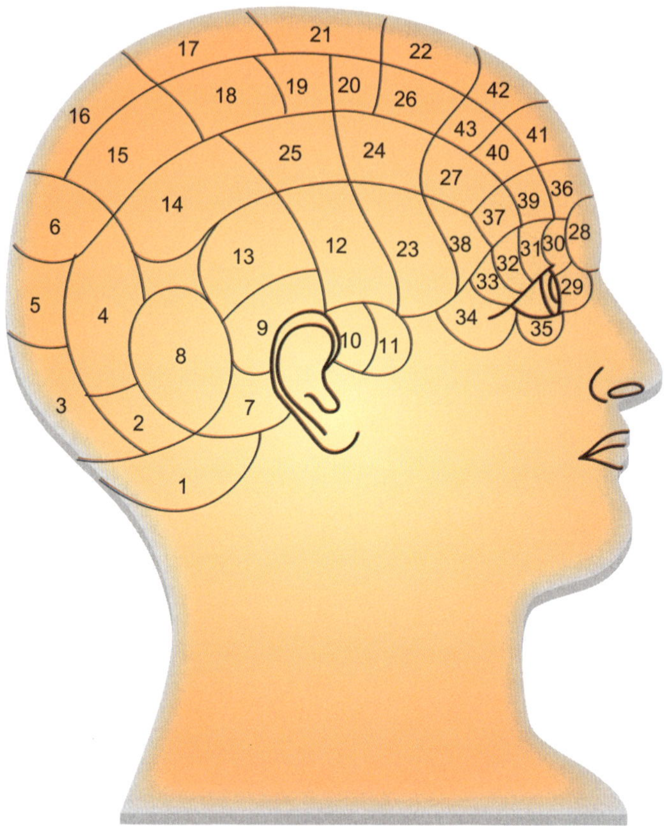

Fig. 9.1. Representação esquemática da tese de Gall, conhecida como Frenologia. Esse modelo preconizava 35 faculdades mentais localizadas precisamente no córtex cerebral. Sem técnicas que permitissem uma abordagem das funções das diversas regiões do encéfalo, o modelo associava as faculdades mentais com abaulamentos na calota craniana do indivíduo.

Em 1909, Brodmann organizou um conjunto de dados obtidos de pesquisas com cérebros de macacos e homens. Ele dividiu o córtex cerebral em 52 áreas distintas, atribuindo a cada uma delas uma função (Fig. 9.2). Essa divisão, baseada em critérios citoarquitetônicos precisos, continua a ser utilizada até os dias de hoje e suscita a velha discussão da localização de funções no sistema nervoso central. A análise das atividades mentais indica que mesmo as funções mais complexas do cérebro podem ser topograficamente localizadas, mas isso não significa que uma função específica seja mediada exclusivamente por uma única região do cérebro. A maioria das funções requer a ação conjunta de neurônios e células da glia integrados em várias regiões ao longo do tempo. A localização de funções significa apenas que certas áreas do cérebro estão mais envolvidas com um tipo de função do que com outras. E isso pode variar entre as pessoas ou mesmo quando se comparam processamentos sensoriais de diversas ordens e complexidades em um mesmo individuo (por exemplo, há diferenças da ordem de poucas centenas de milissegundos entre as áreas corticais ativadas por palavras ouvidas com outras áreas corticais ativadas pelo ato de pensar nas palavras sem ouvi-las).

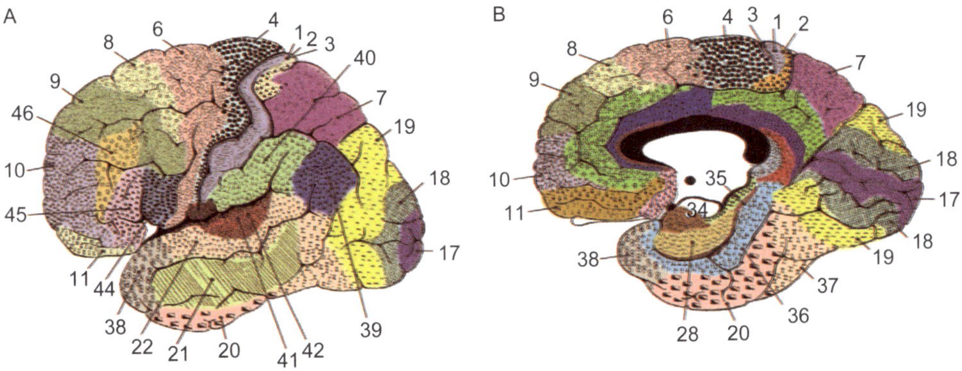

Fig. 9.2. Áreas de Brodmann. Córtex humano dividido em áreas citoarquitetônicas segundo Brodmann. (**A**) Vista lateral. (**B**) Vista medial. Símbolos diferentes correspondem a áreas diferentes. A área 4, o córtex motor primário, está situada no giro pré-central. O giro pós-central, onde se localizam as áreas somatossensoriais, foi originalmente dividido em áreas 1, 2 e 3. O córtex visual primário é a área 17, e o córtex auditivo primário é constituído das áreas 41 e 42.

Estudos com animais em laboratório e com seres humanos permitiram localizar no córtex cerebral a área que está primariamente associada à sensibilidade cutânea, denominada área somestésica. Essa área está disposta, como em um mapa, em uma faixa do giro pós-central que é subdividida em três partes (áreas 1, 2 e 3 de Brodmann). Na interpretação original, todas as áreas da superfície do corpo – da ponta dos dedos do pé ao topo da cabeça – estão representadas em uma sequência linear, a partir do extremo dorsomedial do giro pós-central, continuando pela superfície convexa dos hemisférios cerebrais até à sua região mais lateral. As áreas 1 e 2 estão relacionadas à sensação tátil e à percepção de estímulos proprioceptivos, de pressão sobre a pele e movimentos das articulações, enquanto a área 3 é subdividida em áreas 3a e 3b. A área 3a é especializada na sensibilidade muscular, e a área 3b está associada à sensibilidade térmica e dolorosa. Isso pode significar que exista mais do que um único homúnculo sensitivo com representação somatotópica nessas áreas corticais. Não obstante, o mapa da representação do corpo nessas áreas foi obtido com estudos, em primatas não humanos, de respostas corticais evocadas pela estimulação exploratória sistemática realizada em toda a superfície do corpo. Na definição desses mapas, também foram importantes os estudos no século passado de W. Penfield e H. Jasper em indivíduos conscientes que eram solicitados a apontar as áreas da pele que correspondiam às sensações evocadas pela estimulação elétrica direta de cada ponto do córtex sensorial.

Em posição anterior ao sulco central há o giro pré-frontal (a área 4 do mapa de Brodmann) no córtex motor, uma faixa cortical estreita onde novamente há uma representação somatotópica, só que motora, de todo o corpo, desde os dedos dos pés à língua (Fig. 9.3). Há diferenças entre as representações corticais sensorial e motora, por exemplo, em relação à região genital e as vísceras abdominais (originalmente descrita na parte medial inferior e em pequena parte inferior lateral do homúnculo sensitivo, respectivamente) ou da musculatura envolvida com a deglutição (cuja motricidade tem representação bilateral no homúnculo motor).

Evidências de localização de funções provêm de estudos das áreas de associação do córtex cerebral. Tais áreas incluem todo o neocórtex que não está diretamente envolvido no processamento da informação sensorial primária ou resposta motora primária,

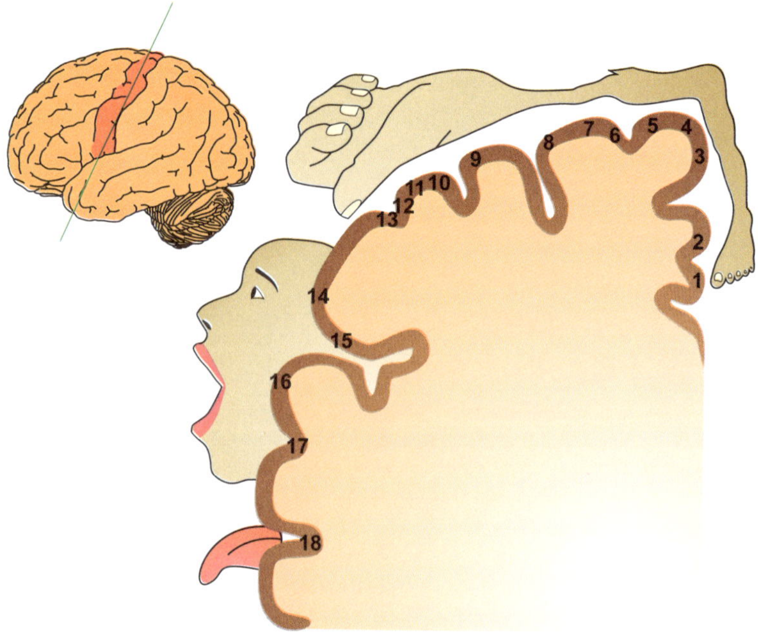

Fig. 9.3. Mapa somatotópico do córtex motor primário. No cérebro à esquerda está indicado o nível da secção do córtex onde as regiões do corpo indicadas no mapa à direita estão representadas. A estimulação dos sítios do córtex motor primário elicia respostas motoras nas áreas do corpo correspondentes. Em função da maior inervação motora de umas regiões do corpo do que outras surge o aspecto de um homúnculo (diminutivo de "homem", como se fora a estrutura do corpo humano) motor específico.

mas que estão claramente implicadas na elaboração das funções mentais superiores. As áreas de associação estão envolvidas em mais de uma modalidade sensorial e com o planejamento do movimento. Dado que a estimulação elétrica dessas estruturas não produz efeitos sensoriais ou motores claros, várias áreas foram chamadas durante certo tempo de áreas "silenciosas". Nesse sentido, graciosamente, já se disse que as áreas nervosas não são "silenciosas", mas sim o investigador é que não foi capaz de provocar as respostas corretas a serem testadas ou não conseguiu "ouvir" todas as respostas geradas. Ou seja, elas não recebem as sensações nem induzem atividades motoras diretamente, mas as coordenam e organizam em respostas complexas adequadas, servindo de elo intermediário entre as várias áreas do córtex sensorial entre si e entre o córtex sensorial e o córtex motor.

De fato, nenhum sulco (que é uma reentrância, mas que contém tecido nervoso em sua composição) ou giro cerebral delimita rigidamente onde está uma função. Definições categóricas de que funções devem ficar somente restritas a um lobo cerebral refletem simplificações que não têm fundamento nos resultados de estudos atuais do cérebro humano. Por exemplo, a área de Broca para a articulação da palavra falada pode não estar necessariamente restrita ao lobo frontal inferior e lateral do hemisfério esquerdo. Quando pacientes falam palavras, há ativação neural que pode se estender posteriormente em direção à parte inferior e lateral do lobo parietal pós-central, ao sulco lateral, e à borda superior e lateral do lobo temporal. Adicionalmente, afirmação de que o lobo frontal é motor e o parietal é sensitivo acaba por ignorar que a modulação da motricidade também é feita pelas áreas 1, 2 e 3 sensitivas para os núcleos da base e diretamente sobre a área 4 motora. Perda de movimentos coordenados pode ocorrer após lesão parietal. Sabemos também que a percepção visual de faces se faz desde o lobo occipital até a parte anterior e inferior do lobo temporal, ou seja, ao longo da extensão do grande giro fusiforme cortical. Adicionalmente, há áreas com alta representação funcional, como é o caso do córtex orbitofrontal, onde, ao longo de poucos centímetros cúbicos, são elaboradas atividades tão diversas como gustação, olfação, audição e visão. Tais dados dão conta da complexidade que atingiu o sistema nervoso humano ao longo do desenvolvimento filogenético e da sua própria ontogênese.

Aspectos evolutivos

Ao longo dos cerca de cinco milhões de anos da evolução humana a abordagem evolutiva determinou as características distintivas do ser humano em relação aos demais animais. O enorme desenvolvimento do córtex pré-frontal correspondeu ao aparecimento das funções verbais, e com elas o pensamento simbólico e o estabelecimento da cultura e da civilização atuais. Estimativas recentes indicam que o tamanho do córtex pré-frontal do homem aumentou seis vezes. Isso aporta um significado biológico diferenciado ao córtex pré-frontal se comparado ao desenvolvimento do encéfalo como um todo, que aumentou três vezes no mesmo período. Por outro lado, não significa que todas as funções mais desenvolvidas e recentes no ser humano estejam restritas a essa área. É a especialização de todo o conjunto que gera mais repertório de funções. Com isso, pode ocorrer também o fato de que as propriedades emergentes de um conjunto funcional sejam superiores à soma das propriedades de cada elemento isoladamente. Por exemplo, piloto, fuselagem, motor e combustível, nada disso voa isoladamente; mas o conjunto funcional passa a ter uma nova propriedade quando agrupado. Isso provavelmente existe no sistema nervoso humano. E cada elemento pode influenciar o funcionamento do outro em um sistema integrado de funções. Da mesma forma, há que se tomar cuidado com conceitos não completamente comprovados ou ainda discutíveis quanto ao seu pleno sentido biológico e que haveriam de ser atribuídos somente ao ser humano. É o caso das atividades ditas "racionais" tendo como referência antropocêntrica o que nós somos capazes de realizar de forma intencional, planejada, esperando por um resultado provável. Por exemplo, pássaros podem encontrar galhos de árvores que contenham larvas de insetos no seu interior, identificá-los pelo som diferente que produz a percussão de um tronco assim comparado com outro maciço, quebrar e elaborar pequenos espetos com galhos desse local (como se fora uma "ferramenta") e pinçar seu alimento por orifícios onde somente seu bico não permitiria lograr o mesmo êxito. Macacos também podem estabelecer estratégias dinâmicas e em grupo para defesa ou ataque em seu território frente a outro animal invasor, obviamente com uma variedade não determinística de possibilidades para que isso ocorra.

Esses raciocínios remontam à onda de debates inspirados pelo livro *A Origem das Espécies* de Darwin em 1872. Um dos temas mais abordados na época se referia-se à posição do homem no reino animal. Darwin defendia que a maior proporção entre o cérebro do homem e seu corpo comparado com outros animais, outros primatas em especial, estaria diretamente associada à sua capacidade mental. Em outras palavras, dentro do contexto evolucionário, o cérebro humano estaria sujeito às pressões da seleção natural como os outros animais. Portanto, compreender o que o cérebro humano faz, bem como as suas habilidades e funções, requer explorar a evolução de seu cérebro e de outros animais, incluindo os que se extinguiram no curso da história geológica. Os trabalhos pioneiros da área ocuparam-se dos aspectos morfológicos mais fáceis de abordar, como o tamanho dos cérebros ou de suas estruturas. Enquanto esses trabalhos continuam tendo o seu lugar, esforços recentes têm sido dirigidos para construir hipóteses da evolução cerebral que integram dados que vão desde a Biologia Molecular, Neurociências, Ecologia até a Paleontologia. Isso se faz não só porque queremos compreender quem somos e de onde viemos, mas porque, mesmo do ponto de vista médico, estudar a evolução do cérebro é relevante para que as pesquisas biomédicas, ao usarem outros animais, possam ajudar a compreender o funcionamento do nosso cérebro. Com isso, a Neurobiologia Comparada, que se utiliza do estudo do sistema nervoso das mais diversas espécies, tem sido fundamental para a compreensão do funcionamento neural, desde os mecanismos moleculares até a organização e expressão dos mais diversos comportamentos do indivíduo em sua interação com o ambiente. Prova disso, em 2000, o Prêmio Nobel de Fisiologia ou Medicina foi atribuído a um pesquisador que descreveu como um molusco marinho, *Aplysia californica*, com cerca de 20 mil neurônios apresenta fenômenos celulares que servem como base para a formação de memória e aprendizado, algo válido também para mamíferos.

Uma crença que se manteve por muito tempo era que o homem possuiria a maior relação cérebro/corpo entre os animais. Sabemos hoje que isso está errado. O peso do encéfalo de um homem adulto – cerca de 1.500 g – corresponde a cerca de 2% da massa corporal. Os encéfalos de muitas espécies animais ultrapassam bastante os pesos dos encéfalos humanos. Por exemplo, a baleia e o elefante possuem encéfalos que pesam entre 5 e 6 quilos. Eles correspondem a menos de um milésimo dos pesos dos corpos desses animais (Tabela 9.1). Entretanto, alguns pequenos roedores possuem relação/peso do encéfalo/peso corporal maior que a do homem. Assim, o tamanho dos encéfalos não segue estritamente os tamanhos corporais. Contrariamente ao que se pensava,

Tabela 9.1. Encefalização em mamíferos. Pesos médios aproximados dos corpos e dos encéfalos de diversos mamíferos. Embora a razão entre peso do encéfalo e peso do corpo (PE/PC) possa ser um melhor indicador de encefalização do que peso isolado dos cérebros, o índice de encefalização (IE) reflete melhor o desenvolvimento evolutivo da capacidade cerebral dos animais. O IE permite o estudo comparativo dos tamanhos dos encéfalos de diferentes espécies por meio de ajustes dos pesos corporais. Por exemplo, elefantes e baleias têm encéfalos maiores (massa física) que os encéfalos dos homens, mas, com os ajustes dos pesos corporais, os homens possuem IE bem acima de qualquer outro mamífero.

Animal	Peso do encéfalo (g)	Peso do corpo	PE/PC (%)
Golfinho	850	110 kg	0,8
Baleia	6.000	5.000 kg	0,1
Gorila	500	150 kg	0,3
Macaco *rhesus*	90	10 kg	0,9
Chimpanzé	450	45 kg	1,0
Homem	1.500	60 kg	2,5
Elefante	5.000	2.500 kg	0,2
Cão	70	12 kg	0,6
Gato	30	6 kg	0,5
Coelho	12	3 kg	0,4
Rato	2	250 g	0,8
Camundongo	0,4	25 g	1,6
Mussaranho	0,25	10 g	2,5

portanto, considerado em termos absolutos ou relativos, o encéfalo do homem não ultrapassa o de vários outros vertebrados. Durante a evolução, fatores genéticos e epigenéticos associados à atividade cerebral promoveram alterações adicionais nas espécies em que houve aumento na relação entre peso do encéfalo/massa corporal.

Para fazer justiça à capacidade cognitiva do homem em relação a outros animais, convencionou-se representar a relação entre peso do encéfalo/peso corporal de todos os animais pelo "índice de encefalização" (Tabela 9.1). Para isso, são calculadas retas determinadas com os logaritmos dos pesos dos encéfalos e pesos dos corpos de diversos grupos zoológicos (Fig. 9.4). Com essas retas define-se o "índice de encefalização", que elimina o fator peso absoluto e serve para caracterizar as diferenças qualitativas entre os animais do mesmo grupo ou entre grupos. Nesse caso, a linha ou escala para cada grupo zoológico é feita a partir de um animal de referência, considerado-o como tendo peso unitário. O índice de encefalização é determinado com base na razão entre o peso médio do encéfalo de um grupo de animais em relação ao peso do encéfalo que seria esperado se somente o peso do corpo fosse considerado. Por exemplo, se considerarmos o peso corporal do chimpanzé como referência, se seu peso fosse igual ao do homem, o índice de encefalização do homem seria 2,5 vezes maior que o do chimpanzé (o chimpanzé teria um peso encefálico prospectivo de 600 g contra o peso médio de 1.500 g do encéfalo do homem).

Analisando as curvas da Fig. 9.4, a distância entre uma reta e outra situada imediatamente acima representa um salto evolutivo. Em outras palavras, uma linha vertical traçada entre duas retas adjacentes corresponde a uma alteração qualitativa na organização

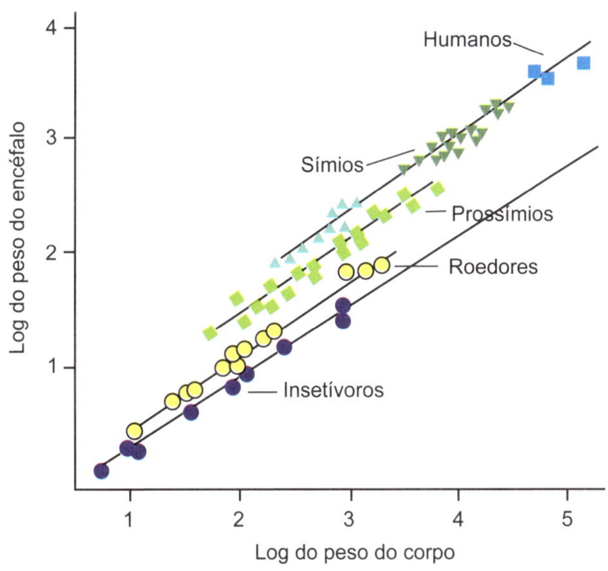

Fig. 9.4. Relação/peso do encéfalo/corpo. Variação do peso do encéfalo e do peso do corpo nos pequenos mamíferos insetívoros (como o mussaranho e o porco-espinho), roedores e nos primatas (valores médios e representativos de cada animal). Cada *reta* representa uma ordem diferente e cada *ponto* corresponde a uma espécie distinta. Os dados representados em coordenadas logarítmicas seguem uma série de linhas paralelas que correspondem cada uma a um grupo zoológico homogêneo, considerando nível do desenvolvimento encefálico. Os dados estão normalizados aos valores obtidos com uma série de insetívoros (*círculos azuis*). Imediatamente acima estão os roedores (*círculos amarelos*), a seguir vêm os macacos mais primitivos (prossímios, *quadrados verde-claros*) e os símios mais evoluídos. Na sequência estão os hominoides, orangotango, gorila e chimpanzé e, acima deles, o homem atual.

cerebral e no desempenho das espécies. A distância entre as retas paralelas nos informa sobre a transição evolutiva entre as espécies de grupos zoológicos distintos ou da "encefalização" que ocorreu dos peixes aos répteis, dos répteis aos mamíferos, dos pássaros aos roedores, dos macacos ao homem.

Por outro lado, observa-se que a inclinação das retas para cada grupo zoológico não é igual a 1 (que corresponderia a uma correlação perfeita entre peso do encéfalo e peso do corpo). Na realidade a inclinação é igual a 0,63. Esse valor aproxima-se de 2/3 que é, na realidade, a relação que sabemos existir entre superfície e volume quando se usa a representação logarítmica. Portanto, o peso do encéfalo encontra-se mais bem indexado na superfície do corpo do que no peso do corpo. Changeux admite que, se o peso do encéfalo tem a ver com sua função, faz sentido que ele se relacione com a superfície do corpo, com o que o indivíduo interage com o seu ambiente, e não pelo peso de seus ossos ou seu volume sanguíneo. Deve ficar claro que essas medidas são genéricas e não revelam as particularidades e diferenças na organização cerebral entre as espécies que acabam determinando a capacidade cognitiva que as distingue.

Comparando-se apenas o tamanho do cérebro e, especificamente, do córtex cerebral entre animais existem enormes diferenças entre os tetrápodes e os mamíferos em particular. Por exemplo, o volume do cérebro e do córtex cerebral humano é cerca de 3.000 vezes maior que o do camundongo. Isso implica dizer que alterações no tamanho relativo do córtex em mamíferos não são evidentes porque o tamanho cortical nesses animais segue as alterações do tamanho cerebral, isto é, mesmo em grupos de mamíferos, o volume cortical relativo não varia consideravelmente. O grande aumento no volume cortical na escala evolutiva está muito mais associado ao aumento no volume cerebral como um todo. O aumento da superfície cortical está relacionado ao tamanho do cérebro em uma razão de 2/3, que é a mesma existente entre superfície e volume do corpo quando se usa a representação logarítmica já comentada em parágrafo precedente. Portanto, a forma como o indivíduo interage com o seu meio tem muito a ver com a superfície corporal e, com base nisso, o que esperar de seu córtex cerebral.

De acordo com os dados obtidos por pesquisadores brasileiros, estima-se que o encéfalo humano possua 86,1 ± 8,1 bilhões de neurônios e 84,6 ± 9,8 bilhões de células não neuroniais, como é o caso das células da glia. Somente 19% desse valor encontram-se no córtex cerebral. O tamanho cortical humano, comparativamente com outros primatas, não se reflete em aumento relativo do número de neurônios corticais. Da mesma forma, a relação entre células da glia e neurônios nas estruturas do encéfalo humano é similar à de outros primatas e a esperada para um animal da proporção da nossa espécie. Assim, o que participa fundamentalmente na capacidade funcional do cérebro não é tanto o número de neurônios em si, mas a densidade e as várias possibilidades de modulação com transmissores e receptores além do grau de plasticidade das sinapses estabelecidas por axônios, corpos celulares e, muito relevante, dendritos e espinhos dendríticos.

Nesse sentido é muito importante considerar que estruturas subcorticais passaram a ter desenvolvimento em paralelo com suas conexões corticais para processar, com atributos de emoção, memória e cognição (conhecimento e pensamento), as informações de cunho social e gerar respostas viscerais e comportamentais a cada estímulo identificado. Isso se relacionou com o desenvolvimento de circuitos neurais que foram se especializando além do processamento olfatório primitivo para incluir percepção auditiva e reconhecimento visual da expressão emocional facial para os relacionamentos sociais. Neurônios multipolares com formato piramidal não são exclusividade humana, porém são encontrados em áreas encefálicas de desenvolvimento filogenético mais recente, como o córtex cerebral, chegando a perfazer a maioria de todas as células da substância cinzenta humana. O surgimento e o desenvolvimento desses neurônios na escala evolutiva e ao longo da ontogenia humana indicam uma propriedade de especialização nervosa para maior demanda sináptica e processamento de informações. Em cada uma das regiões alocorticais e neocorticais, tais neurônios estabelecem sinapses com aferências diferentes em dendritos basais ou apicais, com propriedades passivas e/ou ativas para recepção e elaboração das respostas sinápticas e do potencial de membrana neuronal. Além da forma neuronal piramidal, especializam-se os espinhos com uma diversidade de número, formas e tamanhos ao longo da ramificação dendrítica. Os espinhos dendríticos, por serem preferentemente elementos pós-sinápticos da maioria dos contatos excitatórios centrais, modulam o impacto que cada sinapse pode gerar no dendrito adjacente e como se dá a integração da informação nos neurônios. É notável que os espinhos dendríticos desenvolvem-se mais a partir do nascimento do ser humano e amoldam-se à demanda sináptica dos circuitos neurais. Outras espécies também possuem espinhos dendríticos, mas alguns neurônios humanos têm espinhos com maior densidade, forma mais longa e que podem ser multissinápticos. Isso permite muito maior número de sinapses e muitas possibilidades a mais de modulação complexa da transmissão de informação sem que se necessite aumentar o volume tecidual na mesma proporção.

O tempo de maturação do cérebro deve contar também de forma importante no desenvolvimento da capacidade cognitiva dos animais. Enquanto esse tempo corresponde a 6 a 7 anos em primatas não humanos, acredita-se que no homem esse período gira em torno de 20 anos. Fases críticas ocorrem na vida intrauterina, nos primeiros anos e na puberdade, quando ocorrem os rearranjos morfológicos no córtex cerebral associativo, bem como a formação de redes neuronais mais refinadas, particularmente no córtex pré-frontal. Nessas fases iniciais respectivas, as crianças "decolam" cognitivamente. Para o desenvolvimento de uma linguagem, quanto mais precoce a exposição a um idioma, mais ele estabelece a forma de emissão dos sons e como pronunciar as palavras. Conjugando o funcionamento de ambos os hemisférios cerebrais, a prosódia desenvolve-se relacionada com quem nos ensinou a falar e o ambiente onde se convive. Não obstante, a capacidade humana de elaboração de ideias concretas ou abstratas e de aperfeiçoamento cognitivo pode seguir ao longo de toda a vida, não se restringindo estritamente a um ou poucos períodos específicos.

Sensação, percepção e imagens mentais

Atualmente, o uso das técnicas de imagens cerebrais humanas tem contribuído, sobremaneira, para o nosso conhecimento dos processos subjacentes à atividade de áreas e circuitos neurais no momento em que recebem um determinado estímulo, geram a percepção dos sinais que recebemos, a formação de imagens e o pensamento. Por exemplo, para a interpretação de um objeto pelo tato, 'sensação' pode ser entendida como o resultado imediato da entrada em atividade de mecanorreceptores, enquanto a 'percepção' está associada à etapa final desse processo, que resulta no reconhecimento e na identificação do objeto com base no que está sendo processado e na memória. Em paralelo, a representação no cérebro de cada elemento constitutivo do objeto tocado como a forma, a textura e o tamanho ocorre em áreas específicas e definidas a partir do córtex parietal. A percepção é um processo ativo, holístico, de organização de informações sensoriais elementares em processos integrados. A memória, ou seja, a experiência desempenha um papel importante no reconhecimento e formação de conceitos sobre os sinais que recebemos dos meios interno e externo. A percepção é, portanto, um processo contexto-dependente, tanto individual como dependente do meio social e envolve, como será descrito a seguir, correlação com a memória para a interpretação do que foi percebido (por exemplo, como se chama o que foi tocado, para que serve, por que está presente neste local, que se deve fazer com ele, etc.).

A via visual, por exemplo, realiza essa organização com base no processamento de informações sensoriais que incluem a forma, a cor, a distância e o movimento dos objetos de acordo com regras computacionais próprias, isto é, o cérebro faz inferências acerca do que é visto e cria expectativas que derivam, em parte, das experiências e, em parte, da forma como está organizado o sistema visual de identificação e reconhecimento dos objetos. A percepção também é baseada em inferências acerca da natureza do mundo que é construído no nosso cérebro por processos genéticos e ontogenéticos. Um exemplo contundente disso pode ser visto na percepção de formas de objetos inter-relacionados da Fig. 9.5. Pode também ser notado em um teste bem simples, como aquele em que, quando um objeto redondo é iluminado a partir de cima, ele parece convexo como a parte externa de uma esfera, enquanto, quando ele é iluminado por baixo, parece ser côncavo, como a parte interna de uma tigela.

Estando-se em vigília (porque durante o sono com sonho há outro processamento da percepção, seu julgamento, integração e a interpretação de seu sentido), a sensação e a percepção formam-se a partir do estímulo que nos chega para identificação. Na percepção, as 'imagens mentais' estão associadas ao significado e aos conceitos sobre os objetos ou estímulos do meio e recrutam mecanismos ligados à memória. Entretanto, diferente da percepção, a imagem mental não necessita sempre da presença física do estímulo ou objeto. Os significados ou conceitos do mundo exterior estão previamente armazenados em nossa memória. Eles surgem como uma representação simplificada do objeto ou da situação em questão, à qual vão se agregando novos conceitos até formar as imagens mentais. Assim, as imagens mentais evocam, por si só, a lembrança de situações, pessoas ou objetos identificados mais com uma percepção do que com uma sensação. Toda imagem mental de objetos ou pessoas que você vê ou imagina resulta de padrões de atividade cerebral específica para cada atributo ou componente da imagem. O sistema nervoso contém múltiplas áreas para processamento de imagens, cada qual constituída por um conjunto de neurônios especializados em um tipo particular de informação daquela imagem. No conjunto, o padrão de atividade gerado representa o que você está vendo ou imaginando. Na compreensão dos códigos utilizados pelo cérebro para decifrar as imagens mentais, conjugando a atividade de vias e sincronizando ações, pode estar o ponto de partida da elucidação dos mecanismos neurais implicados na elaboração do pensamento.

Nisso também se encontra o papel da consciência como uma modalidade particular de atividade neural com função definida na organização do processamento das informações. Após a identificação da informação original advinda pelas vias sensoriais e interagindo com a memória, a elaboração consciente precede a tomada de decisão, organização e efetivação da resposta expressa como um comportamento. Nem todas as atividades precisam ser pensadas conscientemente e, muito provavelmente, isso ocorre somente para uma fração de tudo que o sistema nervoso processa de informações a todo instante.

Vamos utilizar um exemplo prático para melhor compreender o que vêm a ser sensação, percepção e imagens mentais humanas. Imagine a situação em que fazemos um carinho em um bebê, e num daqueles enganos embaraçosos nos referimos a ele como se fosse um menino; somos corrigidos pela mãe, que nos informa tratar-se de uma menina. A sensação inicial foi visual decorrente da estimulação sensorial oriunda da figura do bebê. A sensação poderia também ser evocada pela audição da palavra menina. Na sequência, a sensação progride por meio de representações mais esquemáticas e abstratas para duas percepções diferentes, de um menino ou de uma menina, cada qual com um significado diferente a elas associado. A percepção é, portanto, um processo mais elaborado que reproduz o que originou esse processo. Não é uma

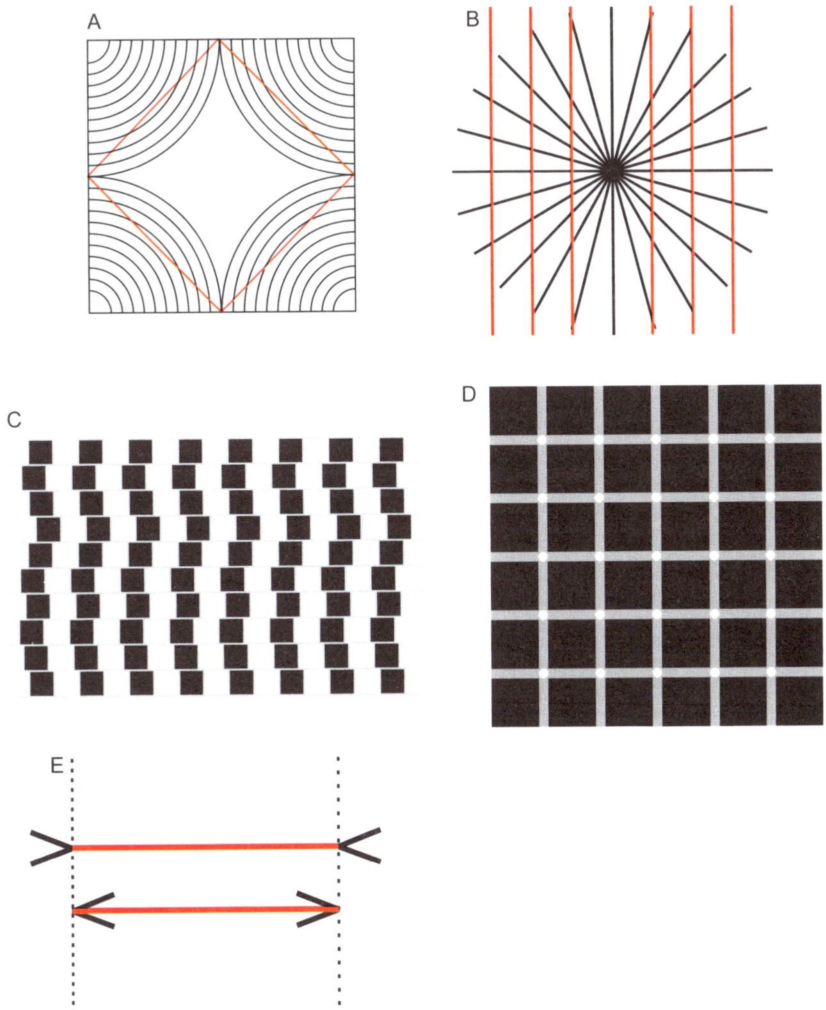

Fig. 9.5. A percepção de tamanho, forma e perspectiva depende do contexto. Os elementos que compõem o cenário influenciam fundamentalmente a maneira como você vê os elementos que se sobressaem na figura. **(A)** A forma percebida depende de outros objetos no campo. A noção de perspectiva leva-nos a imaginar que as linhas do quadrado central são abauladas. Na realidade, as linhas vermelhas formam um quadrado, com linhas retas e ângulos de 90 graus. **(B)** As linhas vermelhas são retas e paralelas. **(C)** O padrão de quadrados brancos e pretos alinhados nas linhas e desalinhados nas colunas gera a ilusão de que há certo grau de inclinação no sentido horizontal. No entanto, tanto os quadrados brancos quanto os pretos têm o mesmo tamanho e as linhas são absolutamente paralelas. **(D)** O sentido de movimento determina pontos de intersecções salientes nos encontros das linhas brancas à medida que os olhos percorrem a figura. Isso se deve ao fato de que a atividade neural que regula a orientação espacial não é a mesma que controla a visualização da figura. **(E)** O tamanho percebido depende de outros objetos no campo. As linhas vermelhas são de mesmo comprimento. A percepção e a formação de imagens mentais dependem da aprendizagem adquirida no passado sobre aquele objeto. Predições e conhecimento latente sobre aquele objeto determinam a maneira como você o concebe. Os circuitos neurais para o processamento de profundidade, forma, cor e movimento estão segregados no córtex cerebral. Felizmente, as estratégias que o nosso cérebro utiliza para analisar o mundo a nossa volta são múltiplas e variadas, o que reduz sobremaneira a chance de nos iludirmos, o que ocorreria na análise de uma determinada informação quando consideramos apenas uma de suas facetas ou particularidades.

máquina fotográfica que simplesmente captura a imagem da retina e produz um resultado imutável. A percepção de um objeto ou imagem pode mudar significativamente mesmo quando a sua imagem na retina é constante. A percepção dependerá, portanto, de como seu cérebro irá interpretar o que você está vendo ou tentando simbolizar por meio de seus mecanismos de memória e julgamento já consolidados pela experiência e armazenados no seu banco de dados.

Changeux agrupa sob a expressão "objetos mentais" todas as formas de representação mental constituídas pela percepção, conceitos ou imagens mentais. Os objetos mentais imbricam-se uns com os outros, como os elos de uma corrente, e o desenvolvimento de tal fluxo no tempo constitui a resultante entendida como o pensamento. A "maquinaria" neural possui a propriedade de efetuar cálculos com os objetos mentais. O encéfalo pode, assim, evocá-los, combiná-los e mesmo criar novos conceitos, novas hipóteses para finalmente fazer comparações entre eles. Isso confere ao pensamento a propriedade de predizer ou antecipar os acontecimentos. Da mesma forma, o número de mapas mentais e suas associações de informações corticais se relacionam com o aumento na complexidade e na compreensão do que as representações internas e o meio externo tem para cada espécie. Nós experimentamos inclusive a possibilidade de elaborar pensamentos abstratos, discorrer sobre sentimentos, elaborar poesias, anedotas, adivinhações e assim por diante.

As técnicas de imagens cerebrais trouxeram avanços importantes para as Neurociências na medida em que é possível visualizar as áreas cerebrais que são ativadas quando realizamos uma determinada tarefa ou recebemos determinados estímulos sensoriais (Fig. 9.6). Em modelos animais, atualmente tanto *in vitro* como *in vivo* é possível

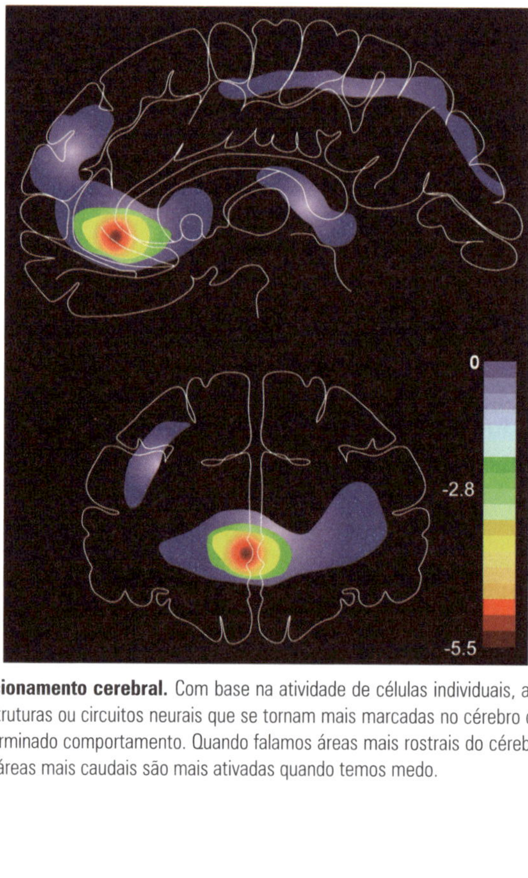

Fig. 9.6. Imagens do funcionamento cerebral. Com base na atividade de células individuais, as técnicas de imagens cerebrais permitem visualizar estruturas ou circuitos neurais que se tornam mais marcadas no cérebro do indivíduo no momento em que ele está realizando determinado comportamento. Quando falamos áreas mais rostrais do cérebro se tornam mais excitadas (*predomínio do vermelho*) e áreas mais caudais são mais ativadas quando temos medo.

correlacionar funções e plasticidade neuronial com neurônios específicos, suas conexões e as mudanças no número e na atividade de espinhos dendríticos. Além disso, há neurônios cuja distribuição e arranjo são característicos de primatas, diferenciando macacos de seres humanos, como é o caso dos neurônios de Von Economo em parte do grande lobo límbico. Chega-se à mais complexa organização filogenética, hodológica e ontogenética na nossa espécie. As implicações fisiológicas decorrem de cada área estudada e dos circuitos neurais integrados, com processamento seletivo das demandas sinápticas de modo dinâmico. Não é à toa, portanto, que alterações clínicas nas doenças neurodegenerativas relacionam-se com alterações patológicas dessa arquitetura morfofuncional, especialmente aquelas associadas ao pensamento e sua forma de expressão.

Por fim, é igualmente preciso relacionar a ocorrência de sensações, percepções e imagens mentais com a gênese e elaboração de comportamentos e com variáveis orgânicas sob modulação simpática e parassimpática para fornecer condições de execução comportamental adequada. Isso envolve diversos sistemas, como nas respostas cardiovasculares (por exemplo, frequência cardíaca, pressão arterial, vasoconstrição ou vasodilatação periférica), respiratórias (frequência e amplitudes ventilatórias e diâmetro da via aérea), renais (tônus das arteríolas renais e secreção de renina), do trato digestório (motilidade e secreção), endócrinas (secreção de adrenalina, insulina ou cortisol), imunológicas e inflamatórias diretas (sobre linfócitos T) ou indiretas (após ação hormonal em rotas bioquímicas) que podem ocorrer antes, durante ou após cada um dos diversos comportamentos e podem promover mudanças homeostáticas ou alostáticas em cada variável estudada.

Áreas de associação

O cérebro de mamíferos é caracterizado por seu isocórtex estruturado em seis camadas, diferindo das estruturas laminares telencefálicas de três camadas, como a formação hipocampal, o córtex olfatório e o córtex cerebral reptiliano. O desenvolvimento do encéfalo é caracterizado externamente pela expansão do prosencéfalo, principalmente do telencéfalo onde está o neocórtex humano que acaba envolvendo os componentes do diencéfalo. O córtex cerebral passa a apresentar grande número de circunvoluções na sua superfície. Isso diferencia muito o cérebro humano quando comparado ao de um rato, modelo animal muito empregado experimentalmente.

Os objetos mentais são gerados pela entrada em atividade de uma grande população de células nervosas distribuídas estrategicamente em regiões corticais fora das chamadas áreas corticais primárias e que apresentam como característica a propriedade de integrar várias modalidades sensoriais. Essas áreas constituem o córtex associativo*, substrato anatômico das funções cerebrais superiores, como o pensamento e a linguagem. Não constitui surpresa, portanto, que tais áreas aumentem ao longo da filogenia e alcancem seu tamanho mais pronunciado no homem. O estudo do pensamento e da linguagem sobrepõe-se, assim, à compreensão do papel funcional das áreas de associação

*Aqui há que se considerar que, em sentido básico da palavra, "associar" informações também ocorre em partes do córtex cerebral ditas "primárias", uma vez que conjugam suas aferências, por vezes dentro de colunas celulares corticais, com o que será transmitido a outras áreas adjacentes ou a maior distância. O sentido empregado aqui é para as áreas que se apresentam em organização hierárquica no circuito neural após as primárias e que congregam em si múltiplas modalidades de informação para determinação e interpretação do contexto mais amplo do que está sendo processado. Adicionalmente, essas estruturas podem estabelecer relações tanto de retroação (*feedback*) como de modulação adiante (*feedforward*) nos circuitos neurais, com o que o processamento emocional pode igualmente ser conjugado e modular o funcionamento da circuitaria a cada instante.

multimodais e que são, de forma resumida (porque há várias áreas multimodais descobertas ao longo de toda extensão do córtex cerebral de macacos), subdivididas em três porções: o córtex associativo límbico, o córtex associativo na confluência parieto-têmporo-occipital (originalmente denominada área de Wernicke) e o córtex pré-frontal. Embora essas três áreas de associação estejam envolvidas em várias funções superiores, especializações consideráveis podem ser observadas em cada uma delas. Assim, o córtex pré-frontal está envolvido com a cognição, personalidade, juízos morais, noção de tempo e espaço, compreensão de provérbios e ações motoras; o córtex parieto-têmporo-occipital com funções sensoriais mais elaboradas e com a linguagem; e o córtex associativo límbico com a memória, emoção e aspectos motivacionais do comportamento (Fig. 9.7).

Passemos agora a uma análise mais detalhada de cada uma dessas áreas de associação dentro do contexto do seu papel funcional na organização do pensamento.

Córtex associativo límbico

A nossa percepção de um dado estímulo sensorial pode estar associada ao estado de nosso meio interno (como em situações de fome, sede, sexo, medo, tristeza, raiva ou prazer). As emoções que experimentamos também são canalizadas para o lobo frontal, fornecendo interpretação com um "colorido emocional" às percepções conscientes associadas aos planos de ação elaborados em resposta aos estímulos ambientais. As áreas originalmente incluídas como límbicas e o córtex pré-frontal estão reciprocamente conectadas de forma que o indivíduo pode também exercer um controle sobre seu estado emocional. Processos associados à formação de memória que ocorrem em estruturas límbicas, como o hipocampo, são muito importantes no planejamento de ações futuras. Por exemplo, o córtex pré-frontal acrescenta um elemento avaliativo aos processos perceptivos associados à olfação cujos estímulos chegam diretamente no sistema límbico

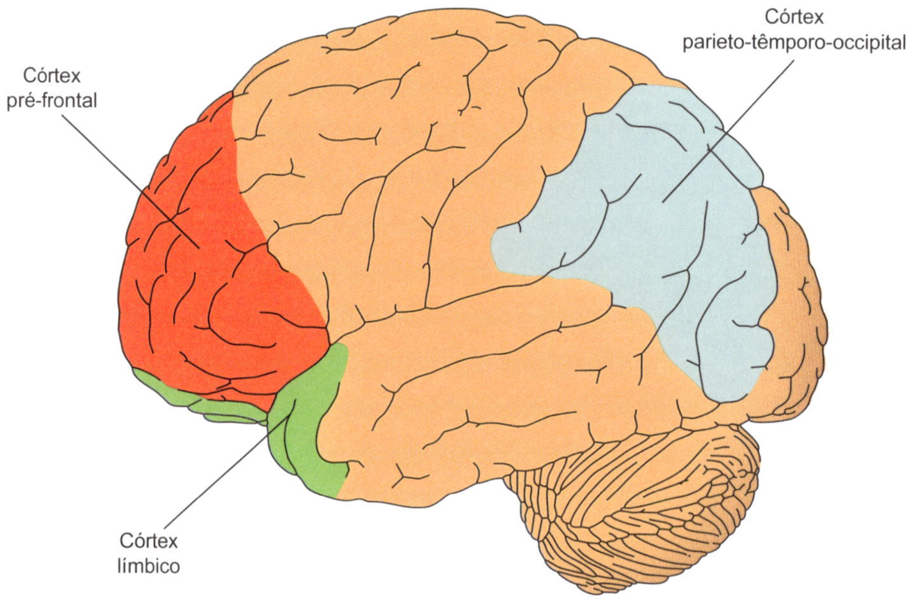

Fig. 9.7. Áreas de associação. Representação esquemática da superfície cortical mostrando as áreas de associação. O córtex de associação límbico está mais bem visualizado em uma vista medial do encéfalo na Fig. 9.8.

(rinencéfalo). De maneira geral, podemos considerar que o córtex pré-frontal associa as informações sensoriais e experiências emocionais de forma a produzir percepções conscientes que resultam em comportamentos específicos e consonantes com a natureza do estímulo que nos chega dos meios interno e externo.

Como visto em capítulo anterior deste livro, uma primeira integração dos estímulos sensoriais com seu conteúdo emocional é realizada em núcleos hipotalâmicos que, a seguir, enviam essas informações para o córtex límbico por vias que passam pelos núcleos talâmicos dorsomediais. Para isso, participam igualmente núcleos da amígdala (complexo amigdaloide ou, como se sugere, amigdaliano)* com papel muito importante no processamento da informação. Trata-se de claro exemplo de integração entre estruturas subcorticais e corticais com implicação filogenética e funcional, ou seja, além do circuito originalmente descrito por Papez, há três grandes grupos de conexões a serem considerados para compreensão da atividade límbica integrada:

1) As conexões estabelecidas com o córtex cerebral que processa informação olfatória e as provenientes das vias ascendentes viscerais, tálamo posterior e áreas corticais de associação sensorial, muitas das quais são recíprocas e fazem com que o funcionamento amigdaloide seja modulado por essas aferências, mas também possa modificar o processamento sensorial em curso na circuitaria neural.
2) As projeções que se fazem com o tronco encefálico e dos núcleos hipotalâmicos para o bulbo, as quais afetam as funções viscerais relacionadas com o processamento emocional.
3) A inter-relação funcional com áreas telencefálicas, como o córtex frontal nas partes orbital e medial, possivelmente para tomada de decisões e emissão de comportamentos, a parte anterior do lobo insular, o lobo temporal anterior, os núcleos talâmicos mediais e a parte ventromedial dos núcleos da base, incluindo-se o núcleo *acumbens*. Novamente, as conexões corticais são basicamente recíprocas, e como a parte talâmica já mencionada também está interconectada com o córtex pré-frontal é provável que se forme um circuito subcortical-cortical que poderia ser, então, amígdalo-cortical-estriatal-talâmico-cortical, relacionado com a elaboração ampla do pensamento e, por outro lado, relacionado com distúrbios do humor em seres humanos.

Com isso, os núcleos da amígdala e suas conexões corticais podem ter se desenvolvido para processar, com atributos de emoção, as informações complexas de cunho social e, a partir disso, gerar respostas viscerais e comportamentais de avaliação do valor motivacional de cada estímulo. Isso se relaciona com o desenvolvimento de circuitos e, nos neurônios (ramos dendríticos), os espinhos dendríticos que foram se especializando para modular estímulos de complexidade crescente muito além do olfatório inicialmente elaborado, e que incluem *pistas* de linguagem e comunicação sobre ideias e comportamentos executados por indivíduos da mesma espécie. Assim, aumenta-se a amplitude

*O termo *amígdala* é originado da observação direta de seu aspecto esferoide e alongado, lembrando o formato de amêndoa (donde a palavra grega correspondente), embora esse mesmo aspecto não seja encontrado em todos os mamíferos. No presente texto, escolheu-se seguir a Terminologia Anatômica vigente, mas sugere-se para consideração futura o emprego do termo *amigdaliano* em vez de *amigdaloide*, uma vez que *amigdaliano* é algo relativo ou pertencente à amígdala, enquanto 'amigdaloide' é algo semelhante à amígdala. Como se trata claramente de núcleos incluídos na estrutura originalmente denominada amígdala, o primeiro termo apresenta sentido mais apropriado.

de comunicação que decorre de palavras que expressam conteúdo emocional e com entonação de voz e/ou o reconhecimento da expressão facial necessária para relacionamentos complexos entre indivíduos da mesma espécie. A finalidade de conjugar várias modalidades sensoriais, elaboração emocional e comportamento social justifica-se na medida em que tais circuitos e suas células nervosas se desenvolvem mais após o nascimento e dependem, na sua plasticidade, de experiências cognitivas. Logicamente que o pensamento se desenvolve ainda mais junto com todos esses processos.

É notável que lesões amplas e bilaterais da amígdala humana comprometem a habilidade de identificar e julgar emoções básicas (como medo) a partir de expressões faciais estáticas, embora não ocorra comprometimento da capacidade de expressar verbalmente o que haveria de gerar cada uma das emoções ou o que se haveria de fazer em condições nas quais as emoções estivessem sendo percebidas. Isso significa que o circuito amígdalo-cortical tem propriedades funcionais, do básico ao mais complexo, complementares entre si. A participação de núcleos da amígdala para atribuir emoções às expressões faciais e ao olhar de outras pessoas, com julgamento de confiabilidade e intenções sociais, também gera aprendizados associativos da representação emocional do estímulo percebido e das respostas viscerais e comportamentais decorrentes disso. É o que se descreve como uma classe de percepções, ditas 'emoções sociais' que requerem o conhecimento sobre as relações sociais complexas e que não fazem sentido isoladas desse contexto. Pelo menos algumas emoções 'básicas', como medo ou nojo, podem ser atribuídas a situações não sociais, sem ter necessariamente um grupo de pessoas envolvidas, mas emoções geradas em sociedade como ciúme, inveja, soberba ou vergonha requerem necessariamente um contexto e conceitos que se consolidam ao longo da vida, quando se interage dentro de um grupo familiar e em sociedade maior. É notável que haja correlação alométrica entre o volume da amígdala basolateral, o tamanho do neocórtex e o tamanho e a complexidade social de grupos de primatas. Isso reforça a proposição de que o processamento sensorial de estímulos socialmente relevantes (principalmente o visual em primatas, com identificação do movimento ocular e da expressão emocional facial) e a elaboração de comportamentos sociais complexos estão relacionados com a expansão dos componentes da amígdala e do circuito límbico-cortical ao longo do desenvolvimento filogenético.

O córtex de associação límbico consiste em várias subáreas localizadas em diferentes localizações: o córtex orbitofrontal, porções do córtex temporal e do giro do cíngulo (Fig. 9.8). Lesões do córtex orbitofrontal resultam em alterações na responsividade emocional em animais. Os estudos de C. Jacobsen, relatados anteriormente, já indicavam os efeitos de amansamento em chimpanzés após lesões dessa área, uma vez que os animais não apresentavam mais raiva ou comportamento agressivo. Logo após as descobertas de Jacobsen, Egas Moniz, neurologista português, observou efeitos similares após lesões corticais em homens. Sugeriu-se, a partir desses resultados, que a desconexão límbico-frontal em homens poderia ser útil no tratamento de certas doenças mentais, como a esquizofrenia, na crença de que a ideação exagerada em pacientes esquizofrênicos seria consequência do hiperfuncionamento das áreas de associação córtico-límbicas. Tal procedimento cirúrgico irreversível e de validade discutível não é mais preconizado. Na realidade, o espectro de atuação dessa área do córtex de associação límbico é bastante amplo. Por exemplo, vários estudos mostraram que a estimulação dessa área produz uma série de alterações comportamentais e eletroencefalográficas que sugerem seu envolvimento na reação de alerta. Ao lado disso, ilustrando ainda mais o envolvimento do córtex associativo límbico no comportamento emocional, lesões dessa região reduzem a dor crônica intratável, uma condição que inclui distúrbios de processos emocionais entre seus fatores etiológicos.

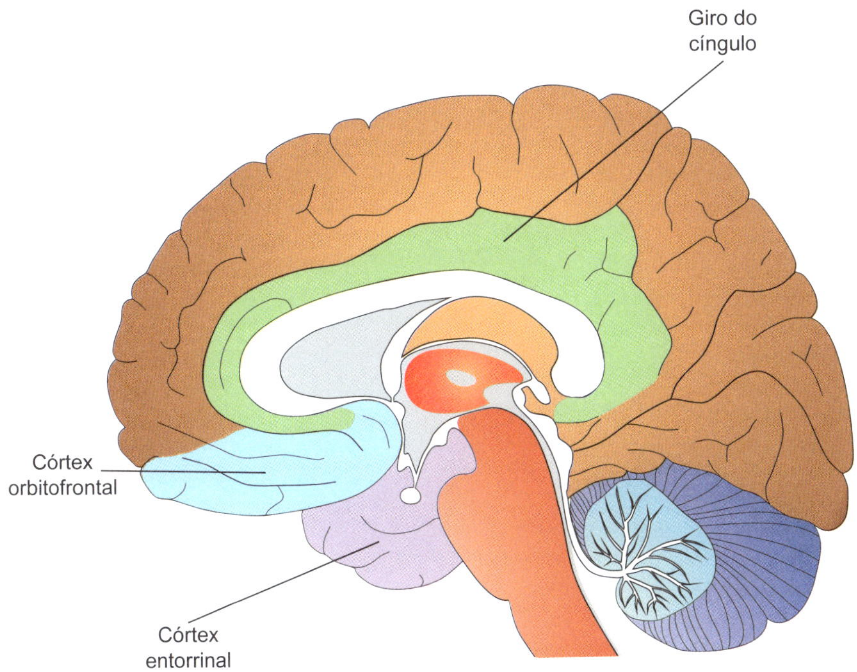

Fig. 9.8. Córtex de associação límbico. O córtex de associação límbico consiste em várias subáreas localizadas em diferentes lobos: o córtex orbitofrontal, porções do lobo temporal e o giro do cíngulo.

Córtex parieto-têmporo-occipital

Do córtex occipital partem determinados padrões de atividade neural disparados por estímulos visuais e que chegam ao córtex de associação parieto-têmporo-occipital, onde a informação é processada quanto às suas características espaciais, e para o lobo temporal anterior e inferior, sulco temporal superior e sulco intraparietal onde ocorre o reconhecimento adicional desses estímulos. Obviamente que o papel da dita área de Wernicke ultrapassa em muito essa única função. Essa área de associação promove a análise integrada de diferentes modalidades sensoriais, gerando funções mentais superiores. Para melhor entender o papel desse córtex associativo em tais funções mentais é necessário distinguir as áreas de associação classificadas como secundária e terciária. Zonas secundárias são áreas que ainda possuem alguma especificidade modal por se situarem próximas às áreas primárias de projeção, isto é, elas são áreas que processam em um nível imediatamente superior a informação sensorial codificada em primeira instância na área primária daquela modalidade sensorial. Os estímulos sensoriais são combinados e integrados em modelos progressivamente mais complexos nas zonas secundárias. Danos às zonas secundárias dão origem a distúrbios perceptivos da modalidade primária associada. Na agnosia visual, por exemplo, um paciente pode ver, mas não reconhece ou compreende o que está vendo. Um exemplo dessa agnosia, frequentemente citado na literatura, é o caso de um paciente com lesão nas áreas 18 e 19 de Brodmann (áreas visuais secundárias), que descrevia uma bicicleta como "barras com uma roda na frente e outra atrás". O mesmo ocorre com as agnosias auditivas e táteis: os pacientes ouvem os estímulos ou sentem os objetos, mas não os reconhecem. Uma agnosia particular é a estereoagnosia, que consiste na incapacidade de reconhecer a forma de objetos pelo tato sem qualquer evidência de outros déficits sensoriais.

As zonas terciárias encontram-se mais afastadas das áreas de projeção primária. Nessas áreas de associação, também chamadas de zonas de 'sobreposição', a especificidade unimodal desaparece. Como o nome indica, a atividade neural nessas zonas de sobreposição não parece depender de nenhuma modalidade sensorial isolada. Por serem multimodais, vários campos sensoriais se mesclam e a combinação de sensações produz percepções de uma ordem progressivamente mais alta. Impulsos táteis e cinestésicos são traduzidos em percepções de forma e tamanho e são associados à informação visual dos objetos analisados. Assim, acredita-se que os objetos venham a ser representados finalmente por um conjunto de memórias compostas de vários canais sensoriais. De fato, danos a essas regiões transcendem uma única modalidade sensorial. Por exemplo, pacientes com dano no lobo parietal posterior mostram déficits significativos que incluem distorções na autoimagem corporal e na percepção de relações espaciais.

Trabalhos recentes mostram a importância de um equilíbrio funcional entre o córtex de associação frontal e o parieto-têmporo-occipital para o desempenho cognitivo normal. Isso fica evidente com a utilização de técnicas de imagem cerebral como a tomografia de emissão de pósitrons que permite visualizar a atividade de áreas cerebrais com base na medida do seu fluxo sanguíneo. Tais estudos mostram que, quando o indivíduo fala, ocorre um aumento do fluxo sanguíneo na área motora cortical de representação da boca e no córtex auditivo do hemisfério esquerdo. Ademais, somente ver a imagem de uma mão humana fazendo movimentos de flexão e extensão alternados ativa áreas visuais e, a seguir, áreas motoras, mesmo que não se esteja realizando nenhum gesto correspondente. Outros resultados são ainda mais intrigantes, como é o caso de diferenças na ativação e na inativação concomitantes de áreas corticais em homens quando da percepção de estímulos visuais com conteúdo erótico excitante. Por outro lado, estímulos emocionais aversivos condicionados, como os gerados por imagens em veteranos de guerra, reduzem a atividade no giro do cíngulo anterior e no córtex pré-frontal ventral e aumentam a atividade na amígdala e em partes específicas dos núcleos da base. Também o cerebelo participa do processamento de informações com conteúdo emocional, embora não tivesse sido incluído originalmente como parte de toda a circuitaria necessária para pleno julgamento dessa percepção. Conexões entre os núcleos da base e o cerebelo com o córtex pré-frontal podem servir para processamento cognitivo além do controle motor dos comportamentos.

Já uma atividade puramente mental, sem qualquer estimulação sensorial ou desempenho motor desloca a ativação para o córtex pré-frontal, como avaliado pelo aumento do fluxo sanguíneo para essa área cortical (Fig. 9.9*A*). Por outro lado, o que é muito importante, os resultados dessa pesquisa indicam que indivíduos esquizofrênicos não apresentam essa hiperatividade nas áreas de associação do córtex frontal. Ao contrário, picos de atividade aparecem nas áreas de associação parietais e temporais (Fig. 9.9*B*).

Córtex pré-frontal

Situa-se logo à frente das áreas motoras e pré-motoras nos lobos frontais. Filogeneticamente, é a área que mais se desenvolveu no cérebro da nossa espécie. Como já comentado no início deste capítulo, mesmo em relação ao homem de Neanderthal, o córtex pré-frontal do homem atual cresceu em detrimento de outras áreas encefálicas. Entre as funções mentais associadas ao córtex pré-frontal destacam-se a realização das chamadas funções executivas voltadas para a criação de expectativas e previsão

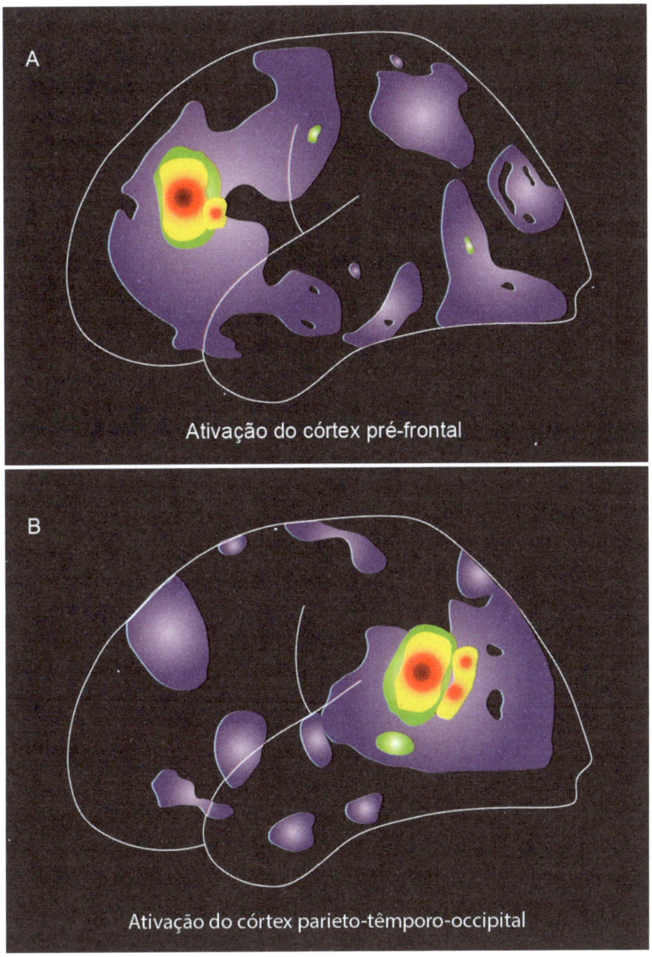

Fig. 9.9. Imagens cerebrais em indivíduos normais (acima) e em indivíduos esquizofrênicos (abaixo) quando solicitados a realizarem operações matemáticas simples. A imagem cerebral pode indicar uma hiperatividade nas áreas frontais em indivíduos normais e hiperatividade nas áreas do córtex de associação parieto-têmporo-occipital e no estriado ventral de indivíduos esquizofrênicos.

das consequências dos atos, escolha entre pensamentos em conflito, planejamento e controle de impulsos e das emoções de acordo com as regras sociais.

A primeira evidência da função cognitiva do córtex pré-frontal surgiu dos trabalhos com macacos realizados por Carlyle Jacobsen, na década de 30. Jacobsen descobriu que a remoção bilateral de uma área no córtex pré-frontal reduzia a habilidade dos animais em realizar tarefas que envolviam respostas espaciais diferenciadas, como, por exemplo, a de escolher em qual recipiente estariam pelotas de alimento após um certo tempo em que haviam sido depositadas ali. Ao contrário de animais intactos, os animais lesados não eram capazes de fazer a escolha do recipiente correto. Desde que o córtex pré-frontal é essencial para tarefas dessa natureza, é fácil supor que ele participe de outros processos cognitivos correlacionados. Além disso, essa área possui uma inervação dopaminérgica proeminente e a depleção de dopamina (DA) causada por injeções locais de 6-hidroxidopamina (6-OH-DA), uma neurotoxina que destrói seletivamente terminais nervosos dopaminérgicos, produz efeitos comparáveis aos da lesão. Assim, é provável que distúrbios nessa área possam contribuir para o aparecimento de alterações cognitivas, tais como a que se observam nos casos de esquizofrenia que, como veremos a seguir, também cursa com alterações na transmissão dopaminérgica.

As funções do córtex frontal relacionadas com a associação ou integração de informações polimodais não são fáceis de sumarizar em vista de sua diversidade. Sem dúvida, uma função importante está relacionada à capacidade do organismo em avaliar as consequências de planejamentos e ações futuras. O córtex pré-motor integra, diretamente ou indiretamente, as informações sensoriais que recebe de forma a selecionar as respostas motoras apropriadas para cada estímulo, dentre as várias disponíveis. Essa área está, por conseguinte, particularmente envolvida em funções cognitivas e no planejamento de funções motoras.

As funções do córtex pré-frontal ficaram claras com o levantamento de relatos clínicos na literatura sobre um paciente com o crânio perfurado em um acidente ocorrido em 1848 nos EUA. Essa história, que intriga os neurocientistas até hoje, ficou conhecida como o caso Phineas Gage. Gage e um grupo de companheiros dinamitavam uma rocha para construção de uma estrada de ferro nos arredores de Vermont quando uma barra de ferro pontiaguda penetrou no seu crânio pela sua face esquerda, perfurou o córtex frontal e saiu na parte superior da cabeça (Fig. 9.10). A partir desse

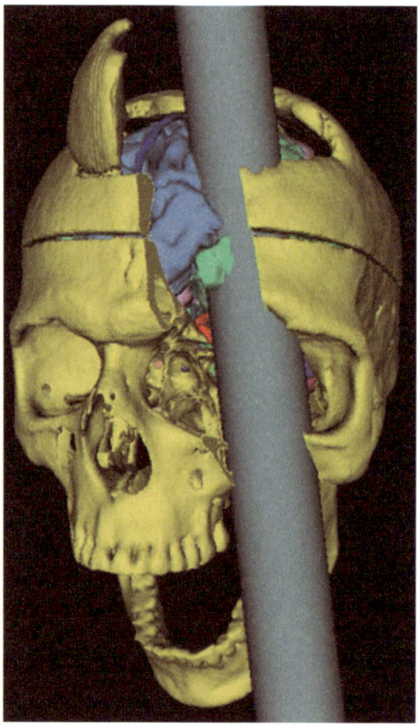

Fig. 9.10. Phineas Gage. O estudo do crânio de Phineas Gage conservado desde sua morte permitiu sua reconstrução por meio de programas de computador e estudo da lesão cerebral que resultou em alterações comportamentais características.

acidente, Gage perdeu a visão esquerda, mas enxergava com o olho direito, caminhava, respondia a estímulos sensoriais e não apresentava problemas muito evidentes de percepção, compreensão ou linguagem. Entretanto, apresentou uma clara perturbação de conduta, embora fosse capaz de interagir com as pessoas e até mesmo de realizar alguns tipos de trabalho. Gage tornou-se uma pessoa insolente, irascível, com desvio de personalidade, não se importando mais com regras sociais ou princípios éticos. O estudo do caso Phineas Gage permitiu revelar que os circuitos e mecanismos responsáveis pelas diversas funções mentais estão "dissociados" no cérebro. Em condições normais, todas essas atividades neurais devem estar interligadas e sua resultante é o que identificamos como pensamento, emoções e comportamentos sociais em determinado ambiente, cultura e época. No caso relatado, porém, intelecto, percepção, linguagem e outras atividades mentais superiores poderiam ser elaboradas no cérebro relativamente independentes do julgamento, conduta, planejamento e planos de ação. Essas últimas funções ficaram permanentemente prejudicadas com a lesão do córtex pré-frontal enquanto as demais funções mentais permaneceram intactas em Phineas Gage após o acidente. No conjunto, a dissociação das funções descritas fez perceber que a pessoa "não era mais a mesma", como se dizia na época.

Apesar de alguns relatos sugerindo que indivíduos com lesão do lobo frontal não demonstram prejuízos aparentes em sua capacidade intelectual, pacientes lobotomizados mostram déficits em tarefas específicas. Brenda Milner mostrou que pacientes com lesões frontais apresentam dificuldades em mudar de estratégia quando solicitados a fazê-lo. Os pacientes persistem realizando as mesmas atividades que iniciaram, ainda que fossem informados da inutilidade delas. Nesse fenômeno, conhecido como 'perseveração', existe uma dissociação entre pensamento e ação. Essa síndrome dá suporte adicional à ideia de que os lobos frontais estão envolvidos no planejamento e na organização das ações comportamentais. De maneira geral, podemos considerar que o córtex pré-frontal sintetiza as informações sensoriais e experiências emocionais de forma a produzir percepções conscientes que resultam em comportamentos específicos e consonantes com os estímulos que chegam ao cérebro.

Novamente, todas essas atividades não se restringem a um único lobo cerebral, mas indicam áreas relevantes para cada função integrada. Por isso que, além da região frontal, por exemplo, epilepsias do lobo temporal podem cursar com alterações de personalidade, comportamentos obsessivos, alucinações olfatórias ou auditivas, sensação muito frequente do tipo *déjà vu* (de já ter vivido um momento em um determinado local novo ou saber de uma fala ainda inédita) ou produzindo a percepção de orgasmo.

Pensamento e ação

Várias evidências obtidas em estudos eletrofisiológicos deram grande impulso à compreensão atual de como o pensamento gera uma ação. Sabemos que o pensamento altera os padrões de funcionamento da atividade neural em nosso cérebro. Mais particularmente, incide sobre o padrão de atividade (disparos neuronais) das células piramidais do córtex motor para que promova um determinado comportamento motor. As primeiras evidências consistentes nesse sentido foram obtidas por H. H. Kornhuber. Esse autor, utilizando a técnica de promediação dos potenciais evocados (já descrita no Capítulo 7), estudou os potenciais elétricos gerados no córtex cerebral antes da ocorrência de uma ação voluntária propriamente dita. Com essa técnica foi possível registrar potenciais elétricos no córtex cerebral até 2 s antes do início do movimento, durante o período em que o ato motor está sendo organizando. Isso significa que a ideação do movimento pretendido gera atividades bem antes da execução do ato motor em si.

Tal ocorrência se deve à necessidade de ajustes da métrica (força, velocidade e amplitude) do movimento e do que deve ocorrer no tempo e no espaço em cada músculo agonista, antagonista e sinergista da atividade pretendida. Núcleos da base e cerebelo participam dessa etapa em circuito que retorna atividade para o córtex pré-motor, além de outras áreas corticais que contribuem de modo muito preponderante para a composição e atividade do trato corticoespinal.

Várias atividades motoras foram estudadas, incluindo a vocalização, chegando-se a conclusões similares. Aqui são apresentados os resultados com a flexão rápida do polegar direito. Considere que o indivíduo faz esse movimento voluntariamente a intervalos irregulares de vários segundos, enquanto são registrados cerca de 250 potenciais evocados em diversos pontos na superfície de seu crânio. Foi observado que em cerca de ½ s antes do início do movimento gerava-se potencial elétrico negativo de desenvolvimento lento nas superfícies anterior e basal do córtex cerebral, com cursos temporais bastante similares. A esses potenciais, Kornhuber denominou potenciais de prontidão (*readiness potential*). Uma conclusão importante extraída dessa pesquisa é que o potencial de prontidão está relacionado a um determinado tipo de movimento voluntário, particularmente àquele que é iniciado sem qualquer estímulo externo. A maior ocorrência desses potenciais se dá no córtex motor ½ s antes do início do movimento. Esse tempo corresponde exatamente ao período necessário para que os impulsos elétricos originados nas células piramidais no córtex cerebral sejam enviados até os neurônios motores da medula espinal, onde são gerados os potenciais de ação que chegarão aos músculos.

Em vista do que foi visto, o potencial de prontidão pode ser considerado como a consequência neural do comando voluntário. Resulta de operações de pré-programação do córtex cerebral associadas aos processos neurais responsáveis pelo ato muscular que se desenvolvem nas vias piramidal, nos núcleos da base e no cerebelo. J. C. Eccles acreditava que a maioria dos movimentos voluntários seria resultado de sequências complexas que compreendem as atividades de pré-programação e atualização, ficando os detalhes de sua realização praticamente fora da consciência do indivíduo. Esses movimentos são predominantemente dependentes de habilidades aprendidas que estão armazenadas no córtex cerebral, nos núcleos da base e no cerebelo.

"Filtros" sensório-motores

Como já discutido no Capítulo 1, embora o córtex cerebral seja altamente desenvolvido nos mamíferos superiores, um papel importante ainda é reservado aos núcleos da base no processamento sensorial e no desempenho motor. Em vertebrados primitivos (peixes e anfíbios), nos quais o córtex cerebral não é bem desenvolvido, os núcleos da base têm um papel predominante na coordenação motora e sensorial. Nesse sentido, sabemos que animais com extirpação bilateral do núcleo caudado mostram-se hiper-reativos aos estímulos sensoriais e apresentam uma síndrome de desinibição comportamental compulsiva com perseveração. Essa última reação é similar àquela observada em pacientes esquizofrênicos que têm uma reduzida capacidade de desviar a atenção de um determinado estímulo, ou seja, eles apresentam menor capacidade de se habituar a estímulos irrelevantes do que os indivíduos normais. Acredita-se que os núcleos da base tenham o papel de favorecer a seletividade aos estímulos sensoriais de forma a regular a resposta motora apropriada a um dado estímulo, isto é, eles promoveriam um "filtro" ou canalização das influências sensoriais para a saída motora. Distúrbios nesses mecanismos podem ocorrer em doenças psiquiátricas, como a esquizofrenia, a qual pode ser a consequência da deficiência de processos neurais básicos como os mecanismos inibitórios de controle dos impulsos sensoriais aferentes. De fato, tem sido mostrado que indivíduos esquizofrênicos apresentam alterações no processamento sensorial e déficits na atenção de forma que eventos sensoriais comuns ganham um significado maior nesses pacientes que o normal. Como a informação sensorial está inexoravelmente associada aos mecanismos que vão determinar o comportamento e cognição do indivíduo, perturbações na modulação sensorial podem ser responsáveis pelas várias anormalidades comumente observadas na esquizofrenia.

Distúrbios do pensamento

Grandes avanços na Psiquiatria têm ocorrido graças às contribuições da Psicofisiologia para o esclarecimento do funcionamento cerebral e, a partir daí, dos processos mentais anormais. O desenvolvimento dos estudos da linguagem e da dominância hemisférica tem dado uma nova dimensão à nossa compreensão dos processos normais da consciência e da percepção de nós mesmos e de nossa interação com o mundo exterior. A partir do que foi visto neste livro até agora, podemos afirmar que a experiência consciente não é unitária. Uma determinada sensação pode ser desdobrada em diversos e diferentes aspectos da mentalização consciente quando analisada e integrada no córtex cerebral. São evidências como essas que têm permitido melhorar nossa compreensão dos distúrbios cognitivos. Também na mesma direção estão os conhecimentos advindos de estudos das bases celulares e neuroquímicas das doenças mentais. A originalmente denominada *Psiquiatria Biológica* busca formular e testar hipóteses acerca do substrato neuroquímico dos distúrbios mentais, tomando por base as evidências obtidas sobre os mecanismos de ação de drogas psicotrópicas.

Dado que as psicoses resultam de distúrbios das funções cerebrais superiores, como o pensamento e as emoções, grande atenção tem sido dada aos efeitos de drogas antipsicóticas sobre as vias dopaminérgicas que se projetam do mesencéfalo para o córtex pré-frontal e para o sistema límbico, que constituem os sistemas mesocortical e mesolímbico, respectivamente (Fig. 9.11). Até o momento, as informações sobre os efeitos específicos de drogas sobre o sistema mesocortical não são ainda tão significativas quanto o conjunto de evidências atualmente existente referente ao sistema mesolímbico.

No sistema mesolímbico, os corpos celulares dopaminérgicos estão localizados na área tegmental ventral de Tsai, que está situada medial e dorsalmente à substância negra no mesencéfalo. Os axônios dessas células projetam-se para o sistema límbico, particularmente para o núcleo *acumbens*, tubérculos olfatórios, núcleo da estria terminal, amígdala, giro do cíngulo e córtex temporal. Como vimos anteriormente, lesões do córtex temporal e outras estruturas do sistema límbico, particularmente do núcleo *acumbens*, levam ao aparecimento de distúrbios mentais psicóticos. Essa última estrutura, parte do estriado ventral, é a ligação feita entre os núcleos da base e estruturas do sistema límbico, tal como a amígdala, o hipocampo e o septo. O sistema límbico e os núcleos da base estão integrados funcionalmente. A necropsia de pacientes esquizofrênicos que nunca haviam recebido medicação antipsicótica em vida revelou um número aumentado de receptores dopaminérgicos do subtipo D_2 no núcleo *acumbens*.

Evidência adicional que associa os núcleos da base, a atividade neural modulada pela dopamina e distúrbios psiquiátricos surge de estudos dos movimentos involuntários anormais na esquizofrenia. É bem conhecida a correlação entre a capacidade de drogas antipsicóticas em produzir efeitos motores (originalmente denominados *extrapiramidais*, termo em desuso) – tais como síndrome "parkinsoniana" (rigidez por hipertonia muscular, tremores, acinesia e instabilidade postural), reações distônicas agudas e discinesia tardia (movimentos involuntários estereotipados) – e a sua eficácia clínica no tratamento da esquizofrenia. Movimentos bizarros da língua e dos lábios, similares

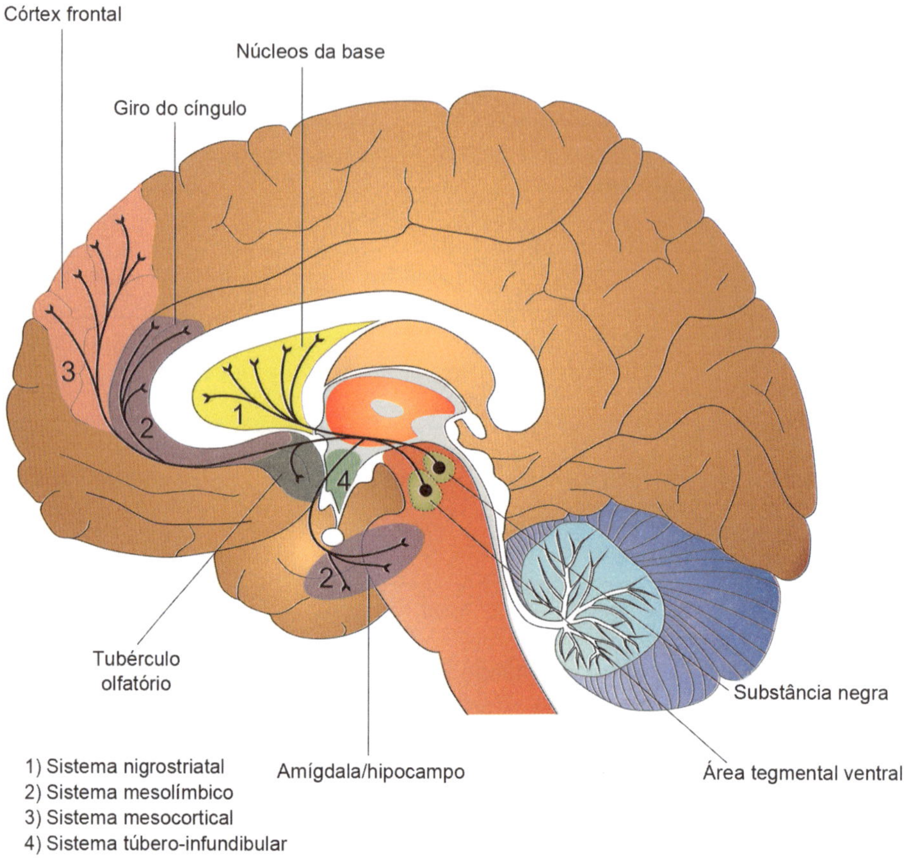

Fig. 9.11. Inervação dopaminérgica do cérebro. Estão representadas as vias do sistema nigroestriatal (1), mesolímbico (2), mesocortical (3) e túbero-infundibular (4) com as principais estruturas de cada um. O sistema túbero-infundibular é um pequeno grupo de neurônios dopaminérgicos presentes no núcleo arqueado e eminência média do hipotálamo envolvidos na regulação da secreção de hormônios pela hipófise. Essa região está no interior do hemisfério cerebral, por trás do tronco cerebral, e não se encontra aparente neste corte do encéfalo.

aos da discinesia tardia, têm sido observados em pacientes dependentes de anfetamina e alguns pacientes esquizofrênicos, e podem estar associados a uma disfunção do neostriado. Com base no que foi aqui discutido, considera-se que, no mínimo, existe um aumento da transmissão dopaminérgica no sistema límbico de pacientes esquizofrênicos. É importante lembrar que os neurônios e as suas várias substâncias neurotransmissoras e neuromoduladoras, tais como os opioides endógenos, a serotonina e os aminoácidos excitatórios, interagem de forma complexa no sistema nervoso. Portanto, a disfunção neuroquímica de um deles pode afetar várias outras vias neurais com as quais ele está conectado. Soma-se a isso o fato de que alterações na atividade de neuropeptídeos, particularmente neurotensina e colecistocinina, podem estar implicadas na fisiopatologia da esquizofrenia. Esses e vários outros dados contribuem para a compreensão de como se processa o pensamento humano em condições normais e suas alterações patológicas.

BOXE

Avaliação de risco no córtex límbico

Já aprendemos nos capítulos anteriores que a experiência aversiva tem um impacto importante sobre o comportamento que o indivíduo manifesta em sua vida cotidiana. As análises das funções cognitivas em estudos que utilizam apenas uma abordagem, seja ela comportamental, hormonal, eletrofisiológica ou de imageamento cerebral, não têm produzido resultados consistentes na literatura. Além disso, acessar os substratos neurais da função cognitiva no córtex cerebral com as técnicas existentes implica investimentos muito altos em equipamentos e infraestrutura de laboratório. Outros experimentos com ratos dão conta de que é possível realizar um estudo integrado das alterações comportamentais, hormonais e das estruturas cerebrais ativadas durante as respostas de indivíduos com experiência aversiva prévia e expostos a novas situações aversivas, como por exemplo a reexposição ao teste do labirinto em cruz elevado (EPM). Nessa condição, a corticosterona eleva-se no plasma de forma similar em ambas condições, teste e reteste, indicando que não se trata de uma habituação às condições experimentais. Um aspecto intrigante dessa reexposição é que os roedores quando submetidos por uma segunda vez ao EPM tornam-se tolerantes aos efeitos ansiolíticos dos benzodiazepínicos (BZDs), fenômeno conhecido como tolerância de um ensaio aos BZDs. Entretanto, observamos que isso só acontece quando as respostas registradas são aquelas conhecidas como tradicionais nesse teste, como número de entradas nos braços abertos, tempo despendido nesses braços, etc. O mesmo fenômeno não ocorre quando consideramos as chamadas medidas de avaliação de risco (como esticamento, rastejamento e espreitamento), ou seja, essas respostas continuam sensíveis aos efeitos ansiolíticos dos BZDs, da mesma forma que os níveis da corticosterona plasmática caem em ambas condições por ação do BZD. É interessante que o uso da técnica de marcação para a proteína Fos, relacionada com gene de expressão imediata geralmente após ativação celular, revelou que um conjunto de estruturas cerebrais [giro do cíngulo anterior, área 1 (Cg1); hipotálamo anterior e núcleo pré-mamilar dorsal do hipotálamo] ativadas na sessão-teste pelos BZDs dá lugar a outro grupo de estruturas que sofrem a ação dos BZDs na sessão-reteste (córtex pré-frontal medial, amígdala, núcleo dorsal do hipotálamo e núcleos da rafe). O Cg1 foi a única estrutura a sofrer a ação do BZD nas sessões de teste e reteste. Além disso, a injeção local de um BZD diretamente nessa estrutura reproduz todos os efeitos da injeção sistêmica e ambas reduziram a elevação dos níveis de corticosterona plasmática nas duas sessões estudadas. Tais resultados apoiam a ideia de que os comportamentos de avaliação de risco desempenham um papel crucial no estabelecimento da tolerância quando da avaliação de fármacos e suas ações centrais e que a estrutura do córtex límbico é o principal local da ação ansiolítica dos BZDs. Quando um animal é reexposto ao labirinto, a avaliação de risco que ele faz é a mesma que é feita no meio da primeira sessão. A diferença agora é que o conhecimento prévio dos estímulos aversivos do aparelho (altura e espaços abertos) determina que ele permaneça mais tempo nos braços fechados. Embora continuem com estresse e com medo, não há mais a necessidade de se expor aos estímulos aversivos do aparelho porque eles já são conhecidos. Essa análise assim integrada permite a utilização do EPM (um equipamento simples, de baixo custo e com medidas fáceis de serem registradas mesmo por um iniciante em estudo do comportamento animal) como um teste para estudar o componente cognitivo associado ao comportamento exploratório do animal quando confrontado com ambientes com elementos de risco ou perigo. Apesar das diferenças entre espécies, esse tipo de estudo permite que tenhamos pistas de quais áreas, transmissores e funções nervosas são relevantes para elaboração de diversos comportamentos animais.

Bibliografia

Albrechet-Souza L, Borelli KG, Carvalho MC, Brandão ML.The anterior cingulate cortex is a target structure for the anxiolytic-like effects of benzodiazepines assessed by repeated exposure to the elevated plus maze and Fos immunoreactivity. Neuroscience 164:387-397, 2009.

Azevedo FAC, Carvalho LRB, Grinberg LT, Farfel JM, Ferretti REL, Leite REP, Jacob Filho W, Lent R, Herculano-Houzel S. Equal numbers of neuronal and nonneuronal cells make the human brain an isometrically scaled-up primate brain. The Journal of Comparative Neurology 513:532–541, 2009.

Baldessarini RJ. Drugs and the treatment of psychiatric disorders: Psychosis and anxiety. Em: Hardman JG, Limbird LE (Eds.). Goodman & Gilman's The pharmacological basis of therapeutics. New York: McGraw-Hill, 9ª ed., p. 399-430, 1996.

Bowers MB. The role of drugs in the production of schizophreniform psychoses and related disorders. Em: Meltzer, HY. Psychopharmacology: the third generation of progress. New York, Raven Press, 819-823, 1987.

Brandão ML. Esquizofrenia. Em: Graeff FG, Brandão ML (Eds.). Neurobiologia das Doenças, 5ª ed. São Paulo: Lemos Editoral & Gráficos, 1999.

Brune M, Ribbert H, Schienfenhovel W. The social brain: evolution and pathology. Chichester, UK: John Wiley & Sons Ltd., 2003.

Changeux JP. L'homme neuronal. Paris: Librairie Arthème Fayard, 1983.

Chen X, Leischner U, Rochefort NL, Nelken I, Konnerth A. Functional mapping of single spines in cortical neurons in vivo. Nature 475:501-505, 2011.

Dall'Oglio A, Dutra ACL, Moreira JE, Rasia-Filho AA. The human medial amygdala: structure, diversity, and complexity of dendritic spines. Journal of Anatomy 227:440-459, 2015.

Eccles JC. O conhecimento do cérebro. São Paulo. Atheneu Editora-Edusp, 1979.

Frota-Pessoa O. Distúrbios mentais: a genética explica? Jornal Brasileiro de Psiquiatria 40 (Supl):5S-14S, 1991.

Haug H. Brain sizes, surfaces, and neuronal sizes of the cortex cerebri: A stereological investigation of man and his variability and a comparison with some mammals (primates, whales, marsupials insectivores and one elephant). The American Journal of Anatomy 180:126-142, 1987.

Ingvar D. Mental illness and regional brain metabolism. Trends in Neurosciences 23:199-203, 1982.

Kandel ER, Schwartz JH, Jessell TM, Siegelbaum SA, Hudspeth AJ. Principles of Neural Science. New York: McGraw- Hill, 5ª ed., 2013.

Kolb B, Whishaw IQ. Fundamentals of Human Neuropsychology. New York: Worth Publishers, 7ª ed., 2015.

Kornhuber HH. Cerebral cortex, cerebellum and basal ganglia: an introduction to their motor functions. Em: Schmitt FO, Worden FG (Eds). The Neurosciences: Third Study Program. Cambridge: The MIT Press, 267-280, 1974.

Luria AR. Fundamentos de Neuropsicologia. São Paulo: Editora da Universidade de São Paulo, 1981.

Milner B. Hemispheric specialization: scope and limits. Em: Schmitt FO, Worden FG (Eds). The Neurosciences: The Third Study Program. Cambridge: The MIT Press, 75-89, 1974.

Rasia-Filho AA. Is there anything "autonomous" in the nervous system? Advances in Physiology Education 30:9-12, 2006.

Rasia-Filho AA, Dall´Oglio A, Vasquez C, Reberger R, Jung CR, Calcagnotto ME. O *continuum* subcortical-alocórtex-neocórtex de surgimento dos neurônios piramidais humanos: implicações filogenéticas, morfológicas, funcionais e patológicas. Prêmio Austregésilo da Academia Nacional de Medicina, Rio de Janeiro, 2016.

Squire LR, Berg D, Bloom FE, du Lac S, Ghosh A, Spitzer NC. Fundamental Neuroscience. Waltham: Elsevier, 2013.

Stephen H. Andy OJ. Quantitative neuroanatomy of primates: An attempt at a phylogenetic interpretation. Annals New York Academy of Sciences 167:370-387, 1969.

Timo-Iaria C. Organização Geral do Sistema Nervoso. Em: Canelas HM, de Assis JL, Scaff M (Eds). Fisiopatologia do Sistema Nervoso. São Paulo: Sarvier; 453-470, 1983.

Timo-Iaria C, Valle AC. On the functional role of consciousness. Ciência & Cultura 47(4):221-234, 1995.

Capítulo 10
Linguagem

Marcus Lira Brandão

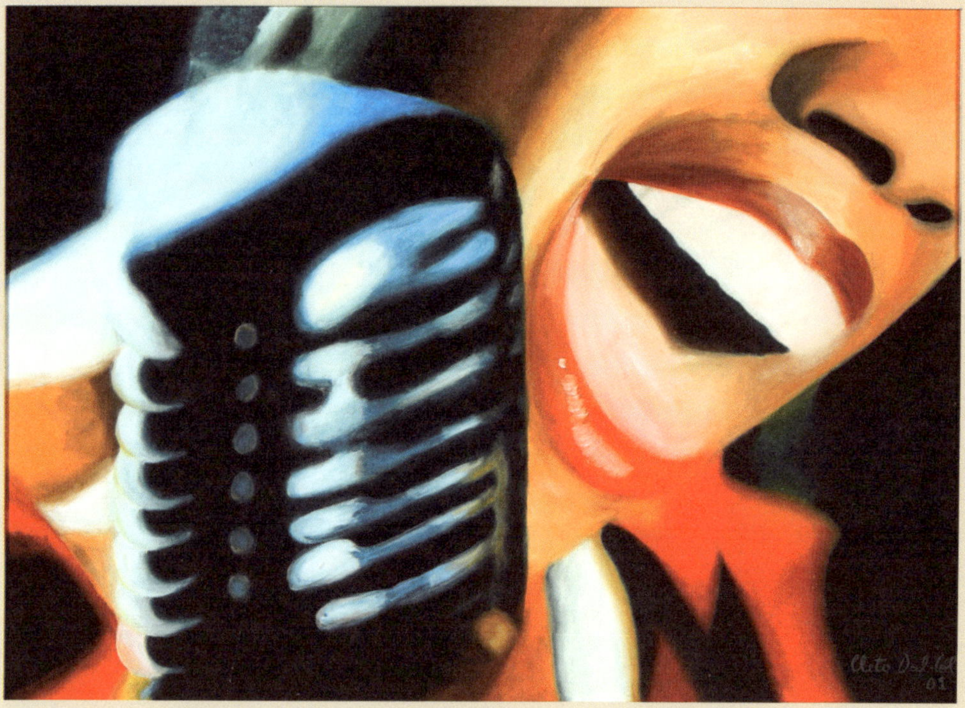

Introdução

A linguagem constitui-se em um sistema arbitrário de sinais e símbolos que funciona como um processo intermediário entre o pensamento e o mundo externo. Ela serve para traduzir ou responder através de símbolos ou conceitos internos aos estímulos que recebemos do meio ou aos eventos de que participamos, de maneira que possamos expressar ou traduzir nossas opiniões, significados ou sentimentos de maneira compreensível para as outras pessoas. Enquanto essa definição serve para os homens, temos que considerar que a comunicação é inerente aos animais. Um animal não possui instrumentos vocais para indagar qualquer coisa que tenha acontecido em seu meio, mas sinais de inquietude, desconfiança ou interrogação são emitidos através de seu comportamento. No nível mais primitivo estão os reflexos incondicionados a um estímulo sensorial, e em um nível mais elaborado estão os movimentos conscientes que refletem o pensamento do indivíduo ao interlocutor. Assim, como veremos a seguir, a comunicação será mais ou menos elaborada dependendo da posição que o indivíduo ocupa na escala evolutiva, bem como do instrumental de vocalização à disposição do indivíduo.

Aspectos evolutivos

Uma característica claramente distintiva do cérebro humano dos outros primatas é a presença dos centros da linguagem, em especial a área de Broca no lobo frontal e a área de Wernicke no lobo temporal esquerdo. Sabemos hoje que os mamíferos possuem um centro de comunicação intraespecífica no lobo temporal esquerdo e uma área pré-motora ventral no lobo frontal que poderiam ser homólogos à área de Wernicke e de Broca, respectivamente. Entretanto, essa homologia parece pouco provável. Dadas as limitações linguísticas dos primatas não humanos, ao que tudo indica qualquer aspecto associado à linguagem no cérebro humano desenvolveu-se recentemente ou sofreu profundas modificações adaptativas. É possível que durante a evolução dos hominídeos o córtex humano tenha assumido o controle sobre um sistema de linguagem primitivo de cunho emocional presente em seus ancestrais de forma que a comunicação passasse do nível de produção de sons inatos em uma rede neural pouco desenvolvida para um sistema neural mais flexível e com organização suficiente para produzir sons sequenciais de forma a servir como elementos de uma linguagem aprendida com significado simbólico. O desenvolvimento do córtex nos hominídeos resultou no surgimento de processos especializados na aquisição e na expressão de eventos temporais sequenciais com conteúdo simbólico.

Diferentemente do homem, nos animais os processos de comunicação resultam de eventos cerebrais primários e sequenciais que ocorrem em tempo real. A imagem mental pode ser, em parte, evocada nos animais através de mecanismos de memória associados à sua consciência elementar, mas não pode ser evocada através de mecanismos de memória simbólica, isto é, através de seus conceitos e significados. Os mecanismos de memória simbólica determinaram a detenção da fala exclusivamente pelo homem como também favoreceram a aquisição de sua habilidade de associação entre estímulos de diferentes modalidades e a sua capacidade de processá-los ao mesmo tempo. Rudimentos desses processos podem ser observados em chimpanzés, que possuem mecanismos emocionais, de atenção, perceptuais e de memória bem desenvolvidos, analisam estímulos e formam conceitos, conseguem distinguir o "ser" do "não ser", mas não adquiriram a fala e, por conseguinte, não desenvolveram os processos associativos de ordem superior que determinaram as faculdades mentais próprias e distintivas dos seres humanos. O desenvolvimento da fala no ser humano se deu *pari passu* com a construção do ser social, inserido e integrado a seu meio, através de sua experiência e perspectivas. Ao lado disso, a razão de a fala ser exclusividade do homem em grande medida dependeu das peculiaridades de seu aparelho vocal. Após consolidar a posição bípede, a cavidade bucal, a língua, os dentes e as cordas vocais adquiriram uma morfologia peculiar no homem de forma a permitir um controle total do fluxo de ar sobre as cordas vocais. A descida da laringe e o seu fechamento pela epiglote enquanto engolimos impedem que possamos articular sons enquanto comemos. Em razão disso, a influência decisiva de fatores evolutivos e epigenéticos no desenvolvimento do homem faz jus ao determinismo do binômio *nature and nurture* na consolidação da fala como um processo único e inerente à condição humana.

O desenvolvimento da linguagem no homem também dependeu do desenvolvimento particular das estruturas cerebrais envolvidas com a linguagem. As regiões corticais de associação ligam áreas auditivas, motoras e cognitivas do cérebro através de circuitos reverberativos. Presumivelmente, durante o processo evolutivo, essa configuração especial deu origem a um sistema capaz de reconhecer sons, que com alguma articulação com as áreas motoras resultou na formação dos fonemas – unidade básica da linguagem. As áreas 39 e 40 de Brodmann, localizadas na região do lobo parietal inferior e envolvidas com a linguagem, alcançaram um desenvolvimento apreciável no homem. Essas áreas, embora sejam reconhecidas nos chimpanzés, não são detectadas nos cérebros dos símios ou de macacos antropoides, que apresentam baixos níveis de comunicação. Nas comunidades primitivas, os homens foram capazes de associar fonemas a nomes de objetos. A subsequente categorização e ordenação dos fonemas permitiu a comunicação através de sentenças primitivas e indicadores gestuais. Assim, a característica distintiva do surgimento da fala como resultado do desenvolvimento particular do cérebro humano em relação a outros primatas é o resultado de um ponto de inflexão na cadeia evolutiva. Com base nisso, supõe-se que o homem primitivo tenha desenvolvido habilidades linguísticas sutis, mas de grande importância para sua sobrevivência, que representaram pressões evolucionárias importantes. Acredita-se que durante a evolução dos hominídeos o córtex passou a exercer controle sobre um sistema de linguagem estereotipada de base emocional de forma que sons inatos e invariáveis começaram a dar lugar à produção flexível de sons com sequências variáveis. Em razão disso, acredita-se que essas modificações foram extremamente importantes no sentido de favorecer a transformação do homem primitivo no que somos atualmente. Nesse sentido, é provável que a articulação de fonemas e o uso da sintaxe tenham sido relativamente recentes ou após modificações substanciais na organização dos circuitos neurais subjacentes à produção da linguagem. Assim, durante a evolução dos hominídeos, a reorganização do córtex motor e facial, bem como dos centros subcorticais da fala, passou a ficar sob o controle de um tipo de córtex especializado em sequências temporais complexas que constituem os programas de ação ordenados pela circuitaria neural da linguagem.

A evolução dos circuitos da linguagem trouxe consigo a sofisticação dos mecanismos sensório-motores e o estabelecimento da sintaxe e da base da semântica, através da associação de símbolos a conceitos e significados (Fig. 10.1). Obviamente que como já dissemos, a semântica e a sintaxe para chegarem à condição atual contaram com significativa interação com o meio e de expressiva interação social.

Áreas da linguagem

As áreas motoras – mesmo aquelas que vão inervar as estruturas ligadas à produção do som, como a língua e a laringe – estão representadas bilateralmente nos hemisférios cerebrais, como já visto nos capítulos precedentes. Realmente, à observação grosseira, os dois hemisférios cerebrais são bastante similares e parecem imagens

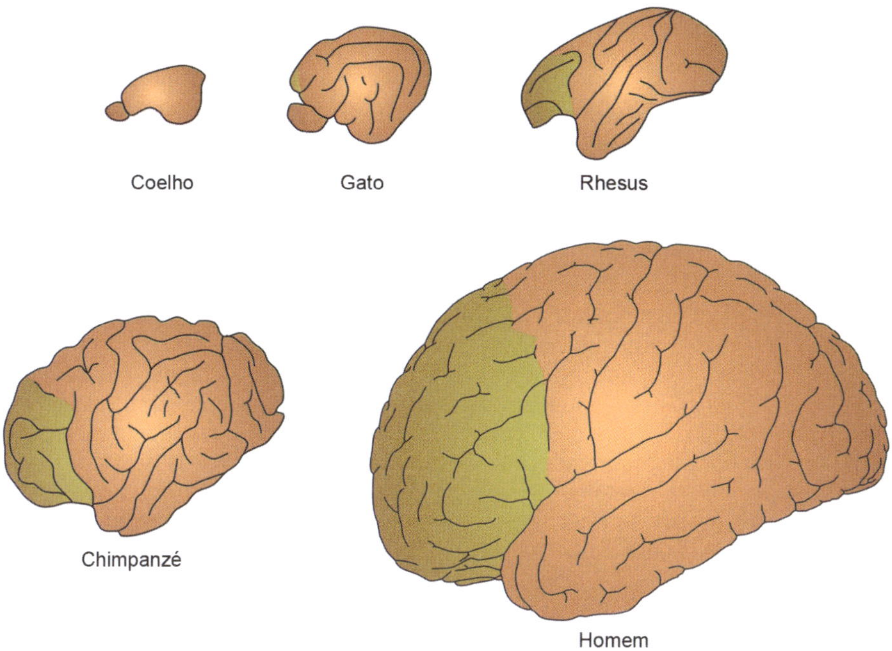

Fig. 10.1. A evolução do cérebro e da linguagem em mamíferos. A capacidade craniana sofreu um aumento significativo ao longo do período evolutivo, sobretudo se considerarmos o curto período evolutivo do *homo sapiens* em relação a seus ancestrais. O desenvolvimento cerebral nessa espécie deveu-se à contínua evolução de novas formas de memória simbólica associada a novos sistemas de comunicação social. Assim, o desenvolvimento da fala no homem foi, seguramente, determinante na seleção evolucionária das alterações morfológicas do cérebro. Como ilustrado pela área sombreada, o córtex pré-frontal foi a região cerebral que mais evoluiu no curso da evolução, alcançando grandes proporções na espécie humana.

especulares um do outro. Entretanto, há mais de um século sabemos que os distúrbios da fala (afasias) estão associados às lesões do hemisfério cerebral esquerdo. As primeiras evidências indicando que o hemisfério esquerdo é dominante no controle da fala e da escrita e que o hemisfério direito é responsável por funções mnemônicas não verbais foram obtidas em 1861 por Paul Broca, o qual após estudos em pacientes neurológicos associou distúrbios da linguagem à lesão do lobo frontal do hemisfério esquerdo. "Nós falamos com o hemisfério esquerdo", escrevia Broca na época. Com a progressão desses estudos, essas evidências foram confirmadas e essa região, situada no quadrante póstero-lateral do lobo frontal esquerdo, passou a ser chamada de área de Broca. Outra região de grande importância para a linguagem ficou conhecida como área de Wernicke, em homenagem a Carl Wernicke, que foi o primeiro cientista a descrever uma hipertrofia de uma parte do giro temporal superior esquerdo, localizada logo atrás do giro de Heschel, a área auditiva primária (Fig. 10.2). Cerca de 80% dos cérebros humanos apresentam assimetrias causadas por desenvolvimentos especiais do córtex cerebral nas regiões anterior (área de Broca) e posterior (área de Wernicke) da fala.

Ainda dentro do contexto histórico, W. Penfield e L. Roberts, ao final da década de 50, analisando as afasias que ocorrem após o edema denominado neuroparalítico – que persiste por duas a três semanas após certos procedimentos neurocirúrgicos –, observaram que a representação central da fala é amplamente dominante no hemisfério cerebral esquerdo independentemente de o indivíduo ser destro ou canhoto.

O hemisfério esquerdo desenvolveu um tipo de organização e circuitaria neural especializada para a comunicação verbal que não são compartilhadas pelo hemisfério direito. Evidências adicionais da dissociação entre representação da fala e lateralização de habilidades manuais (canhotos e destros) foram encontradas por T. Wada e colaboradores, que, analisando os cérebros *post mortem* de recém-nascidos, observaram assimetrias entre os lobos temporais de cada hemisfério, sugerindo que as áreas e conexões neurais da fala são determinadas geneticamente e que já estão formadas e prontas para desempenhar seu papel funcional logo após o nascimento. Entretanto, o hemisfério direito apresenta também habilidade linguística que é apenas mascarada pelo hemisfério esquerdo e pode vir a se desenvolver mais tarde, em casos de lesão das áreas da fala no hemisfério esquerdo (Fig. 10.3).

Como vimos, a linguagem não é elaborada igualmente nos dois hemisférios. Entretanto, essa falta de homologia inter-hemisférica não deve ser usada como argumento contra os processos evolutivos graduais da linguagem, na medida em que seria esperado que os primórdios da linguagem do hemisfério direito pudessem se desenvolver ao longo da evolução. Por exemplo, como comentado no tópico precedente – Aspectos evolutivos –, embora tenham ancestrais comuns entre 6 e 8 milhões de anos atrás, os homens não evoluíram diretamente dos chimpanzés. Esse período foi suficiente para que a linguagem tivesse se desenvolvido gradualmente ao longo de cerca de milhares de gerações após a separação da linhagem que determinou o homem. Significados não verbais são convertidos em imagens acústicas na área de Wernicke e após passagem pelo fascículo arqueado e transferência para a área de Broca são transformados em vocalizações. Como veremos mais adiante, é importante salientar que a leitura e a escrita também dependem das áreas de Wernicke e Broca.

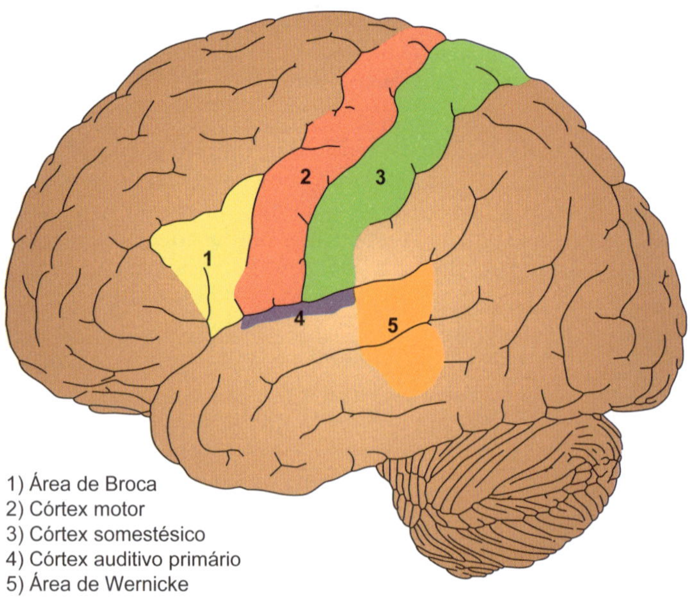

Fig. 10.2. Áreas primárias da linguagem no cérebro. A área de Broca é a área motora da linguagem localizada no giro póstero-lateral do lobo frontal esquerdo. A área de Wernicke está localizada no lobo temporal póstero-superior e inclui o centro de compreensão auditiva. As áreas de Broca e Wernicke estão ligadas por fibras bidirecionais do fascículo arqueado que passam pelos giros angular e supramarginal do córtex de associação parieto-têmporo-occipital.

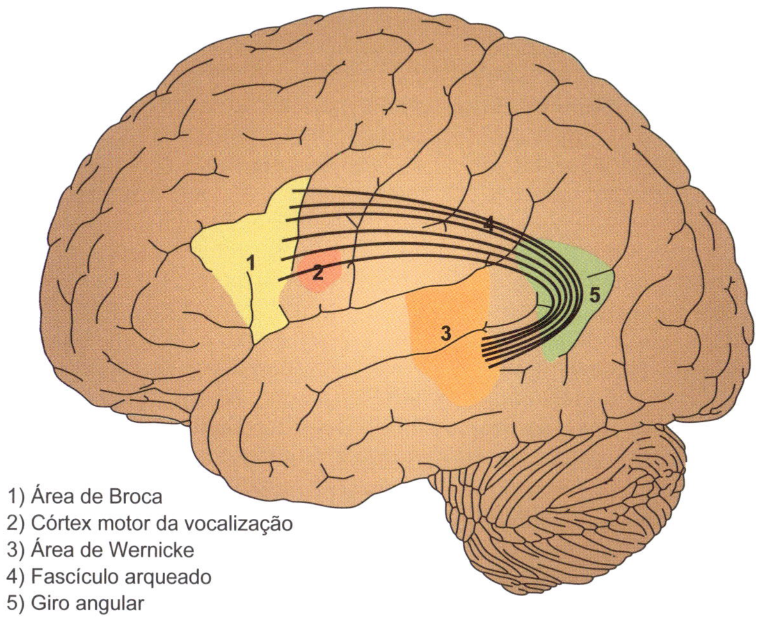

Fig. 10.3. Linguagem e hemisfério esquerdo. Representação esquemática das áreas e conexões neurais envolvidas com a comunicação verbal no hemisfério esquerdo. A área de Broca está próxima da região do córtex motor (giro pré-central) responsável pelo controle dos movimentos da articulação verbal, expressão facial e fonação. A área de Wernicke está situada na porção superior e posterior do lobo temporal, próxima ao córtex auditivo primário. As áreas de Broca e Wernicke estão conectadas pelo fascículo arqueado.

Norman Geschwind postula que, ao contrário de outras espécies, o desenvolvimento do cérebro humano ocorreu para aumentar a sua capacidade de estabelecer associações modais cruzadas. Nas espécies subumanas, as associações cruzadas geralmente envolvem um estímulo límbico. O homem é a única espécie em que é possível estabelecer associações modais cruzadas entre estímulos não límbicos (por exemplo, entre estímulos visuais, táteis e auditivos). Essa habilidade é fundamental para a denominação de objetos, que é um dos aspectos mais importantes da linguagem, ao lado de suas características formais (objeto da linguística). As lesões das áreas de associação corticais envolvidas no cruzamento de estímulos são as mais críticas em produzir agnosias. Não é de estranhar, portanto, que existam áreas no cérebro envolvidas com categorias suprassensoriais que possam relacionar um objeto visto com outro que é apenas tocado e comparar com experiências passadas, como é o caso do córtex de associação parieto-têmporo-occipital estudado no capítulo precedente. Somente um processamento de alto nível pode produzir mecanismos de linguagem que envolvem várias associações modais cruzadas que se expressam pelo som e pelo gesto.

Técnicas de estudo

Além dos estudos de R.W. Sperry, em pacientes comissurotomizados ou com cérebro dividido descritos no Capítulo 8, três outras linhas de pesquisa foram altamente importantes no sentido de caracterizar os centros da linguagem no cérebro humano: os testes dicóticos de audição, o estudo dos efeitos de injeções intracarotídeas de amital sódico e as técnicas de imagem cerebral.

Ao contrário dos estudos de Sperry com pacientes epilépticos, nos testes dicóticos de audição os indivíduos são normais, de forma que o número de sujeitos para estudo não é um fator limitante. A descrição de uma modalidade desse teste também pode ser encontrada no Capítulo 7. Para a realização do teste são aplicados dois estímulos auditivos diferentes através de fones de ouvido: um no ouvido direito e outro no ouvido esquerdo. Uma forma de aplicação do teste consiste em apresentar pares de números (por exemplo, 1 e 4, 5 e 8, 2 e 7), em sucessão rápida, a ambos os ouvidos dos indivíduos, e é deles solicitado, a seguir, que digam os números que conseguem lembrar. Observou-se que o maior número de acertos ocorria em relação aos estímulos apresentados ao ouvido direito, sem que fosse detectado qualquer prejuízo funcional da sensibilidade auditiva direita ou esquerda. Essa assimetria é explicada pelas projeções neurais auditivas que são predominantemente cruzadas no tronco encefálico quando trafegam da cóclea para o colículo inferior. Depois de cruzadas para o lado contralateral do colículo inferior, as vias auditivas projetam-se no corpo geniculado medial do tálamo e daí ao lobo temporal (no giro de Heschl). Assim, o melhor desempenho do ouvido direito deve-se ao processamento das informações enviadas ao hemisfério esquerdo, onde estão localizados os centros de linguagem.

O amital sódico é um depressor do sistema nervoso central do grupo dos barbitúricos. Nesse teste, o amital sódico é injetado na artéria carótida direita ou esquerda. Esse teste foi inicialmente desenvolvido para determinar, antes de procedimentos neurocirúrgicos, qual hemisfério cerebral era dominante na fala, uma vez que a ação da droga podia se localizar, dependendo do lado injetado, em um único hemisfério. O indivíduo é instruído a falar ou contar em voz alta. Quando o hemisfério dominante para a fala é afetado, o indivíduo interrompe a fala e não responde ao pedido para continuar. Os resultados desses estudos vieram confirmar observações de que, em geral, há uma dominância da representação da fala no hemisfério esquerdo, independentemente do fato de o indivíduo ser destro ou canhoto. Entre os canhotos apenas 25% apresentam dominância do hemisfério direito para a linguagem.

Nas duas últimas décadas, progressos significativos têm ocorrido na identificação das estruturas cerebrais implicadas na linguagem graças a técnicas como a imagem cerebral por ressonância magnética e a tomografia por emissão de pósitrons. O uso dessas técnicas tem permitido estudar a atividade cerebral de indivíduos normais no momento em que estão envolvidos em atividades de comunicação, localizar acuradamente lesões cerebrais em pacientes com afasias e correlacionar déficits específicos de linguagem com danos em determinadas regiões do cérebro.

Lateralização funcional dos hemisférios cerebrais

O desenvolvimento dos estudos da representação da orientação espacial e da linguagem no SNC mostra que há diferenças funcionais entre os hemisférios direito e esquerdo e que existe uma lateralização funcional no cérebro humano (Tabela 10.1). Uma abordagem mais detalhada a esse tópico pode também ser vista no Capítulo 8 deste livro sobre consciência. Na maioria dos indivíduos, o hemisfério esquerdo é especializado na linguagem, análise lógica e dedução, programação de movimentos manuais refinados, raciocínio simbólico e abstrato e, possivelmente, na avaliação das características temporais dos estímulos. O hemisfério esquerdo é superior ao direito na memória para modelos temporais. Por outro lado, o hemisfério direito é superior ao esquerdo quanto aos modelos espaciais não verbalizados. O hemisfério direito é dominante na avaliação das configurações espaciais dos objetos e na relação dos estímulos com o contexto em que estão situados.

Tabela 10.1. Diferenças funcionais entre os hemisférios

Direito	Esquerdo
Não verbal	Verbal
Sintético	Analítico
Concreto	Simbólico
Analógico	Abstrato
Não temporal	Temporal
Espacial	Digital
Intuitivo	Lógico
Holístico	Linear

Pacientes com lesão do córtex de associação parietal direito apresentam dificuldades para descrever as complexas relações espaciais que não podem ser descritas em termos de linguagem (Fig. 10.4). Nesse particular, destacam-se seu papel relevante na memória para reconhecimento facial e outros estímulos complexos de difícil tradução verbal. Cumpre notar que na literatura existem inúmeros relatos mostrando a maior capacidade do hemisfério direito em representar a experiência emocional com maior acuidade que o hemisfério esquerdo.

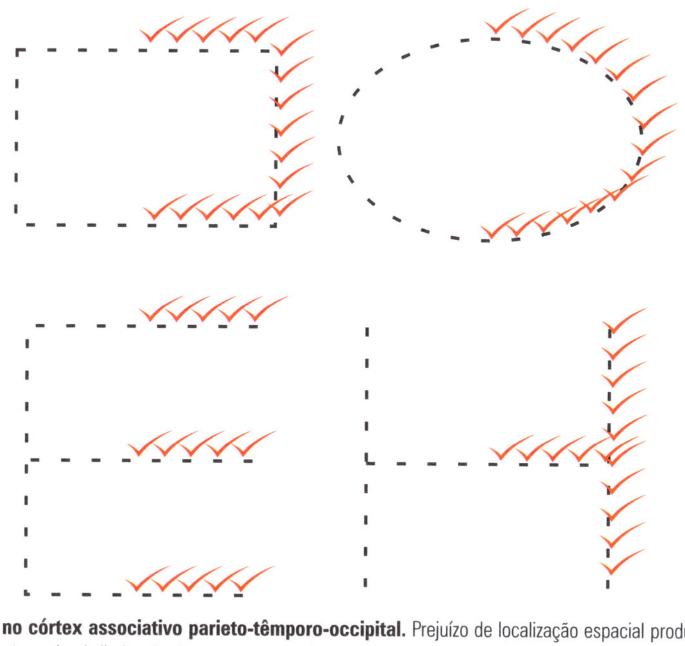

Fig. 10.4. Lesão no córtex associativo parieto-têmporo-occipital. Prejuízo de localização espacial produzido por lesão do córtex de associação parietal direito. Pacientes com essa lesão podem ter dificuldade de reconhecer particularidades de um objeto, embora sejam capazes de reconhecer o objeto como um todo. Esses pacientes são capazes de nomear corretamente cada desenho (retângulo, círculo ou letra), mas, quando solicitados a marcar com um lápis cada ponto deles, eles negligenciam a metade esquerda de cada objeto.

Competição inter-hemisférica

A competição entre o hemisfério dominante com suas habilidades linguísticas e o outro hemisfério com sua capacidade de representação espacial, pictórica e das emoções é ilustrada pelo relato, na Inglaterra, de um caso clínico de uma paciente chamada Nádia. Quando menina, ela apresentava uma ausência completa de comunicação verbal. Uma das causas levantadas para explicar esse caso foi a indefinição da família (imigrantes, o pai era ucraniano e a mãe, polonesa) sobre qual língua usar no seu relacionamento com a menina. Os pais se dirigiam a ela em ucraniano e seus irmãos em inglês. Aos três anos de idade, a mãe foi internada em um hospital e a menina foi confiada à sua avó. Meses depois, Nádia entrou em um isolamento social profundo (autismo). O retorno de sua mãe para casa, alguns meses depois, lhe causou tanta alegria que começou a se expressar através de desenhos. Por volta dos oito anos de idade, foi levada para ser examinada na Universidade de Nottingham. Os analistas de seu caso ficaram impressionados com a qualidade artística dos desenhos de Nádia, desde aqueles zelosamente guardados por sua mãe quando tinha três anos e meio quanto aqueles que desenhava na própria clínica de forma veloz e com uma destreza extraordinária. Em geral, eram desenhos de animais em movimento, feitos em escala tridimensional, de claro veio artístico. Nádia era canhota e é possível que tenha nascido sem uma representação dominante de um hemisfério cerebral sobre o outro. A competição que se estabeleceu entre os hemisférios foi intensificada pela ausência de sua mãe e pela confusão linguística de seu meio familiar, que resultaram, respectivamente, na exacerbação do conteúdo emocional no cérebro direito e na redução das habilidades linguísticas no cérebro esquerdo. Com o retorno de sua mãe veio um período de atenção e afeto que reativou o mundo interior de Nádia. A resolução da competição deu-se pela expressão da sua capacidade criativa e artística, desencadeada provavelmente no seu hemisfério direito, em vez da expressão da linguagem falada. À medida que o tratamento na clínica produzia uma recuperação gradual de sua compreensão e expressão linguísticas, os seus desenhos iam perdendo progressivamente as qualidades espaciais e artísticas. Com o fim do tratamento, Nádia chegou a falar normalmente, possivelmente com o seu hemisfério esquerdo voltando a ser dominante, e a qualidade de seus desenhos embora muito boa perdeu seu conteúdo extraordinário.

Outro caso clínico frequentemente descrito na literatura relacionando à capacidade cognitiva com a aquisição da fala ocorreu por volta de 1970 com Genie, uma menina americana que passou boa parte de sua infância isolada socialmente em um quarto. Seu pai era um indivíduo com graves distúrbios mentais que atemorizava sua família. Tendo Genie contraído pneumonia aos quatro anos de idade e sido levada a um pediatra, ele constatou um ligeiro retardo psicomotor. Em vista disso, ela passou a ser rejeitada por seu pai, que resolveu trancá-la em um quarto com mínima estimulação visual ou sonora. Seus únicos contatos com o mundo externo eram com sua mãe – que, proibida de dirigir-lhe a palavra, vinha trazer-lhe as refeições – e o seu pai – que, incomodado com seus choramingos, aparecia para admoestá-la. Genie não desenvolveu quaisquer habilidades linguísticas até os 13 anos de idade, quando seu caso foi descoberto pelos clínicos, e constatado um estado severo de desnutrição. Submetida a um teste cognitivo não verbal, Genie apresentou um desempenho equivalente a uma criança de um ano e meio.

Após cerca de um ano de tratamento, Genie, mostrando-se uma menina extremamente curiosa, apresentou um extraordinário avanço linguístico. Era capaz de responder às perguntas, embora de forma automática e com dificuldade de construir frases ("Genie fome", "Não ficar hospital", "Não ir compras", "Genie banheiro"). O surgimento dessa linguagem inquietou os estudiosos desse caso, uma vez que se acreditava que, a partir dos conhecimentos estabelecidos no início da década de 70, a linguagem seria uma função que se desenvolve da interação do homem com seu ambiente durante um período crítico que iria aproximadamente dos dois anos até a puberdade. O cérebro de Genie, embora privado dos estímulos ambientais adequados, conseguiu adquirir uma função que deveria estar perdida irremediavelmente.

O teste dicótico de audição aplicado a Genie revelou que o desenvolvimento linguístico que foi observado na menina durante o tratamento estava relacionado ao hemisfério direito. O seu desempenho assemelhava-se, assim, ao dos indivíduos que apresentam distúrbios no hemisfério esquerdo. Esses indivíduos tentam recuperar a linguagem através do hemisfério direito. As características da linguagem desse hemisfério são, portanto, maior compreensão do sentido de uma frase que propriamente de sua construção, pouco conhecimento de gramática e retenção da capacidade de comunicar seus desejos. O hemisfério esquerdo, que não foi estimulado no período crítico, estava mudo. Restou à Genie a comunicação com o hemisfério direito com suas limitações. Entretanto, as condições básicas para o desenvolvimento da aprendizagem ainda persistiam latentes no cérebro da menina, propiciando a reorganização funcional do seu cérebro através de processos hoje denominados plasticidade cerebral, como veremos a seguir.

Plasticidade cerebral

Como já vimos no Capítulo 4, plasticidade cerebral refere-se a modificações que ocorrem no SNC dos organismos com o fim de adequá-los às novas exigências impostas pelo meio, seja no nível funcional através do aumento da eficiência da transmissão sináptica, seja no nível estrutural através do crescimento neuronial. Encontramos, também, exemplos notáveis de plasticidade cerebral em relação às nossas habilidades linguísticas.

Exemplos de plasticidade podem ser observados na análise de lesões ou ablações dos hemisférios cerebrais. A remoção de parte do hemisfério direito resulta em hemiplegia grave (paralisia de um lado do corpo, no caso o esquerdo), mas o paciente ainda conserva uma boa capacidade linguística. A remoção de parte do hemisfério esquerdo, entretanto, traz problemas bem mais graves, uma vez que, além da hemiplegia direita, o indivíduo perde a sua capacidade de comunicação verbal. Entretanto, uma transferência das habilidades linguísticas ocorre por transferência das funções verbais para o hemisfério direito. Essa recuperação é tão mais importante quanto mais jovem é o paciente, e é função direta da plasticidade que ainda é possível ocorrer no cérebro do indivíduo. Há casos de recuperação funcional em jovens de até 14 anos de idade, como o ocorrido com Genie, que isolada do mundo exterior teve transferidas algumas funções linguísticas de seu cérebro esquerdo para o direito. Entretanto, é importante notar que as funções inerentes ao hemisfério direito, como a representação pictórica e espacial, sofrem prejuízo na proporção direta da expansão da representação dos circuitos neurais da linguagem nesse hemisfério, o que indica a ocorrência de sobreposição de substratos neurais e a consequente competição dessas funções nesses casos.

Um dado ilustrativo da plasticidade provém da observação de indivíduos com agenesia (ausência congênita) do corpo caloso. Surpreendentemente, esses indivíduos respondem consideravelmente bem aos testes de integração inter-hemisférica cruzada da mesma forma que sujeitos normais. Acredita-se que na vida embrionária tenha havido uma recuperação neuronial inter-hemisférica em nível subcortical nesses indivíduos. É importante assinalar que, embora ocorra o desenvolvimento da fala nesses indivíduos, outras funções ficam prejudicadas, indicando uma vez mais que a compensação da função linguística diminui a representação de outras funções.

Vias neurais

Um dos modelos mais aceitos das vias neurais utilizadas pelo cérebro no processamento, representação e integração das informações sensoriais (visuais e auditivas) e na seleção da resposta motora adequada através da linguagem foi proposto por N. Geschwind, em 1979, com base nos achados de C. Wernicke. Esse modelo considera que nos circuitos neurais da linguagem destaca-se o giro angular que faz a ligação entre as formas visuais (provenientes do córtex visual) e auditivas (provenientes do lobo temporal) de informações (Fig. 10.3).

O modelo pressupõe que nomear um objeto envolve inicialmente a transferência da informação visual da retina para o núcleo geniculado lateral, e daí para o córtex visual primário (área 17 de Brodmann). A informação trafega para o córtex visual secundário (área 18 de Brodmann), e então para uma região específica do córtex de associação parieto-têmporo-occipital (o giro angular, área 39 de Brodmann), onde ocorre a associação de várias modalidades sensoriais. Do giro angular, a informação passa para a área 40 de Brodmann, na qual a percepção do meio externo é formada e onde imagens mnemônicas são armazenadas, representando o mundo como ele é visto ou aprendido. Quando a representação do estímulo é formada, ela é transportada através do fascículo arqueado para a área de Broca, onde a sua percepção é traduzida em uma estrutura gramatical de uma frase ou conceito e onde a memória para a articulação de palavras é armazenada. Para que essa informação se traduza em expressão motora, na sequência são ativadas as áreas do córtex motor associadas aos músculos faciais, língua, laringe que controlam a articulação das palavras, que estão situadas ao lado da área de Broca (Fig. 10.5). De maneira similar ocorre o processamento dos sons que chegam aos nossos ouvidos. O sistema auditivo processa os sons, e os sinais neurais alcançam o córtex auditivo na área de Wernicke, onde ganham significado. Daí, os sinais são transmitidos até a área de Broca através do fascículo arqueado. Na área de Broca, o cérebro converte as palavras em códigos para a atividade muscular associada à fala no córtex motor adjacente.

A partir da análise do modelo de Wernicke-Geschwind podemos predizer as consequências de lesões em determinadas regiões do córtex cerebral. Assim, uma lesão na área de Wernicke faz com que palavras ou imagens deixem de alcançar o córtex auditivo, levando à desativação do sistema de linguagem restante. Uma palavra ouvida pode não ser processada perceptualmente e, portanto, não pode ser compreendida. Pacientes com lesão na área de Broca têm uma compreensão normal da linguagem falada e escrita, mas a comunicação verbal e a fala estão prejudicadas, dado que não ocorrem a ativação do córtex motor nem os mecanismos de articulação da linguagem. Uma lesão no fascículo arqueado, por outro lado, irá desconectar a área de Wernicke da área de Broca. Assim, as perturbações da comunicação verbal são agora decorrentes da interrupção na transferência das informações auditivas para a área envolvida na produção da linguagem.

Embora seja inquestionável a importância do modelo descrito, não se deve perder de vista o fato de que quando pronunciamos uma palavra existe uma série de representações conceituais a ela associados. Assim, quando tecemos um comentário sobre alguma coisa que comemos ou bebemos, por exemplo, estamos reconstruindo simultaneamente várias representações relativas à sua cor, forma, consistência, cheiro e sabor, entre outras. Cada uma dessas representações está associada a áreas específicas do cérebro, com suas vias e neurotransmissores particulares. A linguagem nos fornece a oportunidade de agregá-las de uma forma econômica, facilitando, dessa maneira, a elaboração de conceitos mais complexos, o que permite o fluxo de um diálogo.

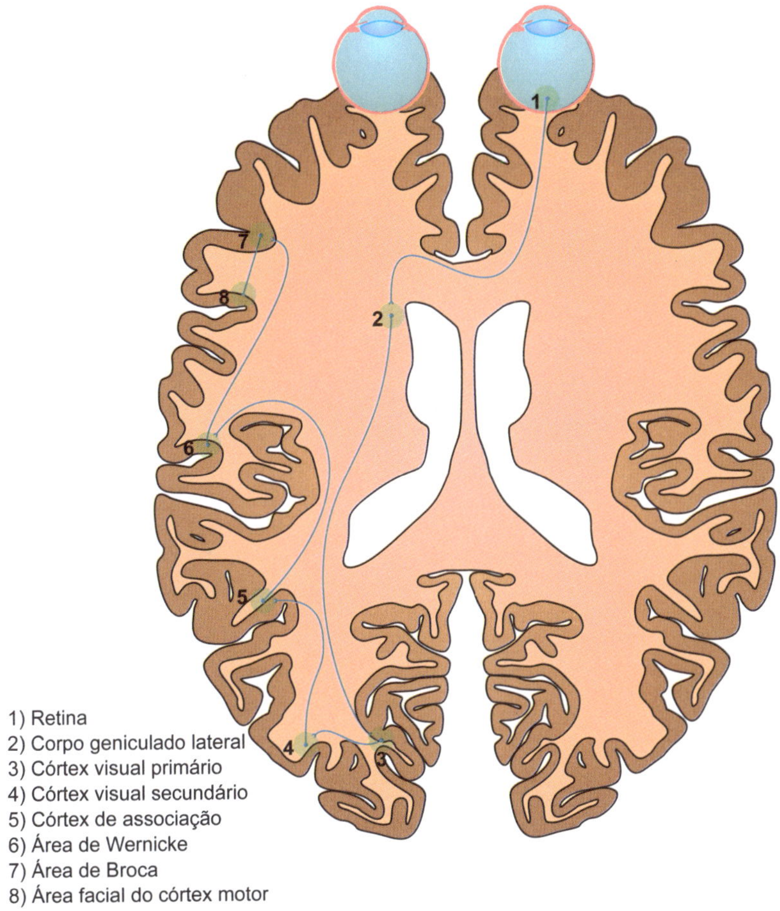

Fig. 10.5. Circuitos neurais da linguagem. Visão esquemática de uma seção horizontal do cérebro humano no plano do corpo caloso mostrando a sequência de eventos neurais que ocorrem quando um indivíduo responde verbalmente a estímulos auditivos ou visuais. O córtex auditivo primário recebe os sinais acústicos da fala de seu interlocutor e os envia para a área de Wernicke, onde eles são compreendidos. A elaboração da resposta inicia-se na área de Wernicke, que envia sinais pelo fascículo arqueado para a área de Broca. Na área de Broca esses sinais ativam programas apropriados da atividade motora nos neurônios orofaciais do córtex motor primário do giro pré-central que, por sua vez, envia impulsos para os músculos da articulação da fala. Em uma condição em que você está lendo em voz alta, os impulsos visuais que chegam da retina cruzam para o lado oposto pelo quiasma ótico e alcançam o corpo geniculado lateral no tálamo. Daí os impulsos são enviados ao córtex occipital que, por sua vez, os transmite para a área de Wernicke, de onde seguem o mesmo percurso descrito acima.

Características da linguagem

A linguagem constitui a unidade básica da expressão narrativa e serve, em um primeiro momento, como método de análise de informações recebidas e, a seguir, como método para tomar decisões e tirar conclusões. Por isso, a linguagem tornou-se também um mecanismo da atividade intelectual e uma base para o pensamento categórico. Assim, através da fixação de intenções e do planejamento de programas de atividades, a linguagem constitui um método para regular o comportamento e o curso dos processos mentais.

Tabela 10.2. Características da linguagem. Três elementos identificados na linguagem – a forma, o conteúdo e o uso – apresentam distintas representações no cérebro. Perturbações no funcionamento desses circuitos têm importantes implicações clínicas

Componentes	Representação	Distúrbios clínicos
Forma	Circuitos neuroniais responsáveis pela atividade motora	Doenças do cerebelo, afasia de Broca
Conteúdo	Representação de imagens, ideias e conceitos. Córtex de associação	Afasia de Wernicke, afasia de condução e esquizofrenia
Uso	Identidade e percepção do contexto social pelo indivíduo. Córtex de associação	Aprosódias, distúrbios afetivos e cognitivos.

Cada elemento da linguagem parece envolver um nível diferente de organização neural (Tabela 10.2). Assim, a forma da linguagem depende dos circuitos neuroniais responsáveis pela organização do comportamento motor. Seu conteúdo depende de processos neurais mais complexos associados à representação de imagens, ideias e conceitos localizados no córtex de associação parieto-têmporo-occipital. O uso depende de mecanismos neurais ainda mais complexos associados à identidade individual e à percepção do contexto social pelo indivíduo. Recruta processos neurais do córtex de associação parieto-têmporo-occipital, que integra várias modalidades sensoriais, e do córtex de associação pré-frontal envolvido no planejamento da ação. Certas doenças neurológicas e mentais podem afetar seletivamente uma determinada característica da linguagem. A forma pode estar afetada por doenças do cerebelo, resultando em disartria, ou por lesões do córtex frontal, resultando na afasia de Broca. O conteúdo está perturbado na afasia de Wernicke, na afasia de condução e na esquizofrenia. O uso está particularmente afetado na gaguez, nas aprosódias e nas desordens do afeto e do pensamento. Dois desses distúrbios – as afasias e a gaguez – serão abordados, a seguir.

Distúrbios da linguagem

O uso cada vez mais frequente das técnicas com imagens cerebrais na neurologia tem permitido identificar as estruturas cerebrais implicadas na produção da resposta verbal aos estímulos que chegam ao cérebro no indivíduo normal ou com algum distúrbio de linguagem (Fig. 10.6).

Afasias

As afasias são distúrbios adquiridos de linguagem que resultam de danos cerebrais (dano vascular, trauma, tumor) de áreas específicas do córtex cerebral. As afasias podem vir acompanhadas de distúrbios na atividade intelectual e cognitiva se a lesão atinge regiões vizinhas à área de Broca no córtex frontal.

A afasia deve ser diferenciada dos distúrbios da fala, como a disartria e a disfonia, que resultam da fraqueza ou incoordenação dos músculos que controlam o aparelho vocal. A disartria é um distúrbio na articulação das palavras, e a disfonia, um distúrbio na vocalização. Elas representam, portanto, perturbações no processo mecânico da fala; não afetam a compreensão da linguagem, e sua expressão pode ainda ocorrer. Pacientes com doenças cerebelares, que são disártricos, ou com doença de Parkinson, que são disfônicos, retêm suas capacidades de linguagem apesar das dificuldades na fala.

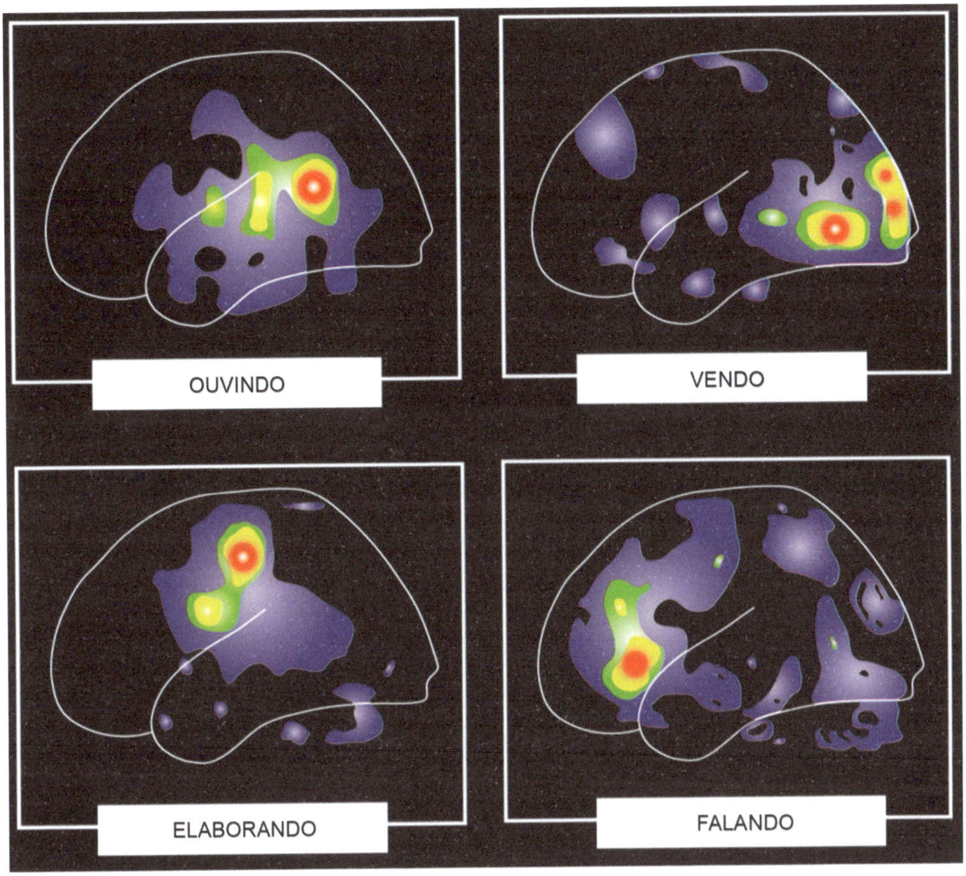

Fig. 10.6. Imagens cerebrais obtidas por tomografia por emissão de pósitrons (TEP) em indivíduos normais. A imagem cerebral indica uma hiperatividade de áreas do córtex parieto-têmporo-occipital que se tornam mais marcadas no cérebro do indivíduo no momento que ele percebe um objeto. Por outro lado, quando o indivíduo nomeia um objeto, a ativação dá-se na área de Broca e nas regiões vizinhas do córtex motor responsáveis pela fonação (não representada nessas imagens).

Quarenta por cento das afasias são consequência de distúrbios vasculares nos hemisférios cerebrais. Outras etiologias decorrem de tumores cerebrais e processos degenerativos, como a doença de Alzheimer.

Não existe uma classificação universalmente aceita para as afasias. Uma das classificações correntes é baseada no modelo de linguagem de Wernicke-Geschwind, já descrito. Deve ficar claro, entretanto, que os pacientes nem sempre apresentam os distúrbios exatamente como o modelo prediz, uma vez que nem sempre as lesões produzem danos circunscritos a uma determinada região. Em geral, a caracterização das afasias é feita a partir do estudo de pacientes com acidentes vasculares. Nesses casos, conhecendo-se a distribuição anatômica dos vasos afetados, fica fácil determinar a área neuronial atingida.

- *Afasia de Broca:* A afasia de Broca resulta de dano na porção posterior do terceiro giro frontal esquerdo (área de Broca). A compreensão é, em geral, preservada, mas há perturbações na linguagem expressiva. Em outras palavras, o distúrbio localiza-se na produção da linguagem. Em função disso, é também chamada de *afasia motora*. O déficit na linguagem varia do uso de estruturas gramaticais bastante simples até o completo mutismo. Ocorre uma simplificação da estrutura gramatical, os pacientes expressam nomes somente no singular, verbos no particípio ou no infinitivo, e geralmente eliminam artigos e advérbios. Ao contrário da afasia de Wernicke, os pacientes com afasia de Broca são sempre conscientes de seus erros e dificuldades. Embora a compreensão da linguagem não seja prejudicada, não é raro ocorrerem alguns problemas em compreender aspectos de sintaxe relacionados aos mesmos problemas que os pacientes apresentam quando se expressam. Dado que a área de Broca está localizada próxima ao córtex motor e da cápsula interna subjacente, pode aparecer uma hemiparesia contralateral (ou seja, do lado direito do corpo) após lesões dessas regiões.

- *Afasia de Wernicke:* Em 1873 Wernicke descreveu essa afasia. É caracterizada por um déficit na compreensão da linguagem em decorrência de lesões das partes superior e posterior do lobo temporal esquerdo. É também conhecida como *afasia sensorial*. Enquanto a compreensão está prejudicada, a comunicação verbal é normal no ritmo e melodia. Entretanto, os pacientes fazem uso de palavras ou combinação de palavras erradas (parafasias). A linguagem pode ser excessiva (logorreia), de forma que, apesar da abundância de palavras, a fala é desprovida de sentido. Os pacientes apresentam grande dificuldade em transmitir o conteúdo das ideias (fala vazia). Em geral, não são conscientes desse problema em face da dificuldade que apresentam na compreensão da linguagem. É fácil entender, em função disso, a despreocupação desses pacientes em corrigir ou repetir palavras mal pronunciadas, bem como a dificuldade que apresentam na leitura e na escrita.
- *Afasia de Condução:* Refere-se a lesões no fascículo arqueado que interconecta as áreas de Wernicke e de Broca. Em geral, decorre de lesão do giro supramarginal do lobo parietal. Assemelha-se bastante à afasia de Broca. Estão prejudicadas a leitura em voz alta, a escrita e a nomeação dos objetos. Difere da afasia de Wernicke na medida em que a compreensão pode estar preservada e os pacientes são capazes de ler.
- *Afasia Anômica:* Resulta de lesões nos aspectos ventroposteriores do lobo temporal esquerdo. Trata-se de uma afasia em que a única dificuldade situa-se em encontrar as palavras corretas para expressar o pensamento. Uma condição observada na clínica em pacientes com essa afasia diz respeito a conceitos e palavras referentes a cores. Esses pacientes retêm os conceitos para as cores, detectam diferentes matizes e saturações e são mesmo capazes de pronunciar os nomes das diferentes cores. Entretanto, a sua capacidade de associar o nome de uma cor com um dado objeto está prejudicada.
- *Afasia Global:* Como o nome indica, os pacientes com esse tipo de afasia são incapazes de falar, compreender, ler, escrever ou nomear objetos. Resulta de lesões na região do sulco de Sylvius, comprometendo as áreas de Wernicke, Broca e o fascículo arqueado. Os problemas não se limitam à linguagem, e podem ocorrer hemiplegia direita, déficits sensoriais somestésicos e da visão.
- *Afasias Transcorticais:* Essas afasias são decorrentes de lesões fora, mas próximas, das regiões primariamente associadas com a linguagem. Distinguem-se

as formas sensorial e motora. A afasia sensorial transcortical assemelha-se à afasia de Wernicke, mas a lesão situa-se na junção parieto-têmporo-occipital. A afasia motora transcortical assemelha-se à afasia de Broca, mas a lesão situa-se na região do lobo frontal anterior à área de Broca. Um aspecto característico dessas afasias relaciona-se à capacidade dos pacientes em repetir palavras e frases faladas.

- *Aprosódias:* Ao lado do componente cognitivo, a linguagem também expressa um componente afetivo ou emocional, que é a prosódia da linguagem, através da qual é também compreendida. Esse componente é constituído basicamente pela musicalidade, entonação e inflexões da fala, e pela gesticulação associada. Denomina-se *aprosódia* a perturbação do componente afetivo ou emocional da linguagem. Acredita-se que esse distúrbio seja decorrente de prejuízos funcionais do hemisfério direito, uma vez que esse hemisfério atua no controle dos aspectos emotivos e afetivos da linguagem. Assim, pacientes com distúrbios no hemisfério direito são incapazes de expressar ou compreender a prosódia na fala de outra pessoa.

Gaguez

A gaguez ou tartamudez é um distúrbio da fala caracterizado por repetições ou prolongamentos frequentes de sons ou sílabas, prejudicando marcadamente a fluência do discurso. Hesitações e pausas incomuns interrompem o fluxo rítmico da fala. O distúrbio acomete 5% das crianças, principalmente do sexo masculino, e normalmente desaparece com a adolescência. Embora os resultados ainda não sejam conclusivos, estudos realizados com famílias e gêmeos sugerem que a gaguez possa ser um distúrbio neurológico de base genética.

Uma das explicações correntes da gaguez a associa a uma predisposição constitucional ligada à lateralização e especialização hemisférica cerebral. Devido a um problema de lateralização incompleta ocorre um conflito entre os dois hemisférios cerebrais pelo controle da atividade dos órgãos da fala, resultando em falhas momentâneas da coordenação motora da mesma. Apoiam essa ideia alguns estudos eletroencefalográficos que indicam certa lateralização hemisférica incomum nesses indivíduos. Durante esses testes, as pessoas gagas apresentam supressão do ritmo alfa no hemisfério direito (quando o indivíduo muda a condição acordado com olhos fechados para acordado com olhos abertos), ao contrário das pessoas sem esse distúrbio, em que essa supressão ocorre no hemisfério esquerdo. Outra teoria sobre a etiologia da gaguez, conhecida como teoria da luta antecipatória, postula que o indivíduo com esse distúrbio desenvolve o conceito de que a fala é um processo difícil e que exige muito esforço para sua elaboração e execução de forma que ele no momento de falar antecipa suas preocupações e dificuldades prejudicando o ritmo e a fluência do que tem a dizer. Independentemente de suas causas está claro para todos os estudiosos desse distúrbio que o estresse ambiental favorece o seu aparecimento, sobretudo se o indivíduo faz parte de uma família desestruturada. Não surpreende, portanto, que a dificuldade de se expressar nesses indivíduos é tanto maior quanto mais estressante é a condição em que se encontram.

Um aspecto curioso e de fácil constatação é que a gaguez não se manifesta durante as leituras orais, quando o indivíduo canta ou "conversa" com animais de estimação ou objetos inanimados. Algumas condições clínicas, tais como frustração, ansiedade, tiques e depressão, podem se sobrepor a um quadro crônico de gaguez. Além disso, as pessoas com esse distúrbio também podem manifestar uma forte ansiedade antecipatória em relação a certas palavras ou situações particulares. Felizmente, cerca de 80% das crianças com gaguez recuperam-se espontaneamente.

BOXE

Comunicação entre roedores por vocalização ultrassônica

Ratos desenvolveram processos adaptativos de defesa para protegê-los do grande número de predadores que possuem. Um desses processos consiste na sua capacidade de comunicação por vocalizações ultrassônicas (VUSs) que possibilita emissão de sinais de aviso aos coespecíficos, levando, em consequência, a redução da probabilidade de detecção por um predador. As vocalizações ultrassônicas de roedores são inaudíveis ao ouvido humano de forma que estudos em laboratório requerem equipamentos eletrônicos especializados para registro das vocalizações ultrassônicas. Um dos mais populares é o detector de morcegos que ao reduzir a VUS para faixas de frequências humanas audíveis permite sua quantificação. Existem também equipamentos mais sofisticados com microfones de alta sensibilidade com saídas para amplificadores potentes associados a programas que decodificam os sinais para análise de uma gama de variáveis que vão desde a amplitude das VUSs até a análise espectral dos sinais. Ratos adultos emitem dois tipos de VUSs: vocalizações de alarme (22 kHz) em situações aversivas e perigosas e vocalizações apetitivas (50 kHz) em situações "amigáveis" (isto é, não agressivas). Esses dois tipos de vocalização diferem em todos os parâmetros acústicos, e seu início depende da ativação de vias originárias do mesencéfalo que ascendem ao prosencéfalo: as VUSs em 22 kHz requerem atividade em vias colinérgicas e as VUSs em 50 kHz requerem atividade no sistema dopaminérgico mesolímbico. No primeiro caso, a liberação de acetilcolina nos terminais nervosos prosencefálicos está associada com as emissões de 22 kHz enquanto a liberação de dopamina no núcleo *acumbens* está associada às VUSs de 50 kHz. Os dois tipos de vocalização são indicadores confiáveis de atividade colinérgica ou dopaminérgica no cérebro. Ultimamente temos também observado que as VUSs dependem também da intensidade e da duração da situação aversiva ou dos estímulos aversivos a que os animais são expostos. De fato, existe uma relação monotônica entre a intensidade/duração do estímulo aversivo e a magnitude das VUSs quando a situação aversiva é moderada. Entretanto, o mesmo não acontece em situações de perigo intenso ou condição aversiva prolongada. Observamos que o número de VUSs é maior na proporção do isolamento por uns minutos e horas; depois desse período de isolamento há um decréscimo nas emissões de VUSs. Uma possibilidade levantada para explicar esse fenômeno é de que situações aversivas relacionadas a medo moderado ou ansiedade recrutam mecanismos neurais em regiões encefálicas rostrais onde a modulação das VUSs segue um padrão estímulo/resposta monotônico, mas condições aversivas intensas recrutam mecanismos neurais associados ao medo intenso ou ao pânico do tronco encefálico, o que determina uma alteração motora em casos de reações defensivas, como a fuga que se reflete em um prejuízo, falta de coordenação ou desorganização da ação do sistema motor responsável pela produção das VUSs, que resulta em prejuízo na produção dessas emissões. Portanto, a análise das VUSs serve como um indicador do estado afetivo do animal que associado a outras técnicas permite estudar os diversos tipos de estados emocionais, bem como as alterações neuroquímicas que os acompanham.

Bibliografia

Bassi GS, Nobre MJ, de Araújo JE, Brandão ML. Anxiogenic effects of activation of NK-1 receptors of the dorsal periaqueductal gray as assessed by the elevated plus-maze, ultrasound vocalizations and tail-flick tests. Neuropeptides 41:365-374, 2007.

Brune M, Ribbert H, Schienfenhovel W. The social brain: evolution and pathology. Chichester, UK: John Wiley & Sons Ltd., 2003.

Changeux JP. L'homme neuronal. Paris: Librairie Arthème Fayard, 1983.

Damasio AR, Damasio H. Brain and language. Scientific American, 267:63-71, 1992.

Dronkers NF, Pinker S, Damasio A. Language and the aphasias. Em: Kandel ER, Schwartz JH, Jessell TM. Principles of neurosciences. New York: McGraw-Hill, 4ª edição, p. 1169-1187, 2000.

Gelder M. Brain systems disorders and psychotropic drugs. Oxford: Oxford Medical Publications, 1987.

Geschwind N. Specializations of the human brain. Scientific American, 241:180-199, 1979.

Kandel ER, Schwartz J. H., Jessell TM. Principles of neural science. New York: McGraw-Hill, 2000.

Kaplan HI, Sadock BJ. Compêndio de psiquiatria. Porto Alegre: Editora Artes Médicas Sul Ltda., 1990.

McLean PD. The triune brain in evolution: role in paleocerebral functions. New York: Plenum Press, 1989.

Penfield W, Roberts L. Speech and brain mechanisms. Princeton, Princeton University Press, 1959.

Índice Remissivo

A

Ação, 245
Ácido 5-hidroxiindolacético (5-HIAA), 49
Acupuntura, 161
Afagia, 68
Afasia, 266
– anômica, 268
– de Broca, 267
– de condução, 268
– de Wernicke, 268
– global, 268
– motora, 268
– sensorial, 268
– transcorticais, 268
Agnosia visual, 138
Agressão, 138
Ajustes
– fisiológicos das emoções, 116
– posturais, 33
Alodinia, 164
Alopregnanolona (ALO), 50
Alostasia, 129
Alterações fisiológicas produzidas pelos estímulos estressantes, 117
Amígdala, 47, 239
Amital sódico, 260
Amnésia(s), 106
– anterógrada, 106
– retrógrada, 106
Analgesia
– induzida pelo
– – estresse, 164, 165
– – medo, 165
– serotonina e, 163
Anedonia, 65
Anorexia, 65
– nervosa, 73
Ansiedade, 135, 141
Ansiedade patológica, 141
Antecipação de necessidades futuras, 69
Antítese, 115
Aparelho justaglomerular, 71
Aprendizado do condicionamento clássico, 84
Aprendizagem
– associativa, 87
– classificação dos processos de, 83
– mecanismos neuroquímicos na, 101
– subliminar, 91
Aprosódias, 269
Aquisição da memória, 81
Arcos reflexos, 5
Área(s)
– da linguagem, 256
– de associação, 237, 238
– de Broca, 257, 258
– de Brodmann, 227
– de Wernicke, 257, 258
– motora cingulada (MC), 12
– pré-motora (PM) e motora suplementar (MS), 12
– primárias da linguagem no cérebro, 258
– sexualmente dimórfica, 46
– tegmental ventral, 193
Arqueocerebelo, 16
Arreflexia, 7
Atenção, 175
– global, 179
– localizada, 179
– vias dopaminérgicas na, 193
Atividade motora complexa, 11
Ato de montar, 33
Avaliação de risco no córtex límbico, 249

B

Bases fisiológicas das diferenças entre sexos, 40
Biofeedback, 120
Bradicinesia, 27
Bulimia, 73

C

Células
– de Betz, 11
– de Purkinje, 16, 18, 19
– de Renshaw, 7
– piramidais, 11
Centros
– de controle, 58
– motores do tronco encefálico, 8

Cerebelo, 16
- cortical, 16
- espinal, 16
- vestibular, 16
Cérebro
- dividido (*split-brain*), 207, 209
- neomamífero, 127
- paleomamífero, 127
- protorreptílico, 127
- triuno, 127
Choque medular, 7
Ciclo de sono-vigília, 215
Circuito(s)
- de Papez, 125, 135
- e mecanismos neurais, 102
- neurais
- - da linguagem, 265
- - na atenção global ou localizada, 179
Competição inter-hemisférica, 262
Comportamento(s), 28
- alimentar, 57
- emocional, 113
- motivados, 59
- reprodutivo e densidade populacional, 50
- sexual e emocional, 43
Condicionamento
- aversivo ao contexto (CAC), 86
- clássico, 85
- instrumental de respostas autonômicas, 120
- operante ou instrumental, 85
- pavloviano, 84, 120
Consciência, 199, 201, 220, 221
- como estudar/medir a, 202
- correlatos neurais da, 202
- e tempo, 210
- emoção e razão na modulação da, 210
- processos emocionais e cognitivos, 211
- sono e sonhos, 212
Consolidação da memória, 81, 88
Conteúdo da consciência, 202
Controle
- contextual, 66
- fisiológico, 63
- homeostático, 59
- hormonal, 34, 61
- motor
- - pelo cerebelo, 16
- - pelo córtex cerebral, 11
- supraespinal da dor, 160
Coreia de Huntington, 23
Corpo(s)
- caloso, 27
- de Luys, 21
- estriado, 21
Corte, 33
Córtex
- associativo límbico, 238
- cerebral pré-motor, 19
- de associação límbico, 241
- entorrinal, 105
- motor, 11, 13
- para-hipocampal, 105
- parieto-têmporo-occipital, 241
- perirrinal, 105
- pré-frontal, 242
- sensorial, 105
- temporal medial, 105
Cortisol plasmático, 220
Cromossomo Y, 48
Cronobiologia, 215
- e distúrbios afetivos, 219
Curso temporal dos diferentes tipos de memória, 101
Custo do acesso à comida, 70

D

Decomposição dos movimentos, 20
Definição de sexo ou gênero, 43
Deglutição, 69
Dependência de estado, 91
Depressão homossináptica, 97
Detector molecular de coincidência, 94
Diabetes, 75
Diabulimia, 76
Diferenças psicofisiológicas entre sexos, 48
Dimorfismo sexual, 33
Diplegia, 16
Distúrbio(s)
- afetivos, cronobiologia e, 219
- da linguagem, 266
- de ansiedade generalizada, 142

– de pânico, 142
– do estresse pós-traumático, 143
– do funcionamento dos núcleos da base, 23
– do pensamento, 247
– extrapiramidais, 23
– obsessivo-compulsivo, 143
Doença de Parkinson, 24
– encefalítica, 27
– idiopática, 27
– induzida por drogas, 27
Dopamina, 65, 68
Dor(es)
– aspectos motivacionais da, 158
– associação com outras doenças mentais, 168
– componentes da, 154, 156
– controle supraespinal da, 160
– crônicas, 167
– da paraplegia, 168
– determinantes multifatoriais da, 157
– do membro fantasma, 168
– e medo, interação, 159
– fisiológica, 167
– neuropática, 168
– – diabética, 168
– nociceptiva, 167
– psicogênica, 168
– sistema
– – de comporta da, 156
– – endógeno de controle da, 162
– teoria da comporta da, 149
– vias
– – de condução da, 153
– – neurais da, 151
Dualismo, 199

E

Eixo hipotálamo-hipófise-adrenal, 119
Emoção(ões)
– e razão na modulação da consciência, 210
– tipos de, 131
Encefalização em mamíferos, 230
Engrama, 81, 83
Epilepsias, 202
Esquiva
– ativa, 85
– inibitória, 86
– – com troca de compartimento, 86
Esquizofrenia, 213
Estados
– alostáticos, 129
– motivacionais, 59
Esteroides anabolizantes, 51
Estimulação
– elétrica da área pré-óptica medial (APOM) hipotalâmica, 44
– tetânica, 93
Estímulo
– condicionado, 84
– incondicionado, 83
Estresse, 129, 143
– analgesia induzida pelo, 164, 165
– e regulação humoral, 123
Estrogênio, 37, 38
Evocação da memória, 81
Exploração, 28
Expressão de emoções em animais segundo Darwin, 114
Extinção, 89

F

Facilitação heterossináptica, 97
Falsas memórias, 90
Fenômeno da extensão cruzada, 6
Fibras aferentes, 4
Filtros
– sensoriais da atenção, 176
– sensório-motores, 246
Fobias, 143
Fome, 65
Fuga, 86
Função(ões)
– do córtex
– – frontal, 244
– – pré-frontal, 244
– integrativa da medula, 4
Fusos neuromusculares, 8

G

GABA, 50, 68
Gaguez, 269

Globo pálido, 21
Glucagon, 63

H

Habituação, 86
Hemiplegia, 16
- alterna, 16
Hemisfério
- direito, 209, 257
- esquerdo, 208, 257, 258
Hiperfagia, 68
Hipocampo, 103, 104, 134
Hipogonadismo, 52
Hipotálamo, 58
Hormônio(s)
- folículo-estimulante (FSH), 34
- gonadotróficos, 34
- liberador de gonadotrofinas (HLG), 34
- luteinizante (LH), 34
- sexuais, 38, 48

I

Identidade sexual, 48
Imagens
- cerebrais, 243
- do funcionamento cerebral, 236
- mentais, 233
Impulsos, 59
Inervação dopaminérgica do cérebro, 248
Inibição do ritmo alfa, 187
Insulina, 63, 64
Integração humoral, 33
Interação dor e medo, 159
Interferência retroativa, 89

J

Junção neuromuscular, 3

L

Labirinto
- em cruz elevado, 121
- membranoso, 11
Lateralização
- funcional dos hemisférios cerebrais, 260
- hemisférica, 204, 206
Lesão(ões)
- cerebelares, 20
- dos tratos córtico-espinais, 16
- no córtex associativo parieto-têmporo-occipital, 261
Linguagem, 255
- características da, 265, 266
- circuitos neurais da, 265
- e hemisfério esquerdo, 259
Locomoção, 28
Lordose, 33

M

Mácula densa, 71
Mapa somatotópico do córtex motor primário, 228
Mastigação, 69
Mecanismos neuroquímicos na aprendizagem e memória, 101
Mecanorreceptores, 8
Medidas neurofisiológicas, 185
Medo, 131
- analgesia induzida pelo, 165
- condicionado, 116
- - ao contexto e a estímulos explícitos, 108
Medula espinal, 4
- anatomia da, 6
Memória(s), 81
- curso temporal dos diferentes tipos de, 101
- de curta duração, 97
- de curto prazo, 101
- de longa duração, 99
- de longo prazo, 101
- de trabalho, 88
- de um evento aversivo, 116
- declarativa, 90
- do lobo temporal medial, 105
- emocionais, 116
- episódica, 90
- explícita, 90
- implícita, 90, 91
- mecanismos neuroquímicos na, 101
- não declarativa, 90

- semântica, 90
- sensorial, 101
Metabolismo, 33
Modelo
- da aprendizagem na aplísia, 96
- de Baddeley-Hitch, 88
- de descida da plataforma, 86
- perceptivo-defensivo-recuperativo, 160
Monoplegia, 16
Motoneurônios, 12
Movimentos involuntários, 26

N

Neocerebelo, 16
Neocórtex, 105
Neurociência comportamental, 3
Neurônio motor alfa, 3
Neuropatia pós-herpética, 167
Neuroquímica, 49, 66
Nível de consciência, 202
Nociceptores, 4, 149, 151
Noradrenalina, 68
Noxa, 149
Núcleo(s)
- da base, 21
- denteado, 16
- emboliforme, 16
- fastigial, 16
- globoso, 16
- lenticular, 21
- pulvinar do tálamo, 183
- *reticularis gigantocelularis*, 161
- subtalâmicos, 21
- supraquiasmático do hipotálamo, 218
- tegmental lateral do mesencéfalo (NTL), 182

O

Obesidade, 73
- hipertrófica, 73
Objetos mentais, 236, 237
Obtenção do alimento no meio ambiente, 69
Ondas
- de expectativa, 185
- eletroencefalográficas, 188
Organização hierárquica das respostas emocionais, 136
Órgão do equilíbrio, 11
Orquiectomia, 52

P

Paleocerebelo, 16
Paleoestriado, 21
Pânico, 142
Paralisia, 16
Paraplegia, 7
Paresias, 16
Parkinsonismo farmacológico, 27
Pensamento, 225, 245
Peptídeos, 68
Percepção, 233
Phineas Gage, 244
Plasticidade
- cerebral, 83, 92, 263
- neural, 81, 92
Polissináptico, 5
Potenciação de longa duração ou prazo (LTP), 93
Potencial(is) evocado(s)
- auditivo, 186
- corticais, 186
- promediados, 185
- somatossensorial, 186
- visual, 186
Princípio da utilidade dos hábitos, 115
Putamen, 21

Q

Quadriplegia, 7, 16

R

Reação(ões)
- de orientação, 184
- distônicas agudas, 26
Reaquisição rápida, 89
Receptores, 4
- articulares cervicais, 8
- do órgão do equilíbrio, 11

- dos músculos do pescoço, 8
- e ligantes opioides, 163
- nociceptivos, 151
Recompensa, 140
Recuperação espontânea, 89
Reducionismo, 200
Reflexo(s)
- cervicais tônicos, 8
- de posicionamento, 10
- de sobressalto, 177
- genitais mútuos, 33
- labirínticos, 11
- monossinápticos, 5
Reforço
- positivo, 85
- negativo, 85
Registro
- de indicadores das emoções, 119
- dos indicadores da atenção, 184
- poligráfico de respostas cardiovasculares e respiratórias, 120
Regulação
- colinérgica da atenção, 183
- da atividade cortical, 182
- do comportamento alimentar, 58
Reinstalação, 89
Relação/peso do encéfalo/corpo, 231
Relógios biológicos, 216
Renovação, 89
Reprodução, 33
Resposta(s)
- condicionada, 84
- emocionais
- - em função da intensidade dos estímulos ameaçadores, 137
- - organização hierárquica das, 136
- galvânica da pele, 120
- imediatas, 116
- prolongadas, 118
- reflexa à dor, 5
Rigidez
- de descerebração, 9
- muscular, 26
Ritmo(s) biológico(s), 215
- circadiano influência do ciclo claro-escuro sobre o, 217

S

Secura da boca, 120
Sede, 71
Sensação, 233
Sensibilização, 87
Serotonina (5-HT), 49, 68, 74
- e analgesia, 163
Sinapses inibitórias, 7
Síndrome
- da adaptação geral, 128
- da dor central, 167
- de Klüver-Bucy, 68, 139
- de Korsakoff, 106
- "parkinsoniana", 247
- pré-menstrual (SPM), 44
Sistema
- alfa-adrenérgico, 68
- ântero-lateral, 152
- ativador reticular ascendente (SARA), 180
- cerebral aversivo, 133
- de comporta da dor, 156
- de inibição comportamental, 133, 134
- de memória do lobo temporal medial, 105
- endógeno de controle da dor, 162
- límbico, 125, 126
- septo-hipocampal, 135
Sobrecarga alostática, 129
Sonhos, 187, 192
Sono, 187, 188
- de ondas lentas, 188
- estágios de, 190
- noturno típico, 191
- profundo, 188
- REM (*Rapid Eye Movements*), 189, 190, 192, 212
- traçados eletroencefalográficos durante o, 189
- variação ontogenética do, 191
Substância
- ativadora reticular ascendente (SARA), 181
- negra *pars reticulata*, 21
Substrato neural, 44, 130, 178

T

Tartamudez, 269
Técnicas de imagens cerebrais, 236
Tempo, consciência e, 210
Teoria(s)
– centralista, 57
– cognitivo-fisiológica, 130
– da ativação de Lindsley, 124
– da comporta da dor, 149, 155
– da seleção
– – precoce, 176
– – tardia, 176
– das emoções, 122
– de Cannon-Bard, 122
– de James-Lange, 122
– de Papez, 125
– periferalista do comportamento alimentar, 57
Tese de Gall, 226
Teste(s)
– de Stroop, 184
– dicótico, 184
– do campo aberto, 120
– do labirinto em cruz elevado, 121
– psicofisiológicos, 184
Teto mesencefálico, 8
Tetraplegia, 16
Traçados eletroencefalográficos durante a vigília e o sono, 189
Transtornos
– alimentares, 73
– da fala, 27
– da postura, 27
– de memória, 106
– do movimento, 27
Tratos
– córtico-espinais, 12
– ventromediais, 8
Tremor
– de repouso, 26
– intencional, 21

V

Via(s)
– de condução da dor, 153
– do medo condicionado, 107
– dopaminérgicas, 140
– – na atenção, 193
– final comum, 12
– neurais, 264
– – da dor, 151
– reflexas, 5
– rubro-espinais, 8
– visual, 234
Vocalização ultrassônica, 270

X

Xerostomia, 120

Z

Zeitgebers, 215, 216

Este livro foi impresso nas oficinas gráficas da Editora Vozes Ltda.,
Rua Frei Luís, 100 – Petrópolis, RJ.